水凝胶关节软骨与生物摩擦学

熊党生 等 著

科学出版社

北 京

内 容 简 介

本书汇聚了水凝胶关节软骨、天然关节软骨及生物摩擦学研究的国内外最新进展及作者的相关研究成果,系统阐述了关节软骨的结构、力学与生物摩擦学理论,水凝胶关节软骨的制备及其结构与性能的关系,反映了该领域的研究现状与发展趋势。

全书共分为9章,第1章概述了天然与水凝胶关节软骨生物摩擦学的研究现状与发展趋势;第2章详细论述了天然关节软骨的结构、力学性能、生物摩擦学及损伤修复技术;第3~8章分别系统阐述了水凝胶关节软骨的仿生设计与制备、结构与溶胀行为、力学性能与摩擦学理论、生物安全性评价及水凝胶支架在软骨组织工程中的应用;第9章介绍了近年来发展的几种有良好应用前景的新型水凝胶。

本书为关节软骨与生物摩擦学领域的研究人员提供了系统理论和成果资料,可供高分子材料、生物医学工程、医疗器械及关节外科领域从事研究与开发的科技人员参考,同时可作为材料、机械及医学工程领域的本科生和研究生的教学参考用书。

图书在版编目(CIP)数据

水凝胶关节软骨与生物摩擦学 / 熊党生等著. —北京:科学出版社,2020.1
ISBN 978-7-03-061786-6

Ⅰ. ①水… Ⅱ. ①熊… Ⅲ. ①水凝胶－应用－关节软骨－仿生材料－研究 Ⅳ. ①R322.7

中国版本图书馆 CIP 数据核字(2019)第 133552 号

责任编辑:张淑晓 高 微 / 责任校对:杜子昂
责任印制:吴兆东 / 封面设计:耕者工作室

科 学 出 版 社 出版
北京东黄城根北街 16 号
邮政编码:100717
http://www.sciencep.com

北京凌奇印刷有限责任公司印刷
科学出版社发行 各地新华书店经销

*

2020 年 1 月第 一 版 开本:720×1000 1/16
2020 年 1 月第二次印刷 印张:15
字数:302 000

POD定价: 88.00元
(如有印装质量问题,我社负责调换)

前　言

关节软骨损伤是临床常见疾病，软骨损伤修复、恢复和重建关节功能是医学界亟待解决的难题之一。现有的治疗方法难以进行较大面积软骨损伤修复，严重软骨损伤患者采用的置换关节摩擦副不仅摩擦系数高，还缺少天然关节软骨的缓冲与减震功能，其使用年限也远低于天然关节软骨的使用寿命。

水凝胶具有类似天然关节软骨的三维多孔网络结构和含水量，良好的生物相容性、力学性能及低摩擦系数等，使其成为很有潜力的关节软骨修复和替代材料，因此引起了人们极大兴趣，已有大量研究文献报道，但材料学专家主要关注于新型水凝胶的研制及其结构与力学性能，医务工作者主要侧重于其在临床中的应用，摩擦学专家主要关心其摩擦学性能，因此缺乏针对关节软骨用的水凝胶的仿生设计、制备及其力学，溶胀、生物及摩擦学性能方面的专著。

作者在多年来水凝胶关节软骨、关节承载界面及其生物摩擦学研究基础上，整理了国内外相关研究成果撰写了本书。本书从天然关节软骨组织结构、力学性能，特别是生物摩擦学性能开始，到水凝胶关节软骨的仿生设计及其溶胀行为、力学与生物学性能等，重点论述水凝胶关节软骨的摩擦学特性。最后介绍了近年来发展的水凝胶在软骨组织工程中的应用和新型水凝胶材料。本书具有新颖性、系统性和前沿性的特点，汇聚了国内外和作者在该领域的最新研究成果。

本书的出版得到南京理工大学学术专著专项的资助。感谢先进微纳米材料与技术江苏省高校重点实验室和江苏高校优势学科建设工程的支持。感谢课题组已毕业博士研究生潘育松、马如银、石雁和曹翼，硕士研究生彭艳、苗峰、崔涛、张金凤和熊潇雅等从事本书内容相关的研究工作，他们的有些研究成果已总结在本书中。感谢谈华平教授对本书第 8 章内容提供的资料。在本书的撰写过程中，石雁博士进行了资料收集，并参与了第 4 章、第 5 章和第 7 章的撰写，博士生刘昀彤参与了第 3 章、第 6 章和第 9 章的撰写，博士生崔玲玲参与了第 8 章的撰写。感谢国家自然科学基金（51975296，51575278，51711530228，50975145，50575106）对作者长期以来开展相关研究的资助。

在写作过程中，作者参考和引用了一些国内外相关作者的论文、著作和成果，在此表示衷心的感谢。

　　水凝胶软骨与关节软骨摩擦学涉及到材料、生物、化学、力学及摩擦学等多学科交叉，而且在不断的发展中，限于作者的水平，书中的疏漏和不妥之处在所难免，敬请广大读者和同行批评指正。

熊党生

2019 年 5 月于南京

目　　录

第1章 绪 论

关节是骨骼系统中骨与骨之间的功能性连接点[1]。在滑膜关节中，关节的骨端覆盖着一层 1~7 mm 厚的白色透明结缔组织——关节软骨（AC），它是滑膜关节的负重组织，可减轻反复运动过程中关节面的摩擦，具有润滑和耐磨损的特性，并且还具有减轻冲击、吸收振荡的作用[2-5]。

由创伤或疾病造成的关节软骨退变或损伤在临床上较为常见，但由于关节软骨组织特殊，内部没有血管、淋巴管和神经，受到创伤性损伤后只有极低或几乎没有有效的自身修复能力，若治疗不及时或不恰当，将导致严重的功能障碍[6-10]。美国在 1991~1995 年间对 31 616 例膝关节采用关节镜进行检查，结果表明，约有 63%的人出现软骨病变，且平均每个关节出现 2.7 处软骨损伤；仅 1995 年进行关节软骨修复的患者便达 385 000 例[5, 11]。随着关节软骨损伤修复研究的深入及科学技术的进步，这个数字日益增加，目前已达 1 000 000 例之多。我国是人口大国，因外伤、肿瘤或关节疾病等造成软骨损伤的人数远远超过美国，因此对关节软骨的损伤进行修复重建，恢复关节面的完整性，重建关节功能，防止关节退变，始终是医学界亟待解决的难题之一[12]。

传统的软骨修复技术，如软骨下钻孔[13]、清理钻孔[14]或者微骨折[15]，只适用于缺损接近软骨下有血供的组织和骨髓的情况，通常联合应用清除软骨碎片、磨损关节成型和关节冲洗等操作[16, 17]。但这些传统技术是利用纤维软骨组织修复软骨缺损，在成分构成、结构和力学性质方面，这种修复组织与正常软骨不同（正常关节软骨主要由透明软骨构成，作为缓冲垫抵抗外来应力），因而无法预测软骨修复的长期临床效果[18]。接受传统方式治疗的患者，都会有一个短暂的疼痛缓解期，而当修复组织发生退变时，患者会出现进展性的症状[19]。对于异体软骨移植，捐赠者的骨组织必须在 24 h 内取出，并且在 72 h 内进行移植，再将所取的组织以骨钉固定。由于捐赠者的体型并非完全与受赠者相符，必须再配合骨切除术，来调整移植部位，使其符合骨与软骨的正常形态[20, 21]。此外，捐赠者的来源有限，并且存在免疫排斥反应的问题。1964 年，首次使用自体移植的技术，将身体非荷重部位，或运动时很少用到的软骨连带硬骨组织取下，成为骨软骨移植物，植入受损部位，来治疗软骨的缺损[22]。例如，股骨末端的关节前侧面所取下的软骨组织，便可以用来填补承受重力的关节面，该方法被称为"骨软骨镶嵌式移植术"，为目前较理想的治疗方法，能够避免异种或异体移植所引发的免疫系统的排斥反应。但这一方法必须牺牲自体其他部位的软骨组织，造成新的伤害。若受损部位较大，所需的骨软骨移植物较多，而身体可取的骨软骨移植物有限，这便成了自体移植的限制；另外患者必须忍受两次大的外科手术操作，而且仍需确定其单层扩增后的细胞表型。

软骨组织工程为关节软骨损伤的治疗提供了一种理想的治疗途径，但目前尚无一种组织工程学方法可高质量地修复软骨缺损，有许多问题仍待解决，如新生软骨组织块的固定、同种异体细胞移植后的免疫排斥反应、种子细胞和细胞因子的选择、培养软骨的远期退化、新生组织是否能够忍受长时间的负载和摩擦磨损等[23]。

这些治疗方法除具有各自的不足和局限性外，还有一个共同的缺陷是难以进行较大面积的软骨损伤修复。目前临床普遍采用关节置换术，其适合较严重的软骨损伤患者，使用的人工关节摩擦副主要为钴合金/超高分子量聚乙烯、氧化铝陶瓷/超高分子量聚乙烯及氧化铝陶瓷/氧化铝陶瓷，但这些关节摩擦副不仅摩擦系数高，还缺少天然关节软骨的缓冲与减震功能，其使用年限（15～20 年）也远低于天然关节软骨的使用寿命（70～80 年）[24]。

因此，研究天然关节软骨的结构与功能，设计、构筑仿生关节软骨，对发展新型关节软骨损伤修复技术及置换关节承载界面具有重要意义。

1.1 天然关节软骨

典型的滑膜关节是由两块或两块以上骨连接而成，相邻两骨骨端都覆盖着透明软骨，并被包覆在关节囊中，关节囊中储存着滑液，来润滑两个互相接触的软骨表面。关节软骨起到分散受力、润滑关节之间接触表面的作用[25, 26]。软骨是一种无血管、无神经的组织，由水（60%～85%）、大量的细胞外基质（ECM）以及细胞体积相对较小的软骨细胞组成[27]。主要的 ECM 成分包括 II 型胶原蛋白和蛋白多糖（聚集蛋白聚糖）[28]。其他 ECM 成分包括软骨寡聚物蛋白（COMP）、软骨连接蛋白、透明质酸、双糖链蛋白聚糖和核心蛋白聚糖。通过软骨细胞酶促降解和基质分泌来调控、维持 ECM 的体内平衡。细胞仅占软骨体积的 0.01%～0.1%，且这种细胞密度随年龄降低。这些细胞具有较低的增殖和代谢能力[28]。营养物质和氧的传输主要通过扩散来调节。通过循环压缩引起的对流来增强组织内的传输。由于细胞化和血管化的固有缺陷，成年关节软骨无法进行任何实质性的自我修复。

关节软骨是一种在多个层面上具有各向异性且不均匀的组织。ECM 结构、软骨细胞表型和细胞形状在不同区域之间都不同。宏观上可将软骨分为三个区域：浅表层、中间层和深层[29]。浅表层拥有与关节表面平行的 II 型胶原纤维，可抵抗关节表面上由关节接合产生的剪切力。浅表层的细胞密度是最高的，软骨细胞呈扁平状。软骨中心 40%～60%的部位构成中间层，包含随机排列的Ⅱ型胶原纤维和圆形的细胞。剩下的 30%构成深层。所谓的"潮标"是非矿化和矿化的 ECM 之间的界面。在关节软骨的深层区，胶原纤维垂直于关节面。软骨细胞与椭圆形细胞列对齐。蛋白多糖含量从浅表层到深层逐渐增加，而每一层的水合作用依次降低。

软骨承受的机械载荷由 ECM 和水共同支撑。聚集蛋白聚糖单体由核心蛋白和硫酸角质素糖胺聚糖（GAG）链组成，其带高负电荷，因此可将水吸入组织，使关节软骨成为水化合物并抵抗压缩。这一支撑也通过Ⅱ型胶原纤维辅助作用，提供拉伸强度[30]。在髋关节处，关节软骨承受约 18 MPa 的局部加载[31]。由于液体渗出和 ECM 相互作用，人软骨中应力松弛平衡时间超过 10 800 s[32]。二十多年前，Mow 等[33]提出了两相理论，从数学上描述了这一复杂黏弹性组织的材料性能。根据该两相理论，软骨的总压缩模量在 0.53～1.82 MPa 的范围内变化。拉伸模量测量结果在 1～20 MPa 之间变化，且取决于所测量的软骨区域[34]。Mow 等通过试验证明在增加压力并发生变形时，健康软骨的渗透性大大降低。这时，关节软骨就具有了一个机械反馈调节机制来阻止所有的组织间液流出。这个生物力学调节系统与正常组织的营养需要、关节的润滑、承载能力和软骨组织的磨损程度有密切关系[35, 36]。

关节软骨承受的负荷条件相当复杂，磨损却很低，说明它的润滑状态是非常出色的，由此，研究者们对滑膜关节润滑机理进行了大量探究。Macconaill 在仔细观察了人类髋关节和膝关节的解剖结构并将其与工程中的滑动轴承比较后提出，两关节表面之间的直径之差足以构成能形成承载膜厚的楔形空间，其主要润滑机理是流体动力润滑[37]。Mccutchen 在 *Nature* 上发文，指出在载荷作用下软骨中所包含的液体将向关节表面渗出，从而对关节的运动起润滑作用，即渗出润滑[38]。关节软骨是一个充满液体的海绵体，持续加压时，表观变形与加压时间不呈线性关系，为了补充关节滑液的黏弹性和关节软骨的弹性变形对润滑机制的意义，Dintenfass 于 1963 年提出了弹性流体动力润滑理论[39]。关节滑液含有透明质酸等多种生物大分子，当载荷作用在关节上时，滑液部分水分和溶质小分子被压入软骨基质，而留下的大分子被挤压成一层起润滑作用薄而致密的流体膜，称为增压润滑[40]。这几种润滑都可归类为液膜润滑。利兹大学 Fisher 等把关节软骨视为由两个互不相溶的相组成，其中固相为胶原-蛋白多糖复合物组成的微观不可压缩弹性体，液相则由软骨内的间隙流体和离子组成，并在试验基础上提出了两相润滑的概念，即软骨表面摩擦力与软骨组织的固-液两相结构有关，与固相所承担的载荷成正比[41]。

1.2　水凝胶关节软骨

1.2.1　结构与特点

聚合体凝胶由交联的弹性高分子网络构成，网络间隙中填充液体，这些液体被网络间的相互作用力所束缚，因此不能自由流动。凝胶从外观上看是固体，实际上却是一种介于固体和液体之间的物质。凝胶的网络结构使其具有多孔性，在外力的作用下能够将液体挤出和吸入。正是由于水凝胶具有类似于天然关节的三维网络结构，所以它具有一系列特殊的力学性质，如可承受较大形变、生物相容性好、化学性能稳定及成型性良好，广泛应用于关节软骨缺损修复。目前关节软骨用水凝胶类材料主要有[42-44]：聚乙烯醇水凝胶、透明质酸凝胶、胶原凝胶、藻酸盐凝胶、纤维蛋白凝胶和壳聚糖凝胶等。

水凝胶材料作为软骨修复材料的潜在优点有：①具有和软骨相似的含水量和摩擦系数，事实上，软骨是胶原、硫酸软骨素和其他多糖的天然合成水凝胶；②水凝胶基质通过保持软骨细胞外形而增强它的功能；③蜂窝式包埋法通过增加种子细胞量来提供更好的细胞结合方式，水凝胶基质使得细胞一开始就被均匀分配，有利于细胞被种到支架的分割区；④通过水凝胶成分的降解率与种植细胞分泌的胞外基质的沉积率之间的平衡维持它的机械特性；⑤水凝胶对免疫细胞的迁移不渗透，可保护种植细胞免受宿主细胞的攻击；⑥水凝胶有弹性，亲水性物质可扩散，它的干重成分低，降解产物少，免疫反应轻。水凝胶对保持软骨细胞的外形和细胞的分化潜能已得到证实[45]。

1. 聚乙烯醇水凝胶

聚乙烯醇（PVA）水凝胶具有化学性能稳定、生物相容性好、易成型，以及结构、生物摩擦学特性与天然关节软骨相似等优点，植入人体后能重建平滑的软骨面，减轻磨损，部分替代关节软骨，延缓或阻止创伤性骨关节炎（osteoarthrosis，OA）的发生，是一种在临床上非常有前途的关节软骨修复材料。Oka 等[46]用钛合金网固定法将冷冻-解冻法制得的 PVA 水凝胶材料移植于犬股骨头软骨缺损部位，获得了很好的修复效果。Bodugoz-Senturk 等[47]采用冷冻-解冻、聚乙二醇（PEG）脱水和高温退火相结合的方法制备了 PVA-丙烯酰胺水凝胶，在 PVA 链中引入丙烯酰胺可以在不影响水凝胶抗蠕变性能的同时提高其润滑性能。潘育松等[48]采用原位合成和冷冻-解冻的方式制得 n-HA/PVA 水凝胶，原位复合的方式在水凝胶中复合纳米羟基磷灰石颗粒，可以在一定程度上提高水凝胶材料的力学强度和润滑性能。吴刚等[49]也指出，在 PVA 水凝胶中加入少量的羟基磷灰石能够提高材料的机械强度和抗磨损性能。

2. 透明质酸水凝胶

透明质酸（HA）为关节软骨间质的组成成分，能诱导胚胎干细胞分化成软骨细胞[50]。在关节软骨修复方面，透明质酸是一种理想的间质材料。此外，透明质酸通常通过酯化或其他化学方法相互交联成支架。但此过程会影响其生物相容性。透明质酸常被作为软骨细胞及骨髓基质干细胞的载体，充满细胞的透明质酸支架会形成像软骨般的组织。有文献报道，经交联后的透明质酸降解后的产物可能会导致软骨溶解[51]。

3. 壳聚糖水凝胶

壳聚糖水凝胶为物理或化学交联的网络。由于壳聚糖分子间的氢键作用，其酸性水溶液具有一定黏度，而遇到碱性试剂，壳聚糖会立即形成凝胶。壳聚糖水凝胶的主要制备方法有：①使用化学交联剂使其交联；②通过光照或辐照与其他高分子形成半互穿网络；③加入聚电解质，通过静电作用或氢键键合使其交联[52]。

4. 纤维蛋白凝胶

纤维蛋白凝胶是目前在外科手术中被广泛用作封闭缺损组织及发挥止血和黏合作用的封闭剂。其从血液中提取相关成分、利用血液凝固的机理使纤维蛋白单体在凝血酶作用下聚合形成具有可塑性、可黏附性、可降解性及生物相容性的立体网状结构的凝胶，因而不仅可以为细胞的生存提供良好的三维空间支持，与其他凝胶类支架材料相比还具有更高的硬度。

5. 复合水凝胶

为了增强单一水凝胶的力学性能和摩擦学性能，Yasuda 等[53]制备了 PAMPS-PAAm、PAMPS-PDMAAm、纤维素/PDMAAm 和纤维/明胶四种不同双重网络复合水凝胶，并利用销-盘摩擦试验机评价了复合水凝胶的摩擦学性能。结果显示 PAMPS-PDMAAm 复合水凝胶具有最低的磨损量，其磨损率与超高分子量聚乙烯（UHMWPE）相当，是一种优良的关节软骨修复材料。Degirmenbasi 等[54]分别利用机械共混法和原位合成法制备了纳米羟基磷灰石增强胶原和 PVA 复合水凝胶，结果表明，纳米羟基磷灰石的加入显著增强了复合水凝胶的线性黏弹性特性，通过控制纳米羟基磷灰石的含量可调整复合水凝胶的线性黏弹性特性。同时，低温冷冻处理可增加复合水凝胶的弹性。

1.2.2　力学性能

影响水凝胶类关节软骨修复材料力学性能的因素极其复杂，除了制备工艺条件和方法之外，还包括自身的组织成分和结构、溶胀度等。交联可以有效地增强分子链间的联系，使分子链不易发生相对滑移，随着交联度的提高，水凝胶的机械强度和硬度都将增加。但过高的交联度会使水凝胶失去弹性，并影响水凝胶的液体吸收量，从而对水凝胶的物理、化学和扩散性能产生影响，最终影响其力学和生物性能。水凝胶分子量对其力学强度起着决定性的作用。当分子量小时，分子间相互作用的次价键数少，因而分子间相互作用力较小，在外力大于分子间作用力时，容易产生分子间的滑动，从而破坏材料；随着分子量增大，分子间作用力也增大，分子链相互缠结，分子间不易产生滑移。因此水凝胶的强度随分子量的增大而升高。当材料的分子量足够大时，分子间次价键之和已大于主链的化学键结合力，此时分子受力而未产生滑动前，化学键即已遭破坏，强度与分子量无关。水凝胶多为多孔结构，其分子链上亲水羟基基团的存在使水被保留在聚合物网络内，与外部水环境渗透压的存在导致水凝胶"溶胀"。力学性能依赖于聚合物结构，尤其是交联密度和溶胀度，溶胀度与水凝胶的强度密切相关。大多数改善水凝胶强度的方法（如改变成分、提高交联度及改变反应条件）通常都会降低聚合物的溶胀度。由于聚合物的溶胀，通常其玻璃化转变温度也会降低，材料强度变弱[55]。

Jeon 等[56]研究了透明质酸水凝胶的交联密度和平均交联分子量对其力学性能的影响。结果表明，透明质酸水凝胶的弹性模量随交联密度的增大呈现出先上升后下降的趋势，且在交联密度为 20%时，其弹性模量达到最大值。当水凝胶的交联密度为 20%时，凝胶的弹性模量随交联分子量的下降而上升。Johnson 等[57]研究显示溶胀状态和交联剂含量对甲基丙烯酸二羟乙基酯和丙烯酸共聚水凝胶力学性能影响显著。当凝胶处于溶胀状态时，凝胶的拉伸强度和断裂伸长率分别为 60 kPa 和 30%；当凝胶处于未溶胀状态时，其拉伸强度和断裂伸长率分别增至 300 kPa 和 150%。当交联剂含量从 0.2%增加到 1%时，凝胶的杨氏模量则从 34 kPa 增加到 380 kPa。

Choi 等[58]研究了 PVA 水凝胶经不同溶剂脱水处理后再溶胀的抗蠕变能力。结果表明，随着 PVA 水凝胶平衡溶胀比的下降，PVA 水凝胶的抗蠕变能力增加。在不同的溶剂脱水处理中，经异丙醇溶剂脱水处理后 PVA 水凝胶的抗蠕变能力最强。Baccaro 等[36]对辐照交联法制得的聚乙烯吡咯烷酮（PVP）水凝胶力学性能的研究表明，PVP 水凝胶的断裂应变率随辐照剂量的增加而下降，断裂强度则随辐照剂量的增加而呈现出先上升后下降的趋势，且在 30 kGy 处达到最大值。同时也表明辐照剂量对 PVP 水凝胶的弹性模量几乎没有影响。此外，凝胶中 PVP 的浓度对断裂强度和断裂应变率影响不大，但凝胶的弹性模量随着 PVP 浓度的增加而迅速上升。

1.2.3　润滑与磨损

　　水凝胶独特的网络结构和高含水量决定了其特有的摩擦学特性。在 Amonton 定律的表达式 $F = \mu W$ 中，固-固摩擦中的摩擦力 F 只与载荷 W 相关，并成正比。当然，该表达式只是一种理想的状态，对于水凝胶来说，其摩擦学特征与材料本身的化学组分或者测试条件之间的关系远比这个复杂。水凝胶表面的摩擦力与载荷、相对滑动的频率及摩擦配副的选择等都有关系。除此之外，水凝胶具有非常优异的可设计性，通过调节水凝胶的单体组分、交联度等试验条件，制备出来的水凝胶在摩擦学测试中都有不一样的摩擦学规律；此外，在摩擦学测试中，温度也同样会影响水凝胶的摩擦行为。

　　水凝胶的摩擦磨损性能还与其摩擦运动方式密切相关。Yasuda 等[53]利用往复式摩擦试验机研究 PAMPS-PDMAAm 共聚水凝胶的磨损性能显示，在水润滑条件下，往复运行 10^6 个周期后，共聚水凝胶的最大磨损深度为 3.20 μm，其磨损率与 UHMWPE 的磨损量相当。Oka 等[46, 59]比较了 PVA 水凝胶和 UHMWPE 在不同运动状态下的磨损性能。研究发现，在单向运动中，PVA 水凝胶的磨损率低于 UHMWPE 的磨损率；而在往复运动中，UHMWPE 的磨损率低于 PVA 水凝胶的磨损率。Murakami 等[60]根据摩擦学原理，对人工关节材料进行优化设计，利用水凝胶柔性-流体弹性润滑特性，通过半互穿网络式结构在金属和陶瓷表面渗入 PVA 水凝胶，从而在其表面形成软骨材料。同时，利用往复式摩擦试验机评价了 PVA 水凝胶的摩擦磨损性能。在往复式摩擦试验中，当载荷恒定、运动距离相同时，间歇式往复运动（运动 1 个周期后停止 2 s）比连续式往复运动的磨损大。

　　水凝胶自身特性对其摩擦磨损性能的影响主要包括水凝胶的分子结构、聚合度、含水量、硬度、厚度和表面粗糙度等因素。Kim 等[61]以甲基丙烯酸羟乙基酯（HEMA）和丙烯酸（MA）为单体，制备了 P（HEMA＋MA）共聚水凝胶，利用原子力显微镜研究了共聚水凝胶的表面离子化官能团对凝胶摩擦系数的影响。结果表明，凝胶表面离子化官能团的存在可有效降低其摩擦系数和黏着力。Nanao 等[62]考察了 PVA 水凝胶的分子结构对其润滑性能和摩擦磨损性能的影响。在水润滑及低载荷的作用下，PVA 显示出良好的润滑性能并具有较低的摩擦系数，而聚乙烯醇甲醚（PVME）的润滑性能较差。这些结果表明在水润滑的条件下，水与凝胶表面的亲水性羟基基团之间的交互作用在凝胶-滑动界面对水凝胶的润滑性能起重要的作用。Iwatsubo 等[63]系统研究了水凝胶中水含量、聚合度和水凝胶的厚度对 PVA 水凝胶摩擦性能的影响。在相同的聚合度下，水凝胶的磨损率随含水量的增加而增加；随聚合度的增加而显著下降。

1.3　研究现状与发展趋势

近年来，随着生物技术的发展，对关节软骨组织、滑液的组分及其结构的认识越来越深入，Charnley 早先提出的边界润滑理论引起人们的关注[64]。HA、磷脂和润滑素（lubricin）是滑膜关节中起边界润滑作用的三种关键组分。近年来临床采用向滑膜关节注射 HA 的方法来为受损关节止疼，然而 Tadmor 的研究表明，HA 润滑能力并不好，起不到边界润滑效果[65]。磷脂是具有两亲性的小分子，Wang 等研究了 HA 和一种主要磷脂［二棕榈酰磷脂酰胆碱（DPPC）］的润滑性能，指出 HA 对 DPPC 双层结构起到支撑作用，HA 被 DPPC 吸附后的摩擦系数比纯 DPPC 的更低[66]。Klein 等通过亲和素-生物素在云母片表面连接 HA，再加入 DPPC 溶液，表面力测试仪测试表明，由于 HA 与 DPPC 的协同作用，在超过 100 atm（1 atm = 1.01325 × 10^5 Pa）的载荷下，仍然具有极优异的边界润滑性能（摩擦系数为 0.001）[67]。润滑素是一种细长链状分子，其中间主段黏蛋白部分携带大量的阴离子侧链，具有瓶刷结构，Saurabh 等用表面力测试仪（SFA）测量云母表面 HA 和润滑素存在时物理吸附层和化学接枝层之间法向力（附着力）和切向力（摩擦力），指出润滑素能渗透进化学接枝的 HA 中以形成黏弹性胶体而降低摩擦系数，提高表面抵抗磨损的能力[68]。Dong 等将不同分子量的 HA 接枝到云母表面，在润滑素和小牛血清润滑中，利用表面力测试仪研究了分子量对磨损性能的影响，结果表明，小牛血清与 HA 形成的复合结构起到的边界润滑作用更好，有效改善了耐磨性，HA 分子量越高，耐磨性越好[69]。这些研究充分证实了软骨表面滑液的边界润滑作用。

尽管已经提出了各种不同的润滑机制，但上述任何一种润滑机制都不能单独用来解释生理负荷作用下滑膜关节的润滑行为。Greene 等[70]认为，软骨和滑液中存在大量的 HA，其容易与糖蛋白润滑素结合形成交联网络，在关节润滑和预防磨损的机制中起到关键作用。在低载荷和剪切速度下，物理吸附润滑素的表面层和部分缠结并交联的 HA-LUB 复合物提供边界润滑，保持表面分开并阻止黏附。随着剪切速度的增加，边界润滑转变为弹性流体动力润滑，保持表面分离及低摩擦力。在高载荷或压力下，界面流体从表面之间的间隙中挤出，而从变形软骨中挤出的间隙流体补充部分界面损失的流体。由于没有足够的恢复时间，静态或循环加载将促进表面接触，导致弹性流体动力润滑的失效。一旦弹性流体动力润滑模式失效，"应急边界润滑模式"就会出现，主要依靠"机械束缚"的 HA 为软骨提供润滑并防止磨损。在大的压力和剪切力下，软骨变形非常严重，物理吸附的分子如润滑素与表面结合太弱而不能为剪切表面提供有效的边界润滑。但是，与软骨表面连接相对较弱的润滑素能够沿着剪切表面拖动,仅在几个往复循环后导致剪切连接处润滑素的富集[71]。通过这种方式,剪切导致承载剪切力和法向压力最高的表面区域内润滑素的重新分配和聚集。因此,在天然滑膜关节中,在不同工作条件下存在不同的润滑模式,构成了自适应多模润滑机制[72]。在行走或者跑动时,液膜润滑占主导地位;重复加载、卸载过程及缓慢运动时,两相润滑起主要作用;而在高载轻微运动时,混合润滑、渗出润滑、边界润滑等方式起主要作用。各种润滑机制可以在天然滑膜关节中协同作用,在运动条件变化时保障软骨组织的安全和稳定。

随着人们对天然关节软骨结构与润滑功能等研究的深入,模仿天然关节软骨结构与功能设计、构建仿生关节软骨修复材料将成为可能。水凝胶具有类似天然关节软骨的三维多孔网络结构,高含水量及低摩擦系数等引起了科学工作者的极大兴趣。PVA 水凝胶具有高含水量、低摩擦系数和化学稳定的性能,以及接近天然关节软骨的压缩和拉伸模量,被认为是最理想的软骨修复材料[73]。Oka 等用 PVA 水凝胶置换犬股骨表面,发现植入 8~52 周后周围软骨组织或滑膜无炎症和退行性响应出现,证明其具有优异的生物相容性[74]。Stammen 等的研究表明,PVA 的压缩模量依赖于应变大小和应变速率,且在 1~18 MPa 之间,正好是天然关节软骨的模量范围[75]。试验条件对 PVA 摩擦系数的影响研究表明,三种因素的影响显著度依次为:载荷>速度>润滑状态[76]。然而与天然关节软骨相比,PVA 水凝胶的力学和润滑性能还较低,这影响了其作为关节软骨的应用[77]。Liang 等采用简单的水处理法制备了厚度为 0.04 mm 的 PVA/GO(氧化石墨烯)纳米复合水凝胶膜,发现分子水平分散的 GO 显著改善了凝胶膜的力学性能,仅添加 0.7wt%(质量分数)的 GO 即可使 PVA 的拉伸强度和杨氏模量分别提高 76%和 62%[78]。Ma 等通过 γ 射线辐照还原 GO 合成石墨烯/碳纳米管(G/CNTs)混合填充物,再将其添加入 PVA 中获得了拥有三维连通网络结构的复合水凝胶膜,当 G/CNTs 含量为 1wt%时,复合水凝胶膜的拉伸强度和杨氏模量分别为 81.9 MPa 和 3.9 GPa,比纯 PVA 水凝胶膜高 56%和 33.6%,但膜厚度仅为 0.05 mm[79]。在块体 PVA 水凝胶增强改性方面,添加 HA 可增强其生物活性及力学性能,当 HA 含量为 6%时,抗拉强度和抗压强度分别提高了 145%和 87%,制备的 n-HA/PVA 复合水凝胶储能模量随测试频率的增加而逐渐上升,与天然软骨随频率的变化规律相似[80-82]。添加少量 GO和石墨烯 G 等可显著提高 PVA 水凝胶的力学性能,降低摩擦系数,添加 0.20wt%时,拉伸强度提高 100%[83, 84]。Yang 等采用 γ 辐照随后冷冻-解冻的方法制备 PVA/ws-CS/甘油水凝胶,发现增加辐照剂量会导致化学交联密度增加而物理交联密度降低,采用 γ 辐照和冷冻-解冻相结合的方法制备的水凝胶力学强度高于仅用辐照法制备的水凝胶[85]。Afshari 等的研究进一步证实采用辐照与冷冻-解冻相结合的方法制得的 PVA 水凝胶的力学强度明显高于采用单种方法制备的水凝胶的强度[86]。Chen

等采用反复冷冻-解冻法制备 PVA/HA/蚕丝复合水凝胶，HA 和蚕丝的添加增强了 PVA 的力学性能，小牛血清溶液润滑时，血清中的蛋白质分子可以在水凝胶摩擦表面形成边界膜，从而有效地降低摩擦系数[87]。在 PVA 水凝胶结构和性能调控方面，Morariu 等通过改变 PVP 含量及冷冻-解冻循环次数，调控了 PVA/PVP 水凝胶的微观结构和平均孔径，进而控制其溶胀及流变行为[88]。在 PVA 水凝胶临床应用方面，Sciarretta 采用直径 10～15 mm 的柱状 PVA 水凝胶对关节软骨损伤患者进行临床修复，5～8 年的随访表明，该方法有效改善了膝关节功能，减轻了患者疼痛[89]。

为进一步提高水凝胶的力学性能，日本北海道大学的龚剑萍教授提出了双网络（DN）增强的方法，她以聚（2-丙烯酰胺基-2-甲基丙磺酸）（PAMPS）高交联的聚电解质凝胶作为第一个网络，聚丙烯酰胺（PAAm）为第二个网络，制备出含水量 60%～90%的 PAMPS/PAAm 双网络水凝胶，实现了水凝胶的增强和增韧[90]。2012 年，哈佛大学的 Sun 等在 *Nature* 杂志上报道了一种具有高拉伸、高韧性的双网络水凝胶，其由 PAAm 网络和钙离子交联的海藻酸钠网络共同组成，钙离子与羧酸根（由海藻酸钠提供）形成了具有动态可逆的配位键，尽管该水凝胶的含水量接近 90%，但是韧性可达 9000 J/m^3，拉伸率约为 2000%，然而其拉伸强度只有 160 kPa[91]。Lin 等[92]通过[2-(甲基丙烯酰氧基)乙基]三甲基氯化铵（METAC）、丙烯酸（AAc）和丙烯酰胺（AAm）混合单体自由基聚合和界面调制聚合的方法制备了一种具有双层结构的水凝胶，下层高度交联网络具有低含水量和优异机械强度用于承载，上层较差交联网络具有高含水量和柔软性用于润滑，再通过 Fe^{3+}溶液浸泡进行次级离子交联，显著增强了水凝胶的强度。该水凝胶在与钢或硅橡胶弹性体相对滑动时，实现了低摩擦和高承载性能的优异组合。Zhang 等[93]受双网络凝胶的启发，通过简单的冷冻-解冻法制备了 PVA/PEG 双网络水凝胶，拉伸强度比 PVA 提高了 3 倍左右，压缩模量高达 29.71 MPa。

随着新型水凝胶的不断涌现，一些具有高强度、耐磨、自润滑及自修复性能的仿生软骨水凝胶将在关节软骨损伤修复和置换关节承载界面等领域得到广泛应用，为新型关节软骨修复及关节置换技术提供有力支撑。

参 考 文 献

[1] 徐卫东，吴岳嵩，张春才. 骨关节炎的诊断与治疗[M]. 2 版. 上海：第二军医大学出版社，2004.

[2] Li G, Sang E P, Defrate L E, et al. The cartilage thickness distribution in the tibiofemoral joint and its correlation with cartilage-to-cartilage contact[J]. Clinical Biomechanics, 2005, 20（7）：736-744.

[3] 杨滨，杨柳. 关节软骨 MRI 研究进展[J]. 中国运动医学杂志，2008, 27（1）：113-116.

[4] James C B, Uhl T L. A review of articular cartilage pathology and the use of glucosamine sulfate[J]. Journal of Athletic Training, 2001, 36（4）：413-419.

[5] 曾庆馀. 骨关节炎[M]. 天津：天津科学技术出版社，1999.

[6] Akay M. Wiley Encyclopedia of Biomedical Engineering[M]. Atlanta：Baker & Tayl, 2006.

[7]　Koulalis D，Schultz W，Heyden M，et al. Autologous osteochondral grafts in the treatment of cartilage defects of the knee joint[J]. Knee Surgery Sports Traumatology，Arthroscopy: Official Journal of the ESSKA，2004，12（4）：329-334.

[8]　周游，王洪. 关节软骨损伤修复的研究进展[J]. 中国骨与关节杂志，2007，6（3）：180-183.

[9]　Alford J W，Cole B J. Cartilage Restoration，Part 1: Basic science，historical perspective，patient evaluation，and treatment options[J]. The American Journal of Sports Medicine，2005，33（2）：295-306.

[10]　鲁茂森，表凌伟，邢帅，等. 关节软骨缺损修复研究进展[J]. 临床骨科杂志，2007，10（4）：359-362.

[11]　Bobic V. Current status of the articular cartilage repair[J]. Mary Ann Liebert Inc，2000，1（4）：37-41.

[12]　许建中. 当前软骨组织工程的现状与展望[J]. 武警医学，2004，15（10）：723-725.

[13]　Pridie K. A Method of resurfacing osteoarthric knee joints[J]. Journal of Bone and Joint Surg[Br]，1959，48：618-619.

[14]　Ficat R，Ficat C，Gedeon P，et al. Spongialization: A new treatment for diseased patellae[J]. Clinical Orthopaedics and Related Research，1979，（144）：74-83.

[15]　Frisbie D D，Trotter G W，Powers B E，et al. Arthroscopic subchondral bone plate microfracture technique augments healing of large chondral defects in the radial carpal bone and medial femoral condyle of horses[J]. Veterinary Surgery，1999，28（4）：242-255.

[16]　Friedman M J，Berasi C C，Fox J M，et al. Preliminary results with abrasion arthroplasty in the osteoarthritic knee[J]. Clinical Orthopaedics and Related Research，1984，（182）：200-205.

[17]　Ward S，Casscells M D. Articular cartilage and knee joint function: Basic science and arthroscopy[J]. Arthroscopy: The Journal of Arthroscopic & Related Surgery，1990，6（2）：167.

[18]　Johnson L L. Characteristics of the immediate postarthroscopic blood clot formation in the knee joint[J]. Arthroscopy: The Journal of Arthroscopic & Related Surgery: Official Publication of the Arthroscopy Association of North America and the International Arthroscopy Association，1991，7（1）：14.

[19]　Johnson L L. Arthroscopic abrasion arthroplasty historical and pathologic perspective: Present status[J]. Arthroscopy: The Journal of Arthroscopic and Related Surgery，1986，2（1）：54-69.

[20]　Orljanski W，Aghayev E，Zazirnyj I，et al. Treatment of focal articular cartilage lesions of the knee with autogenous osteochondral grafts[J]. Acta Chirurgiae Orthopaedicae et Traumatologiae Cechoslovaca，2005，72（4）：246-249.

[21]　王丽. 同种异体移植物修复骨软骨缺损的研究现状[J]. 中国冶金工业医学杂志，2004，21（1）：25-26.

[22]　Outerbridge H K，Outerbridge R E，Smith D E. Osteochondral defects in the knee. A treatment using lateral patella autografts[J]. Clinical Orthopaedics and Related Research，2000，（377）：145-151.

[23]　Tuli R，Li W J，Tuan R S. Current state of cartilage tissue engineering[J]. Arthritis Research & Therapy，2003，5（5）：235-238.

[24]　Sharkey P F，Hozack W J，Rothman R H，et al. Why are total knee arthroplasties failing today? [J]. Journal of Arthroplasty，2014，29（9）：1774-1778.

[25]　Eleswarapu S V，Leipzig N D，Athanasiou K A. Gene expression of single articular chondrocytes[J]. Cell and Tissue Research，2007，327（1）：43-54.

[26]　Knobloch T J，Madhavan S，Nam J，et al. Regulation of chondrocytic gene expression by biomechanical signals[J]. Critical Reviews in Eukaryotic Gene Expression，2008，18（2）：139-150.

[27]　Mow V C，Ratcliffe A，Poole A R，Cartilage and diarthrodial joints as paradigms for hierarchical materials and structures[J]. Biomaterials，1992，13（2）：67-97.

[28]　Fitzgerald J B，Moonsoo J，Grodzinsky A J. Shear and compression differentially regulate clusters of functionally

related temporal transcription patterns in cartilage tissue[J]. The Journal of Biological Chemistry, 2006, 281（34）: 24095-24103.

[29]　Mcnary S M, Athanasiou K A, Hari R A. Engineering lubrication in articular cartilage[J]. Tissue Engineering. Part B, Reviews, 2012, 18（2）: 88-100.

[30]　Lin Z, Willers C, Xu J, et al. The chondrocyte: Biology and clinical application[J]. Tissue Engineering, 2006, 12（7）: 1971-1984.

[31]　Hodge W A, Fijan R S, Carlson K L, et al. Contact pressures in the human hip joint measured *in vivo*[J]. Proceedings of the National Academy of Sciences of the United States of America, 1986, 83（9）: 2879-2883.

[32]　Athanasiou K A, Rosenwasser M P, Buckwalter J A, et al. Interspecies comparisons of *in situ* mechanical properties of distal femoral cartilage[J]. Journal of Orthopaedic Research: Official Publication of the Orthopaedic Research Society, 1991, 9（3）: 330-340.

[33]　Mow V C, Kuei S C, Lai W M, et al. Biphasic creep and stress relaxation of articular cartilage in compression? Theory and experiments[J]. Journal of Biomechanical Engineering, 1980, 102（1）: 73-84.

[34]　Almarza A J, Athanasiou K A. Design characteristics for the tissue engineering of cartilaginous tissues[J]. Annals of Biomedical Engineering, 2004, 32（1）: 2-17.

[35]　Jeon O, Song S J, Lee K J, et al. Mechanical properties and degradation behaviors of hyaluronic acid hydrogels cross-linked at various cross-linking densities[J]. Carbohydrate Polymers, 2007, 70（3）: 251-257.

[36]　Baccaro S, Pajewski L A, Scoccia G, et al. Mechanical properties of polyvinylpyrrolidone（PVP）hydrogels undergoing radiation[J]. Nuclear Instruments & Methods in Physics Research, 1995, 105（1-4）: 100-102.

[37]　Macconaill M A. The function of intra-articular fibrocartilages, with special reference to the knee and inferior radio-ulnar joints[J]. Journal of Anatomy, 1932, 66: 210-227.

[38]　Mccutchen C W. Sponge-hydrostatic and weeping bearings[J]. Nature, 1959, 184: 1284-1285.

[39]　Dintenfass L. Lubrication in synovial joints: A theoretical analysis. A rheological approach to the problems of joint movements and joint lubrication[J]. Journal of Bone & Joint Surgey, 1963, 45: 1241-1256.

[40]　Neu C P, Komvopoulos K, Reddi A H. The interface of functional biotribology and regenerative medicine in synovial joints[J]. Tissue Engineering Part B Reviews, 2008, 14（3）: 235-247.

[41]　Forster H, Fisher J. The influence of loading time and lubricant on the friction of articular cartilage[J]. Proceedings of the Institution of Mechanical Engineers, Part H: Journal of Engineering in Medicine, 1996, 210（2）: 109-119.

[42]　Kobayashi M, Toguchida J, Oka M. Preliminary study of polyvinyl alcohol-hydrogel（PVA-H）artificial meniscus[J]. Biomaterials, 2003, 24（4）: 639-647.

[43]　Radice M, Brun P, Cortivo R, et al. Hyaluronan-based biopolymers as delivery vehicles for bone-marrow-derived mesenchymal progenitors[J]. Journal of Biomedical Materials Research, 2000, 50（2）: 101-109.

[44]　Eyrich D, Brandl F, Appel B, et al. Long-term stable fibrin gels for cartilage engineering[J]. Biomaterials, 2007, 28（1）: 55-65.

[45]　刘文忠, 夏亚一, 汪玉良, 等. 水凝胶材料复合物修复软骨缺损的组织学评鉴[J]. 兰州大学学报（医学版）, 2006, 32（4）: 26-29.

[46]　Oka M, Kumar P, Hyon S H, et al. Development of artificial articular cartilage[J]. Journal of Biomechanics, 2000, 23（4）: 384-384.

[47]　Bodugoz-Senturk H, Macias C E, Kung J H, et al. Poly（vinyl alcohol）-acrylamide hydrogels as load-bearing cartilage substitute[J]. Biomaterials, 2009, 30（4）: 589-596.

[48]　潘育松, 熊党生, 陈晓林, 等. 聚乙烯醇水凝胶/不锈钢摩擦性能研究[J]. 功能材料, 2006, 37（12）: 1974-1977.

[49]　吴刚，张文光，王成焘. 聚乙烯醇/羟基磷灰石复合材料的摩擦磨损性能研究[J]. 摩擦学学报，2007，27（3）：214-218.

[50]　Kujawa M J，Caplan A I. Hyaluronic acid bonded to cell-culture surfaces stimulates chondrogenesis in stage 24 limb mesenchyme cell cultures[J]. Developmental Biology，1986，114（2）：504-518.

[51]　Knudson W，Casey B，Nishida Y，et al. Hyaluronan oligosaccharides perturb cartilage matrix homeostasis and induce chondrocytic chondrolysis[J]. Arthritis and Rheumatism，2000，43（5）：1165-1174.

[52]　江磊，林宝凤，梁兴泉，等. 壳聚糖及其衍生物水凝胶的研究进展[J]. 化学通报，2007，70（1）：47-51.

[53]　Yasuda K，Gong J P，Katsuyama Y，et al. Biomechanical properties of high-toughness double network hydrogels[J]. Biomaterials，2005，26（21）：4468-4475.

[54]　Degirmenbasi N，Kalyon D M，Birinci E. Biocomposites of nanohydroxyapatite with collagen and poly（vinyl alcohol）[J]. Colloids and Surfaces B：Biointerfaces，2006，48（1）：42-49.

[55]　石雁. PVA 基水凝胶仿生关节软骨材料增强改性研究[D]. 南京：南京理工大学，2017.

[56]　Jeon O，Song S J，Lee K J，et al. Mechanical properties and degradation behaviors of hyaluronic acid hydrogels cross-linked at various cross-linking densities[J]. Carbohydrate Polymers，2007，70（3）：251-257.

[57]　Johnson B D，Beebe D J，Crone W C. Effects of swelling on the mechanical properties of a pH-sensitive hydrogel for use in microfluidic devices[J]. Materials Science & Engineering C，2004，24（4）：575-581.

[58]　Choi J，Bodugoz-Senturk H，Kung H J，et al. Effects of solvent dehydration on creep resistance of poly（vinyl alcohol）hydrogel[J]. Biomaterials，2007，28（5）：772-780.

[59]　Oka M. Wear-resistant properties of PVA-hydrogel[J]. Japanese Society for Clinical Biomethanics and Related Research，1995，16：351-355.

[60]　Murakami T，Higaki H，Sawae Y，et al. Adaptive multimode lubrication in natural synovial joints and artificial joints[J]. Proceedings of the Institution of Mechanical Engineers，Part H：Journal of Engineering in Medicine，1998，212（1）：23-35.

[61]　Kim S H，Opdahl A，Marmo C，et al. AFM and SFG studies of pHEMA-based hydrogel contact lens surfaces in saline solution：Adhesion，friction，and the presence of non-crosslinked polymer chains at the surface[J]. Biomaterials，2002，23（7）：1657-1666.

[62]　Nanao H，Hosokawa S，Mori S. Relation between molecular structure of gels and friction properties under low load in water[J]. Journal of Japanese Society of Tribologists，2001，46（12）：968-973.

[63]　Iwatsubo T. Development of a poro-elasto squeeze film lubrication mechanism for the artificial knee joint[J]. Proceedings of the 2001 Bioengineering Conference，2001，（50）：447-448.

[64]　Charnley J. The lubrication of animal joints in relation to surgical reconstruction by arthroplasty[J].Annals of the Rheumatic Diseases，1960，19（1）：10-19.

[65]　Tadmor R，Chen N，Israelachvili J N. Thin film rheology and lubricity of hyaluronic acid solutions at a normal physiological concentration[J].Journal of Biomedical Materials Research Part A，2002，61（4）：514-523.

[66]　Wang M，Liu C，Thormann E，et al. Hyaluronan and phospholipid association in biolubrication[J]. Biomacromolecules，2013，14（12）：4198-4206.

[67]　Seror J，Zhu L，Goldberg R，et al. Supramolecular synergy in the boundary lubrication of synovial joints[J]. Nature Communications，2015，6：6497.

[68]　Saurabh D，Xavier B，Bruno Z，et al. Synergistic interactions between grafted hyaluronic acid and lubricin provide enhanced wear protection and lubrication[J]. Biomacromolecules，2013，14（5）：1669-1677.

[69]　Dong W L，Banquy X，Das S，et al. Effects of molecular weight of grafted hyaluronic acid on wear initiation[J].

Acta Biomaterialia, 2014, 10 (5): 1817-1823.

[70] Greene G W, Banquy X, Lee D W, et al. Adaptive mechanically controlled lubrication mechanism found in articular joints[J]. Biophysical Journal, 2011, 100 (3): 5255-5259.

[71] Zappone B, Ruths M, Greene G W, et al. Adsorption, lubrication, and wear of lubricin on model surfaces: polymer brush-like behavior of a glycoprotein[J]. Biophysical Journal, 2007, 92 (5): 1693-1708.

[72] Murakami T, Yarimitsu S, Sakai N, et al. Importance of adaptive multimode lubrication mechanism in natural synovial joints[J]. Tribology International, 2017, 113: 306-315.

[73] Baker M I, Walsh S P, Schwartz Z, et al. A review of polyvinyl alcohol and its uses in cartilage and orthopedic applications[J]. Journal of Biomedical Materials Research, Part B: Applied Biomaterials, 2012, 100B (5): 1451-1457.

[74] Oka M, Noguchi T, Kumar P, et al. Development of an artificial articular cartilage[J]. Clinical Materials, 1990, 6 (4): 361-381.

[75] Stammen J A, Williams S, Ku D N, et al. Mechanical properties of a novel PVA hydrogel in shear and unconfined compression[J]. Biomaterials, 2001, 22 (8): 799-806.

[76] Pan Y S, Xiong D S, Ma R Y. A study on the friction properties of poly (vinyl alcohol) hydrogel as articular cartilage against titanium alloy[J]. Wear, 2007, 262 (7-8): 1021-1025.

[77] Gonzalez J S, Alvarez V A. Mechanical properties of polyvinylalcohol/hydroxyapatite cryogel as potential artificial cartilage[J]. Journal of the Mechanical Behavior of Biomedical Materials, 2014, 34: 47-56.

[78] Liang J, Huang Y, Zhang L, et al. Molecular-level dispersion of graphene into poly(vinyl alcohol) and effective reinforcement of their nanocomposites[J]. Advanced Functional Materials, 2010, 19 (14): 2297-2302.

[79] Ma H L, Zhang L, Zhang Y, et al. Radiation preparation of graphene/carbon nanotubes hybrid fillers for mechanical reinforcement of poly (vinyl alcohol) films[J]. Radiation Physics & Chemistry, 2016, 118: 21-26.

[80] Pan Y S, Xiong D S, Chen X. Mechanical properties of nanohydroxyapatite reinforced poly (vinyl alcohol) gel composites as biomaterial[J]. Journal of Materials Science, 2007, 42 (13): 5129-5134.

[81] Pan Y S, Xiong D S, Gao F. Viscoelastic behavior of nano-hydroxyapatite reinforced poly (vinyl alcohol) gel biocomposites as an articular cartilage[J]. Journal of Materials Science Materials in Medicine, 2008, 19 (5): 1963-1969.

[82] Pan Y S, Xiong D S. Friction properties of nano-hydroxyapatite reinforced poly (vinyl alcohol) gel composites as an articular cartilage[J]. Wear, 2009, 266 (7): 699-703.

[83] Shi Y, Xiong D S, Li J L, et al. *In situ* reduction of graphene oxide nanosheets in poly (vinyl alcohol) hydrogel by γ-ray irradiation and its influence on mechanical and tribological properties[J]. Journal of Physical Chemistry C, 2016, 120 (34): 19442-19453.

[84] Shi Y, Xiong D S, Li J L, et al. *In situ* repair of graphene defects and enhancement of its reinforcement effect in polyvinyl alcohol hydrogels[J]. RSC Advances, 2017, 7 (2): 1045-1055.

[85] Yang X, Zhu Z, Liu Q, et al. Effects of PVA, agar contents, and irradiation doses on properties of PVA/ws-chitosan/glycerol hydrogels made by-irradiation followed by freeze-thawing[J]. Radiation Physics & Chemistry, 2008, 77 (8): 954-960.

[86] Afshari M J, Sheikh N, Afarideh H. PVA/CM-chitosan/honey hydrogels prepared by using the combined technique of irradiation followed by freeze-thawing[J]. Radiation Physics & Chemistry, 2015, 113: 28-35.

[87] Chen K, Zhang D K, Wang S Q. Start-up friction properties of poly (vinyl alcohol) /nano-hydroxyapatite/silk composite hydrogel[J]. Materials Express, 2013, 3 (3): 265-272.

[88] Morariu S, Bercea M, Teodorescu M, et al. Tailoring the properties of poly(vinyl alcohol)/poly(vinylpyrrolidone) hydrogels for biomedical applications[J]. European Polymer Journal, 2016, 84: 313-325.

[89] Sciarretta F V. 5 to 8 years follow-up of knee chondral defects treated by PVA-H hydrogel implants[J]. European Review for Medical and Pharmacological Sciences, 2013, 17 (22): 3031-3038.

[90] Gong J P, Katsuyama Y, Kurokawa T, et al. Double-network hydrogels with extremely high mechanical strength[J]. Advanced Materials, 2010, 15 (14): 1155-1158.

[91] Sun J Y, Zhao X H, Widusha R K. Highly stretchable and tough hydrogels[J]. Nature, 2012, 489(7414): 133-136.

[92] Lin P, Zhang R, Wang X, et al. Articular cartilage inspired bilayer tough hydrogel prepared by interfacial modulated polymerization showing excellent combination of high load-bearing and low friction performance[J]. ACS Macro Letters, 2016, 5 (11): 1191-1195.

[93] Zhang X, Guo X, Yang S, et al. Double-network hydrogel with high mechanical strength prepared from two biocompatible polymers[J]. Journal of Applied Polymer Science, 2010, 112 (5): 3063-3070.

第 2 章　天然关节软骨

典型的运动关节是由两块或两块以上骨连接而成，相邻两骨骨端都覆盖着透明软骨，防止互相磨损，并都与韧带相连，避免脱臼；关节骨端被包覆在关节囊中，关节囊中储存着润滑液，来润滑两个互相接触的软骨表面（关节示意图见图 2.1[1, 2]）。

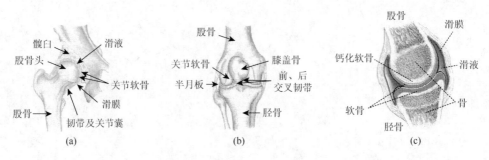

图 2.1　天然髋（a）和天然膝关节（b）示意图以及膝关节剖面图（c）

关节软骨为关节表面的薄层透明软骨，由滑液——黏性非牛顿液体润滑，是一种特殊类型的结缔组织。软骨主要由水（占 70%～80%的质量）和细胞外基质组成，构成纤维网络的胶原蛋白是细胞外基质的主要成分，赋予其较高的强度和弹性。滑液中的蛋白质大部分来自滑膜分泌出的血清 [图 2.1（c）]。滑膜是关节囊中的双层薄软组织。内层称为内膜，含有被称为滑膜细胞的成纤维细胞，提供透明质酸和润滑素。此外，滑液包含去质子化透明质酸。在人体中，滑液中所含的透明质酸浓度是最高的，为 3～4 mg/mL[3]。

关节软骨看上去表面光滑、均匀一致，但在扫描电子显微镜下，其表面呈波纹状，有沟峰交替结构，利于滑液在软骨表面的滞留，更好地起到润滑作用，降低摩擦系数。软骨具有高孔隙率，水含量约为 75%，但渗透性很低，数量级为 10^{-15} m⁴/(N·s)[4]。因此，软骨受到载荷作用时，其中的液体流动速度很慢。

关节软骨的颜色与年龄有关。儿童关节面发白，青年人关节呈白色并有光泽，中年人关节为黄白色，老年人关节则呈黄棕色。健康成年人体内的大关节中，骨端的关节软骨层的厚度大约为 2 mm，在患有严重关节炎的关节中，关节软骨变薄，最终趋向于 0 mm。

2.1 关节软骨的结构、组成与功能

2.1.1 关节软骨的结构

　　关节软骨的结构非常精细和科学，以适应不同功能的需要。随着深度的不同，关节软骨的成分和结构各异，胶原纤维网络、蛋白多糖、软骨细胞形状和尺寸也发生变化[5]。因此在电子显微镜下观察到的关节软骨具有多层结构，而且在不同区域具有不同的力学特性[6, 7]。关节软骨自关节面向深部可分为 5 层：浅表层、中间层、深层、钙化层和软骨下骨，如图 2.2[8]所示。

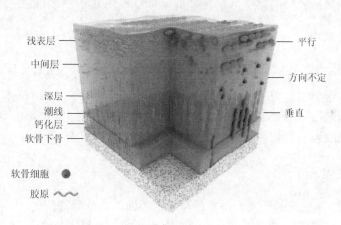

图 2.2　关节软骨的分层结构及胶原、细胞取向分布示意图

1. 浅表层

　　浅表层（superficial zone）占关节软骨厚度的 10%～20%。该层蛋白多糖的浓度相对较低（15%），水分含量最多（80%）。纤细的胶原纤维浓密分布在软骨表面，与软骨表面平行排列，可以承受关节运动过程中的剪切应力，这也是该层被称为切向区（tangential zone）的原因。该层又分为无细胞层和细胞层。无细胞层位于最表层，约 3 μm 厚，又称光亮层，由微细的胶原纤维和蛋白多糖组成。1995 年 Teshima 等研究证明：关节软骨上有一层特殊的光亮薄层存在，它是由胶原纤维组成的不含细胞的独立层，仅与深部的纤维结构疏松连接，它在关节软骨的外缘紧密固着，并移向滑膜组织[1]。在关节运动时，它的走向能抵抗张力、压力，它的功能似乎是作为一个外部的覆盖，通过抵抗外来的压力和内部的膨胀力来维持关节软骨的形态完整。细胞层的细胞呈扁平状，平行于软骨表面排列，细胞密度

最高，这些细胞有成纤维细胞的特征，被正切的微细胞原包绕，电子显微镜下表层结构呈波浪状[3, 9-12]。浅表层软骨细胞分泌润滑蛋白，如 SZP 和 I 型胶原蛋白，这两种蛋白在其他层面都不存在[8]。

2. 中间层

中间层（intermediate zone）占关节软骨厚度的 40%～60%。该层含水分 80%左右，蛋白多糖含量在各层中是最多的，占 25%，细胞少，大而圆，排列方向不定，其内有发达的内质网、高尔基复合体、线粒体、溶酶体和许多分泌空泡。通常 2 个、4 个或多个细胞聚集成群。该层胶原纤维比浅表层的粗，且胶原的间隙增大。胶原纤维相互交错，深入钙化层，像穹隆柱一样，支撑着整个软骨，可以较均匀地接受来自表层的负荷，使支撑负荷的力能够均匀地传到底层[13]。

3. 深层

深层（deep zone）又称放射排列层（radial zone），约占关节软骨厚度的 30%，内含蛋白多糖 20%，胶原纤维最粗，且自下而上呈放射状排列，基本与软骨-钙化软骨之间的潮线呈垂直方向，纤维间的空隙进一步加大，有助于将软骨组织固定于其下的骨骼上。软骨细胞大而圆，成串地定位于此层中。

4. 钙化层

钙化层（calcified zone）是软骨与骨的界面，占软骨厚度的 5%～10%。这是软骨下的一层组织，厚度不大，其间含有骨小梁，环绕于软骨下方，此处细胞已退化。在关节软骨深层和钙化层之间有宽 2～5 μm、略呈波浪状的直线，称为"潮线"（tide mark），成年期清楚可见。潮线的机械功能是钩住非钙化区的胶原纤维，同时钩住软骨下骨板，这种连接可不受剪切力的破坏。钙化层连接非钙化软骨和软骨下骨，通过垂直关节面的胶原纤维传导和分散应力，通过潮线和黏合线界面增大接触面积，同时增加了界面之间的连接强度，从而将软骨牢牢地固定在软骨下骨上[14, 15]。钙化层的另一功能是防止水和溶剂弥散至骨与软骨内而造成危害，同时其钙化层形成骨骺的一部分，有助于软骨化骨和再塑型。钙化层的硬度和弹性模量介于非钙化软骨和软骨下骨之间，这可以有效缓解应力在不同界面传导过程中产生的应力集中，起到保护软骨的作用[15, 16]。

5. 软骨下骨

软骨下骨（subchondral bone）即松质骨，骨小梁呈拱型排列，受力时有一定的压缩，可吸收应力、缓冲振荡和维持关节形状，对保护软骨起到重要作用。软骨下骨的弹性模量较关节软骨低，但数量相对较多，所以在缓冲振荡中起主要的衬垫作用，避免关节软骨受过度应力而损伤[17]。

2.1.2　关节软骨的组成

　　关节软骨是一种特殊的多层结缔组织，主要由大量的细胞外基质和分布其中的高度特异性细胞——软骨细胞组成，软骨细胞数极少，仅占软骨体积的 0.01%～0.1%。关节软骨的独特黏弹性来源于该组织中基质成分的分子纳米结构和区域特异性组织（图 2.3）[2]。细胞外基质中结构单元为包围水化蛋白聚糖凝胶的胶原纤维，这种凝胶结构对于软骨形变之后载荷的分散和弹性恢复至关重要。软骨基质的主要成分为蛋白多糖（2%～10%）、胶原纤维（10%～20%）

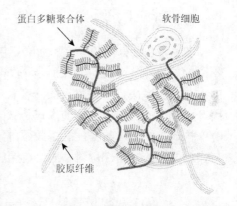

图 2.3　关节软骨细胞外基质组织示意图

及大量水分（70%～80%），其他成分包括脂肪、蛋白质、糖蛋白和无机盐等。各层中细胞的形状和大小、胶原纤维的粗细与走向、蛋白多糖的浓度、水的含量均不相同。而各层之间又有着非常密切的依赖关系，并且共同行使软骨的功能[3, 6]。关节软骨内不含血管，也无淋巴管及神经分布，软骨营养主要靠滑液提供。

1. 软骨细胞

软骨细胞是关节软骨中唯一存在的细胞（图 2.4）。关节软骨细胞很少，它散

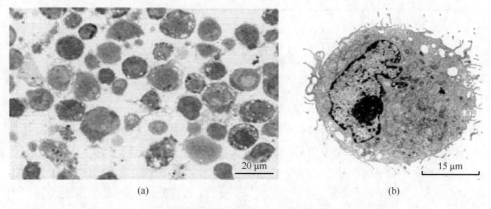

(a)　　　　　　　　　　　　　　　　　　　(b)

图 2.4　（a）经甲苯胺蓝染色后培养中的软骨细胞的光学显微照片；
（b）软骨细胞的 TEM 图像[18]

布在软骨基质内，从浅表层向深层逐渐由扁平状变为椭圆或圆形，这些软骨细胞通过分泌和调节细胞外基质成分来维持组织成分[8]，在维持关节软骨的正常代谢过程中起着非常重要的作用。从新生儿到成年，软骨细胞数量逐渐减少，成年后软骨细胞不活跃，代谢低。它可逐渐坏死，遗留残存的空陷窝。

2. 胶原

胶原蛋白是体内最丰富的细胞外基质蛋白质之一，迄今已经鉴定出超过 28 种不同的异构体（表 2.1）[19]。关节软骨内的胶原主要是 II 型胶原，约占软骨干重的 15%。II 型胶原沿着材料的深度有不同的取向，可以抵抗关节受力时的应力作用，还可以抵抗蛋白多糖的内在膨胀力。胶原纤维将基质固定于软骨下骨上，同时保护软骨细胞。致密的 II 型胶原纤维与蛋白多糖有紧密的物理联系，胶原网络与蛋白多糖的协同作用对基质结构至关重要，对关节软骨的力学性能也有重要的影响[9, 11]。

表 2.1　关节软骨中的部分胶原类型

胶原类型	结构	基因	在胶原蛋白中所占比例/%	分布
I 型胶原	纤维形成	COL1A1 COL1A2	≈0	仅在浅表层（纤维软骨组织）
II 型胶原	纤维形成	COL2A1	95	存在于整个组织
VI 型胶原	短螺旋	COL6A1 COL6A2 COL6A3	0～1	集中在细胞外基质中
IX 型胶原	短螺旋	COL9A1 COL9A2 COL9A3	1	存在于整个组织，与 II 型相关（交联）
X 型胶原	短螺旋	COL10A1	1	深层和钙化区
XI 型胶原	纤维形成	COL11A1 COL11A2	3	存在于整个组织，与 II 型相关（交联）

3. 蛋白多糖

蛋白多糖是一种生物大分子，与关节的结构、功能和病理密切相关。聚集蛋白聚糖是软骨中一种主要的蛋白多糖，可以通过连接蛋白与透明质酸相互作用。聚集蛋白聚糖主要由核心蛋白和糖胺多糖组成，其蛋白质核心由三个球状结构域（G1、G2 和 G3）构成，G1 和 G2 之间的区域较短，而较长的 G2 和 G3 之间的两个区域则含有角蛋白和硫酸软骨素结合位点（图 2.5）[8, 20]。带负电的糖胺聚糖相互排斥。由于其亲水性和亲离子性的特点，以及细胞外基质在调节细胞迁移、增殖和分化等行为中的作用，一般认为蛋白多糖的功能可能与细胞活动中的生物弹性的识别及信号传导有关。蛋白多糖聚集体存在于承受较大应力的组织中，主要通过糖胺多糖链中硫酸软骨素的水合作用为组织提供压缩刚度，双糖链蛋白多糖通过它的核心蛋白与Ⅱ型胶原纤维产生强相互作用，而蛋白核心多糖主要是通过它的核心蛋白与Ⅰ型和Ⅱ型胶原纤维产生相互作用，双糖链蛋白多糖和蛋白核心多糖在胶原纤维的抗张力负荷中发挥着重要作用[13, 14, 21]。

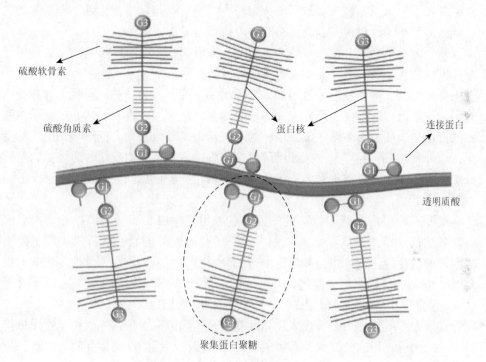

图 2.5　聚集蛋白聚糖-透明质酸复合结构

4. 液态成分和离子成分

水是正常关节软骨中最丰富的成分，占软骨湿重的 65%～80%，含水量由浅表层向深层呈线性递减[22-24]。约 30%的水与胶原纤维紧密结合，这对维持细胞外基质的组织结构具有非常重要的意义[22, 25]。软骨中大部分水存在于分子间隙内，仅有少部分的水存在于软骨细胞内，当受压力时，70%～80%的水分外溢，抵消 95%负荷，剩余 5%的负荷由胶原纤维和蛋白多糖支持。不受力时，关节腔中的水分被关节软骨重新吸收，恢复原形态。关节软骨内无淋巴管、血管和神经，关节软骨内水分还是关节软骨营养代谢的主要途径[22, 26]。软骨的液态成分中含有多种活动的阳离子，如 Na^+ 和 Ca^{2+}，这些离子的存在极大地影响了软骨的力学性能[22, 27]。

5. 软骨各成分间的相互作用

由于蛋白多糖分子上常有固定的负电荷存在，吸附活动的阳离子以中和这些负电荷；邻近的蛋白多糖链上的固定负电荷相互排斥，使组织内部维持一种伸展状态，由于胶原纤维阻止了软骨内蛋白多糖的充分扩展，因此对组织产生了约 0.35 MPa 的膨胀压力（Donnan 渗透效应）[22, 27-29]。即使软骨未受外力，胶原纤维也处于紧张状态以抑制蛋白多糖的膨胀压力。蛋白多糖在软骨基质中分布不均匀，集中分布于中间层，浅表层和深层分布较少[22, 30, 31]。蛋白多糖含量不同引起的软骨膨胀的不均匀性对调整胶原网络的内应力非常重要。

软骨表面受力时，蛋白多糖分子畴的变化引起软骨表面瞬间变形[22]。这种外在应力使软骨基质的内在压力超过了膨胀压力，引起液体从组织中外流。水分的丧失导致蛋白多糖溶液的浓度增加，随即增加了膨胀压力、电荷间斥力和体积压应力，这个过程持续到与外界应力相平衡为止。此外，溶液的 pH 和/或离子浓度的改变也会改变蛋白多糖链上负电荷的相互斥力，导致蛋白多糖聚集体的尺寸变化。这种状态下，包埋于胶原纤维网络中的蛋白多糖凝胶的理化性质使得它能够抵抗外界的压应力。该机制弥补了胶原纤维网络结构抗拉强度高而抗压强度低的不足[22, 28, 29]。

很显然，蛋白多糖和胶原之间也存在着相互作用，而且这种相互作用对维持软骨功能非常重要。少量的蛋白多糖分子与胶原纤维紧密结合，类似于胶原纤维间的键合剂；而且蛋白多糖对维持胶原纤维的有序结构和力学性能也非常重要[22, 32]。胶原-蛋白多糖之间的相互作用涉及蛋白多糖单体、透明质酸纤维、Ⅱ型胶原、键合剂和软骨中的微量成分，如Ⅸ型胶原、糖蛋白和/或聚透明质酸等[22, 33]。软骨受外力作用时，胶原-蛋白多糖固体基质及间隙液以独特的方式相互作用抵抗高的应力应变。当软骨细胞外基质的生物化学成分和组织结构改变时，软骨的生物力学性能也将变化。

2.1.3　关节软骨的功能

1. 传递负荷和吸收振荡

关节软骨能将作用力传递到一个较大的区域，使承受面扩大，降低骨与骨之间的接触压力。关节软骨的弹性使得其在压力作用下被压缩，解除压力，又可伸展，类似于弹性垫的效果，能够最大限度地吸收、缓冲应力，可以保护软骨下的骨骼不受破坏，或者仅发生轻微的损伤。

2. 润滑和抗磨损作用

关节软骨的表面非常光滑，关节间又有关节液的润滑，关节运动时不易磨损，并且活动灵活自如。关节软骨能维持一生的活动而不损伤就是由于存在良好的润滑作用。在滑膜关节有病变时，如类风湿性关节炎等，滑液分泌异常，失去正常的润滑功能，影响关节功能及关节软骨的营养。

2.2 关节软骨的力学性能

软骨是一种两相多孔的黏弹性材料，组织间隙充满液体，在应力作用下，液体可在组织中流进或流出，使得软骨具有特殊的力学性质。事实上，软骨缺乏血液和淋巴供应，也无神经支配，液体在应力作用下的流动似乎是这种无血管组织取得营养的主要途径，因此研究承受载荷时软骨力学性能的变化不仅对于了解软骨传递载荷的特性是必要的，对于了解组织的健康状况也很有帮助[34]。

2.2.1 关节软骨的静态拉伸和压缩性能

关节软骨的拉伸性能具有各向异性（平行于分裂线方向取材的试样比垂直于分裂线方向取材的试样强度和刚度都要高），且不均匀（浅表层取材的试样比深层取材的试样强度和刚度高）[35-37]。软骨的拉伸反应主要取决于固相、胶原和软骨糖胺聚糖（GAG）。随着胶原的取向、浓度和交联密度沿组织深度发生变化，拉伸应力-应变曲线也随位置显著变化。关节软骨杨氏模量在 5～25 MPa 之间变化，这取决于组织区域位置，在浅表层区域比在中间层区域或深层区域的杨氏模量更高[38]。关节软骨拉伸应力-应变曲线如图 2.6 所示。

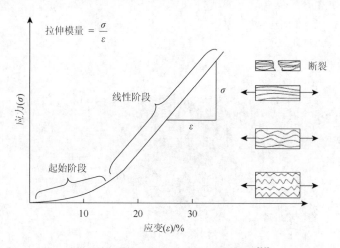

图 2.6 关节软骨拉伸应力-应变曲线[29]

关节软骨受拉标本的典型应力-应变曲线可用非线性函数来描述。因此，这类材料不像线性弹性材料可仅用杨氏模量表示。图 2.6 中，曲线最初的低坡部分是由于施加拉力的方向与胶原蛋白结构排列一致，曲线的陡峭部分则代表胶原蛋白本身的拉伸刚度。任何病理或试验所导致的健康软骨组织的成分或结构异常，如蛋白多糖消失，胶原蛋白消失或降解，胶原蛋白交联键密度减小或增加，都会以一种异常的拉伸反应反映出来。随着离关节表面距离的增加，正常成年人关节软骨的拉伸强度均降低。这些结果使人们相信富含胶原蛋白的软骨浅表层对软骨组织发挥类似坚韧耐磨的保护层的作用。

关节软骨的压缩性能主要取决于组织内部的间隙流体和蛋白多糖网络。蛋白多糖分子上的高电荷态硫酸和碳酸基团相互排斥导致蛋白多糖网络膨胀，而且带电基团有助于控制间隙水分子的自由流动。但是蛋白多糖网络的膨胀受到蛋白多糖和稳定胶原网络之间相互作用的限制，这有助于在软骨组织内形成 Donnan 渗透压，是形成软骨压缩刚度的主要原因。软骨的压缩模量随着年龄、病理症状、关节类型及关节位置的变化而变化[39]。压缩性能的变化还与流体流动的差异有关。因此，高渗透性浅表层区域的压缩应变高达 50%。中间层、深层的流体流动大大减少，导致压缩应变小于 5%（图 2.7）[8]。因此，低渗透性导致流体增压，与保持非渗透性并固定组织的软骨下骨共同阻碍了软骨的变形。在一天中，关节软骨经历多次压缩-松弛过程，15%~20%的应变无法得到恢复，只有在长时间的休息后才能恢复最初的形状[40]。关节软骨压缩性能的测试主要包括围限压缩和非围限压缩两种，示意图如图 2.8 所示。Armstrong 和 Mow 对软骨组织进行的围限压缩试验表明，人关节软骨组织的平衡聚集模数与蛋白多糖含量成正比，与含水量成反比，与胶原含量无关[41, 42]。

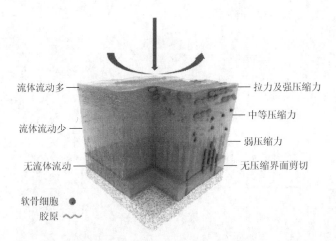

图 2.7　软骨的生物动力学图示。施加压缩和剪切应力之后，沿关节软骨深度的流体流动和应力及强度分布

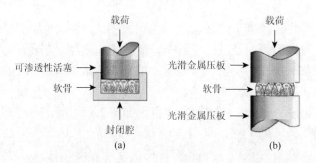

图 2.8　关节软骨围限压缩（a）、非围限压缩（b）测试示意图

2.2.2　关节软骨的黏弹特性

固定压力或固定变形量的作用下，材料随时间的力学响应被称为黏弹性。关节软骨的黏弹性主要由两种原因产生：第一种是间隙液在多孔固体基质中流动产生摩擦阻力引起的黏弹性（流动产生的黏弹性）；第二种是软骨基质的内在黏弹性，包括组成软骨基质的蛋白聚糖的黏弹性和胶原纤维的黏弹性[43]。黏弹性材料两个典型的力学特征分别是蠕变和应力松弛。蠕变是指材料在固定应力作用下产生的变形量一开始很大，随后变形速度逐渐减小，最后达到平衡保持固定的变形量；应力松弛是指材料维持在一定的应变水平，应力随时间的变化而不断下降的现象[29]。

蠕变和应力松弛特性源于不同的机制。软骨在单轴围限压缩应力作用下的蠕变行为如图 2.9 所示，该蠕变行为是软骨内间隙液体流进和流出所致。应力作用初期液体渗出速度很快，然后缓慢降低，最后停止，反映在图中是一开始变形速度很大，然后慢慢降低，最后维持在一个固定的变形量[29, 45]。蠕变过程中，外加载荷与胶原-蛋白多糖固体基质内部的压缩应力及液体渗出时产生的摩擦力相平衡，当基质内部应力与外加应力相等时，蠕变过程结束，此时液体渗出停止，材料变形达到平衡。人和牛的软骨相对较厚（2.0～4.0 mm），一般需要 4～16 h 达到

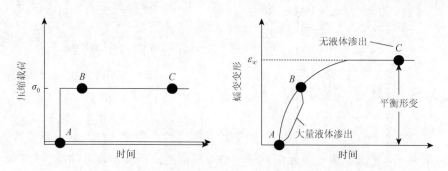

图 2.9　围限压缩应力作用下软骨组织的蠕变行为[29, 44]

蠕变平衡，兔的软骨较薄（1.0 mm），大约 1 h 便能达到平衡。理论上讲，达到蠕变平衡的时间与组织厚度呈反比关系[38]。载荷相对较高的情况下（大于 1.0 MPa），约有 50%的液体从组织内挤出[46]。载荷去除后，将组织放入生理盐水中，挤出的液体会全部重新进入组织内部[47, 48]。

　　非围限压缩应力作用下的应力松弛行为如图 2.10 所示。该条件下，给组织施加一个恒定的变形速度［图 2.10（b）的 t_0-A-B 阶段］，达到变形量 u_0 后维持该变形量不变（B 点之后），应力对该类型应变的反应如图 2.10（c）所示，在压缩阶段，应力缓慢增加直到 σ_0（σ_0 与 u_0 相对应），在应力松弛阶段，应力沿曲线 B-C-D-E 缓慢降低直到达到平衡应力 σ_∞。关节软骨的应力松弛行为机制如图 2.10（a）所示。压缩阶段应力的增加与组织内液体的流出有关，应力松弛与液体在多孔固体介质内部的重新分布有关。在压缩阶段，间隙液体的流出和表面固体的收缩形成很大应力，随后固体基质表面高变形区的回弹导致应力松弛，当固体基质内部产生的压缩应力达到固体基质的固有压缩模量时，应力松弛过程便停止[49, 50]。生理载荷作用下，过大的应力维持的时间很短，因为组织的应力松弛将很快减弱内部应力。

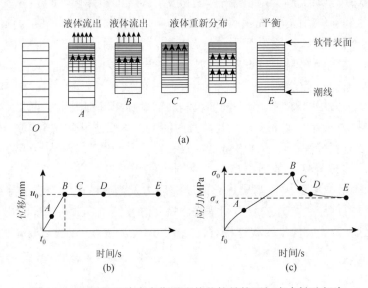

图 2.10　非围限压缩应力作用下关节软骨的两相应力松弛行为

2.2.3　关节软骨的渗透性

　　关节软骨是多孔结构，如果孔隙是相互连通的，则多孔材料具有可渗透性。渗透率（k）是液体流过多孔渗透性材料难易程度的指标，与液体流过材料形成的摩擦阻力（K）成反比[29]。总地来说，渗透率是一种物质参数，用来表示液体以一定速度流经多孔固体基质时所需的抗阻力。这种抗阻力来自黏性间隙流体与多孔材料孔壁之间的相互作用。

渗透率可由多孔介质的典型渗透试验来测定，如图 2.11 所示。对于软骨，假定液体流动遵从达西（Darcy）定律，即 $k = Qh/A(p_1 - p_2)$，式中 Q 为流过软骨面积 A 的体积流量，$(p_1 - p_2)$ 是厚度为 h 的试样两侧的压力降。用这种方法测得的渗透率为 $1.1 \times 10^{-13} \sim 7.6 \times 10^{-13}$ $m^4/(N·s)$。这么小的渗透率表明，液体流动时摩擦阻力很大[51-53]。流经软骨基质的液体的输送机制有两种，第一种机制是借助组织两侧液体的正压力梯度进行输送；第二种机制是软骨基质的形变。挤压时，被压缩的固体基质使作用于软骨组织内液体的内压升高，这就在试样表面两侧之间产生压力梯度，使得间隙液体从组织中渗出。在这种情况下，液体的流动取决于软骨组织中固体基质的渗透率和弹性刚度两个因素。在正常的关节软骨上，这两种机制同时起作用。Mow 通过试验证明在增加压力并发生变形时，健康关节软骨的渗透性大大降低。这时，关节软骨就具有一个机械反馈调节机制来阻止所有的组织间液流出。这个生物力学调节系统与正常组织的营养需要、关节的润滑、承载能力和软骨组织的磨损程度有密切关系[52, 54]。

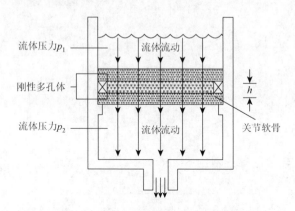

图 2.11　测定关节软骨渗透率的试验图

2.3　关节/关节软骨润滑与磨损

人体关节，特别是下肢承重关节的工作条件是极其恶劣的，所承受的负荷条件相当复杂。以髋关节为例，高速运动时承受的载荷较重，如跑步；在跳或步行脚后跟着地时，承受较大但短促的冲击载荷；活动量较小时，软骨承受的载荷适中，如长时间站立。受力情况如此复杂，磨损却很低，说明滑膜关节的润滑状态是非常出色的。揭开滑膜关节润滑之谜，不但有助于理解关节病变的原因，对正确设计和使用滑膜关节修复材料也具有非常重要的意义。

2.3.1 混合润滑

Stribeck 根据滑动轴承的试验结果提出了著名的 Stribeck 曲线，即根据摩擦系数随 Hersey 参数（$\eta\omega/P$，η 为润滑剂黏度，ω 为滑动速度，P 为线载荷）的变化可有效鉴定表面润滑状态（图 2.12）。边界润滑模式下，摩擦系数 μ 不因滑动速度、载荷或滑液黏度的变化而变化，只与摩擦表面化学性质有关。与此相反，液膜润滑的摩擦系数与润滑液流体力学性质有关，摩擦系数随液体膜黏性力的增大而增大。混合润滑状态介于液膜润滑和边界润滑之间，摩擦表面化学性质和润滑液的力学性质同时起作用[55]。

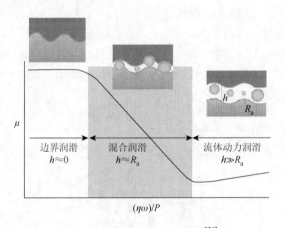

图 2.12　经典 Stribeck 曲线[56]

试验得到的软骨摩擦系数的 Stribeck 曲线（图 2.13[57]）与经典的 Stribeck 曲

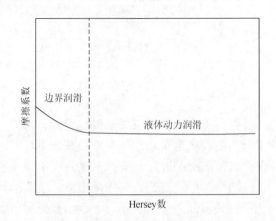

图 2.13　软骨摩擦系数 Stribeck 曲线

线基本一致，但是在非常低的速度和溶液黏度下，即 Hersey 数非常低时，曲线没有出现摩擦系数不随 Hersey 数变化而变化的"边界模式区域"。这一观察结果表明，在软骨表面存在一层液膜，其在低速条件下也能提供有效润滑。

2.3.2　液膜润滑

两摩擦表面完全被液体层隔开、表面凸峰不直接接触时出现液膜润滑。这种润滑状态也称液体润滑，摩擦在液体内部的分子之间进行，故摩擦系数极小，且摩擦性质完全取决于流体的黏性。承载面的载荷由液膜压力支撑，在没有滑动活动时，外在压力可由静脉压力产生。

1. 流体动力润滑

1932 年，MacConaill 仔细观察了人类髋关节和膝关节的解剖结构并将其与工程中的滑动轴承比较后，在 Reynolds 的流体动力润滑理论基础上提出一个假设，即两关节表面之间的直径之差足以构成能形成承载膜厚的楔形空间（图 2.14[58]），天然关节的主要润滑机理是流体动力润滑（hydrodynamic lubrication）[59, 60]。然而，这个假设不能解释在真实关节中的极小摩擦系数。这是因为，骨表面的相对滑动速度不会超过几厘米每秒，且根据 Reynolds 理论计算润滑膜的最小厚度时忽略了摩擦表面的黏弹性性质。1934 年，Jones 最先在试验中测量动物关节的摩擦系数[61]，确定出润滑滑液或生理盐水溶液中膝关节的摩擦系数在 0.02 以内，同时干摩擦系数将增加一个数量级。随后，Jones 用尸体的近端指间关节作为枢轴，设计了一个摆式试验台。试验发现摆的振幅随时间呈指数规律衰减。由此他判定摩擦阻力是与速度有关的，两关节面之间存在流体动力润滑[62, 63]。膝关节与髋关节的

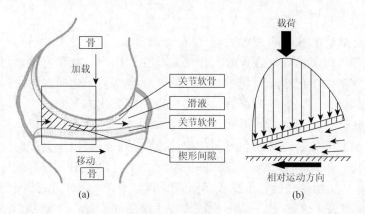

图 2.14　（a）关节中流体动力润滑示意图；（b）应力分布示意图

最小膜厚度分别为 0.029 μm 和 0.020 μm[64]，相对于天然关节的粗糙度来说太小，由此可以说明当关节载荷较大时，天然关节的润滑机理不会是简单的流体动力润滑[65]。

2. 弹性流体动力润滑

MacConaill、Barnett 在描述滑膜关节润滑机制时，偏向于介绍关节滑液或关节软骨单方面对关节润滑所起的作用，相对于受力状态非常复杂的关节润滑显得略为粗糙[66, 67]。因此，随着弹性流体动力润滑理论的逐步成熟，人们自然想到关节面之间的润滑可能为弹性流体动力润滑，即当流体动力压力足够高或者承载表面的弹性模量较小时，可能发生弹性变形，在这种状态下，摩擦表面间的摩擦和流体润滑膜的厚度取决于摩擦表面材料的弹性变形及润滑剂流变特性。关节滑液是一种非牛顿流体，具有触变性，运动速度加快、滑液的切变率升高将使黏度降低，但黏度与切变率的乘积大致是恒定的，从而使得滑液的承载能力基本保持不变。同时关节滑液还具有一定的弹性[68, 69]及成膜能力，能够起到减轻冲击的作用[70, 71]。载荷作用下，软骨有较大形变，这种形变将有利于改变液膜几何形状和增大接触区面积，从而减少作用于滑液的单位面积上的压力，使滑液能保持足够的厚度，大大增加承载能力。为了补充关节滑液的黏弹性和关节软骨的弹性变形对润滑机制的意义，Dintenfass 于 1963 年提出了弹性流体动力润滑（elasto-hydrodynamic lubrication）理论[72]。然而，尽管关于关节的弹性流体动力润滑理论和动态接触中的关节表面黏弹性行为的假设对于研究关节润滑是至关重要的，Marnell 和 White 的试验证明了关节润滑中不存在单一的弹性流体动力润滑[73]。换句话说，关节的弹性流体动力润滑理论，与流体动力理论一样，并没有得到证实。

3. 挤压膜润滑

关节在承受重载时的相对运动速度一般较低，甚至为零，不利于建立润滑膜厚；而在相对运动速度较大时其作用载荷往往较小，甚至为零，可建立较大的润滑膜厚。关节在运动过程中其膜厚的变化也需要一定的时间，因此关节在高速轻载时建立起来的膜厚将有助于其在低速重载状态下的润滑，这就是挤压膜润滑的概念[59]，示意图如图 2.15 所示[58]。1953 年，Ogston 和 Stanier 用自制的弹黏计观察了关节滑液的黏度与剪切速度的关系，提出了关节滑液具有黏滞性和弹性[74]。Dintenfass 的研究表明关节滑液为非牛顿流体，黏度随剪切速度的增大而减小[72]，由这些性能推出关节滑液具有黏弹性。后来，Bloch 和 Dintenfass 用试验证实了这一观点[75]。关节滑液含有透明质酸、蛋白多糖、表面活性磷脂等分子，分子之间互相聚合，聚合体之间又有强力的氢键结合，形成立体网，由此使得滑液具有黏弹性[76]。当两个表面彼此接近，由于具有黏性，润滑剂会被困在间隙内，不能瞬间挤压出来，这种黏滞阻力会引起随时间变化的压力场，可以支撑高负荷。1966 年，Fein 做了一个试验，他将滑液置于光学平面和凸透镜之间，然后观察在载荷作用下牛顿干涉环随时间的变化情况。他发现由此而产生的挤压膜的承载能力是相当大的。因此他推断关节在低速重载时主要由挤压膜起润滑作用[77]。Unsworth 等[60]也以关节作为枢轴，设计了一个摆式试验台。他们用该试验台对关节的润滑机理进行了试验研究。结果表明，当关节受突加的载荷作用时，关节表面处于挤压膜润滑状态；当关节所受载荷较小时，关节表面处于流体动力润滑状态；而当关节受重载作用时，关节表面则处于边界润滑状态。

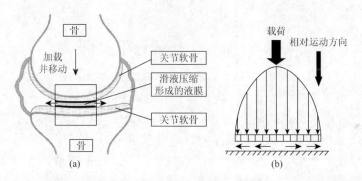

图 2.15　（a）关节挤压膜润滑机理示意图；（b）应力分布示意图

4. 渗出润滑

Mccutchen 于 1959 年在 *Nature* 上发表文章提出[78, 79]：关节软骨是一种充满液体的多孔物质，在载荷作用下软骨中所包含的液体将向关节表面渗出，从而对关节的运动起润滑作用，Mccutchen 将其称为渗出润滑（weeping lubrication）[80]。在渗出润滑的理论中假定滑液在软骨表面和软骨体之间移动，就像可压缩液体一样（图 2.16[58]）。1969 年，Mow 等曾对渗出润滑模型进行过复杂的数学分析，证明它确实能起自润滑作用。软骨中液体的这种流进流出对关节软骨的流体膜润滑也是非常有益的。当关节不承载时，软骨起到存储液体的作用。而当关节承载时，软骨中液体就不断流出，流出液体可部分抵消端泄的作用，从而提高关节润滑膜厚[78]。当动态接触影响相互摩擦的关节面时，这种接触由软骨组织渗出的流体静压力承载，因此不会出现摩擦[61]。这一理论首次能够正确解释关节中的低摩擦，特别是当软骨表面停止相对摩擦时。然而，尽管这个理论起到一定作用，但是软骨组织能否渗出足够的液体以产生足够厚的液膜，从而使得关节有效地润滑，这个问题至今还存在争议。

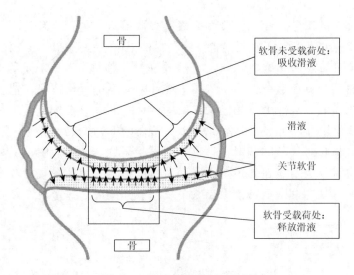

图 2.16　渗出润滑机制示意图

5. 增压润滑

另一种液膜润滑机制是由 Walker 和 Maroudas 等提出的增压润滑（boosted lubrication）理论，他们认为在挤压力的作用下，关节滑液中的小分子物质如水分和溶质小分子，将通过软骨孔隙而渗入软骨中，而透明质酸等大分子量物质则被截留在滑膜腔内。由于滑液黏度主要取决于其中透明质酸含量，基本上与透明质酸的浓度成正比，因此关节受压后其间滑液的黏度将增加，从而使关节表面之间的流体膜厚度增加，使这种边界膜的承载能力大为提高，起到润滑作用，如图 2.17 所示[58, 81, 82]。从图 2.17 中可以看出，增压润滑与渗出润滑存在明显差异：渗出引起的润滑需要从软骨中渗出组织液，而增压润滑则是在运动过程中由软骨吸收液体。

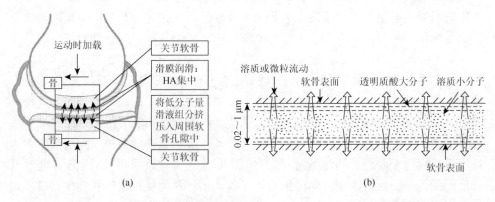

图 2.17　（a）关节增压润滑机制示意图；（b）溶质小分子流进软骨基质

2.3.3　边界润滑

Charnley 首次指出关节面之间的液膜只能在快速运动中产生，当运动速度减慢、负荷增大时，液体必然要被挤压到关节面之外。而且关节运动是两个关节面做相对运动，在这种情况下，会聚性的液膜不可能产生，因而关节面之间的润滑形式不可能是流体动力润滑[83]。Mccutchen、Linn 用透明质酸酶处理关节滑液，发现处理前后摩擦系数没有变化，说明滑液的黏度对润滑状况没有影响，因此不可能是流体膜润滑[84, 85]。Charnley 认为，滑液层厚度实际上只是几个润滑剂分子，附着在关节软骨表面，并突出在关节面之外，相当于刷子的毛或地毯的绒，如图 2.18 所示。在活动时，润滑剂分子相互滑动而保护负重面，防止其粘连和擦伤。边界润滑不受润滑剂的黏稠性或接触刚度等物理性能影响，而主要是关节面上滑液的化学性吸收。这一理论称为边界润滑（boundary lubrication）理论。

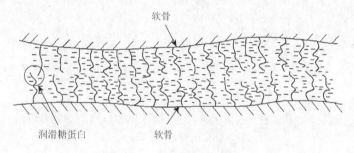

软骨

润滑糖蛋白　　　　软骨

图 2.18　关节软骨边界润滑

当关节软骨的液相承载量由于恒定/静态加载而开始降低时，软骨在边界润滑条件下发生接触，存在于软骨表面的物质/材料将开始影响测量的摩擦系数。在这种情况下，将润滑剂吸附到承载表面可以直接阻止两表面之间的接触，因而最小化摩擦磨损。整个滑液及其组分如透明质酸、糖蛋白（主要是润滑素）和表面活性磷脂都被认为是贡献于滑膜关节边界润滑的润滑剂。

1. 滑液

滑液（synovial fluid）是一种血浆的透析液，不含凝血因子（纤维蛋白原）或血红蛋白。滑液的重要成分是大分子的透明质酸和一种被称为润滑素的润滑糖蛋白。其中透明质酸决定滑液的黏度，润滑素在关节接合期间降低摩擦水平[86-88]。除了透明质酸以外，滑液还包含其他黏多糖如微量的 4-硫酸软骨素、6-硫酸软骨素和硫酸角质素。

Simon[89]和 Lipshitz 等[90]用软骨栓与金属表面对磨，发现滑液润滑可以显著降低磨损，明显优于生理盐水润滑。在过去的十年里，绝大多数研究集中于鉴别起润滑作用的滑液成分，只有少数的体外研究将滑液作为一个整体并考虑它的边界润滑能力。Forster 和 Fisher[91]进行了软骨栓与金属板对磨试验，结果显示在边界润滑条件下，与林格（Ringer）溶液相比，滑液润滑降低了接合关节表面之间的摩擦系数（图 2.19[91]）。Schmidt 等[92, 93]利用软骨与软骨旋转对磨模型证明了滑液的边界润滑能力，研究结果显示在边界润滑条件下滑液提供的摩擦水平明显低于磷酸盐缓冲液（phosphate buffered saline，PBS）。

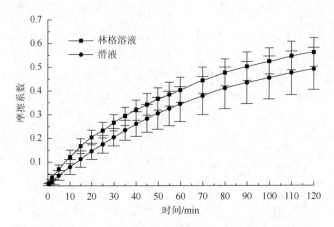

图 2.19　往复运动软骨栓与金属摩擦副对磨模型中在林格溶液和滑液润滑下测得的
关节软骨的摩擦系数（$n = 9$）

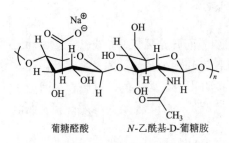

葡糖醛酸　　　　N-乙酰基-D-葡糖胺

图 2.20　透明质酸分子结构示意图

2. 透明质酸

透明质酸（hyaluronic acid）是线形高分子量多聚糖，在滑膜关节中的分子量为几百万道尔顿。透明质酸含有葡糖醛酸，在生理盐水条件下带负电荷。透明质酸分子在溶液中作用，在高浓度下形成黏弹性凝胶，这种凝胶在高剪切力下被破坏，当力减小后能可逆恢复。其分子结构如图 2.20 所示[94]。

透明质酸作为关节中边界润滑剂的有效性已经呈现出支持和反对两种对立的观点。Radin 等[95]从滑液中离心分离出透明质酸，并提出有效的承载成分为蛋白质层而不是透明质酸层，成为反对透明质酸作为滑液中承载成分的最强证据。与此相反，许多体外研究已经确定了透明质酸在关节润滑中的作用（图 2.21）[96, 97]。

透明质酸形成长链，显著影响滑液的黏度。例如，1%分子量为 $3 \times 10^6 \sim 4 \times 10^6$ g/mol 的透明质酸溶液在低剪切速度下的黏度比水高 50 万倍。根据 Stribeck 曲线（图 2.12），高黏度有助于增强流体动力润滑[98]。在健康牛软骨、受损牛软骨和患关节炎的人软骨试样这三种不同摩擦模型中，透明质酸被证明能比林格溶液提供更低的摩擦系数[99]。透明质酸渗透关节软骨表面，并将其自身集中在软骨细胞的腔隙，具有潜在有益的生物化学效应，在边界润滑条件下能为人骨关节炎软骨提供较低的启动摩擦系数[100]。Tadmor 等[101]提出，若透明质酸作为边界润滑剂在天然关节中起作用，则其必须通过化学或特定方式固定到表面上。目前还没有证据支持透明质酸在软骨组织大范围受损条件下的有效性。

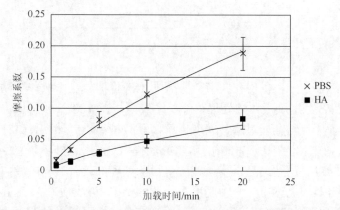

图 2.21　静态加载条件下 PBS 和 HA 作为润滑剂时天然关节软骨的摩擦系数

3. 润滑素

润滑素是滑液成分之一，是一种黏液糖蛋白，其分子结构如图 2.22 所示[94]。其中央区域高度糖基化，与黏蛋白类似，带有大量阴离子侧链，为瓶刷状结构；其 N-端含有 2-生长调节素 B（SMB）区，C-端含有血红蛋白（PEX）区；硫酸软骨素（chondroitin sulphate，CS）侧链共价连接到主链上。20 世纪 80 年代早期，Swann 等[102]提出润滑素为潜在的边界润滑剂。润滑素由内衬于关节囊的滑膜细胞和关节软骨中的浅表层软骨细胞产生[103]。已经有研究表明，当带电聚合物刷（聚电解质）附着在滑动表面上时，可以实现有效的边界润滑。这些聚合物被包裹在与带电极性基团结合的水分子壳中。可以将润滑素的结构看成类似的生物聚电解质，润滑素能够起到分子刷的作用。分子的外围部分附着在带负电荷的软骨基质上，而含有水壳的黏蛋白区域则向表面成环（图 2.23）[98]。软骨表面上的高亲水性黏蛋白区域有助于水分子结合到软骨表面上，从而形成低摩擦的表面保护层[104]。与透明质酸不同的是，大多数对润滑素的研究仍然局限在体外和动物模型，润滑素在临床环境关节润滑中的使用还有待研究。

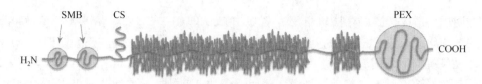

图 2.22　润滑素分子结构示意图

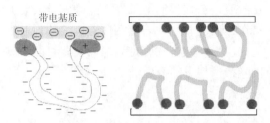

图 2.23　润滑素润滑原理示意图

除了润滑素之外，出现在关节软骨表面上的蛋白质也影响关节软骨的摩擦性能。Pickard 等[105]用胰蛋白酶处理软骨试样表面，在 4 MPa 接触应力、边界润滑或混合润滑条件下与金属对磨，表现出摩擦系数稍高于天然软骨试样的情况，尽管这一结果无统计学意义。与此相反，Kumar 等[106]采用止推环装置将骨软骨栓与派热克斯玻璃对磨，结果显示用丝氨酸蛋白酶处理的软骨试样的摩擦系数比未消化的试样高得多。上述研究中由脱蛋白导致的摩擦系数增加的程度存在差异是因为软骨试样脱蛋白的程度不同。Pickard 的研究仅处理了关节软骨试样的表面，而后者则用蛋白酶消化了整个软骨试样。

4. 表面活性磷脂

磷脂在滑膜流体中呈现较高的浓度，为 0.1～0.2 mg/mL，其主要成分是占比约45%的磷脂酰胆碱。磷脂在边界润滑中起到主要作用，脂质体在人体滑膜关节中作为一种有效的生物润滑剂。研究已经证明表面活性磷脂（surface active phospholipids，SAPL）能降低软骨与玻璃在低接触应力条件下对磨的摩擦系数[107]。Hills 和 Crawford[108]认为与润滑素有关的成分之一为磷脂，其是主要的边界润滑剂，而润滑素和透明质酸对表面活性磷脂仅起到载体功能。磷脂酰胆碱具有两性离子头基，磷酸基团上带有负电荷而在胺基团上带有正电荷。游离的阳离子如 Ca^{2+}，可以与带负电的磷酸基团相互吸引，使得分子整体带正电。这种磷脂酰胆碱分子能够牢固地吸附到由透明质酸和糖蛋白组成的带负电的基质上（图 2.24）[98]。游离的阳离子分散在磷酸酯基团中，使得吸附的磷脂酰胆碱分子形成内聚力很强的平面。强吸附和强内聚力有利于提供优良边界润滑。同时，非极性部分暴露在外部，使得表面非常疏水，便于结合另一单层表面活性剂。可能作为关节软骨边界润滑剂的饱和磷脂主要有三种：二棕榈酰磷脂酰胆碱（DPPC）、磷脂酰乙醇胺和鞘磷脂[109]。最近，Chen 等[110]提出在关节软骨上不饱和卵磷脂比饱和磷脂更常见。无论饱和状态如何，磷脂都可以作为良好的边界润滑剂，这是因为它们高疏水性的脂肪酸有助于润滑。有研究采用磨损的羊膝关节软骨与钢表面在生理载荷和速度下对磨，发现随着润滑剂中 DPPC 浓度的增加，摩擦系数降低[111]。与这些研究相矛盾的是，也存在反对磷脂在软骨摩擦中作用的证据。Jay 和 Cha[112]的研究显示用磷脂酶消化后滑液的润滑能力并没有降低。

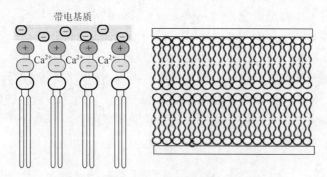

图 2.24　关节软骨表面的寡聚磷脂润滑层

5. 硫酸软骨素

滑液成分之外，硫酸软骨素（CS）的边界润滑能力受到了较少的关注。在软骨与玻璃[113]和软骨与软骨[114]在边界润滑条件下对磨的模型中，与 PBS 润滑相比，硫酸软骨素能降低摩擦水平（图 2.25）。但需要更多的体内和体外研究来评估在正常和退化关节软骨中，以及在不同摩擦学条件下硫酸软骨素作为润滑剂的潜能。

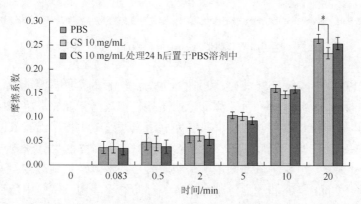

图 2.25　CS（10 mg/mL）溶液对静态加载下天然软骨启动摩擦系数的影响，在测试期间均作为润滑剂，且软骨试样预先用 CS 溶液处理 24 h

6. 滑液中各成分协同作用

透明质酸易与磷脂交联，并且透明质酸的分子量会影响形成的交联结构。据报道，磷脂和平均分子量为 740 kDa 的透明质酸交联形成内部充满透明质酸、外部充盈磷脂多层膜的结构，与人体膝盖的软骨表面结构相似。相反，磷脂和低分子量的透明质酸（170 kDa）交联导致大块多层脂质体破裂成小囊泡和胶束[115]。完整的透明质酸吸附于磷脂囊泡并保护磷脂免于降解[116]。有文献报道，通过添加透明质酸或者磷脂囊泡，受损的人体关节软骨的润滑性能可以得到提高，而两者的混合物则能得到更好的润滑性能[117]，说明两者的交联结构对于润滑性能具有重要影响。Dėdinaitė[94]研究了透明质酸与磷脂双分子层及囊泡在本体溶液和界面形成的组装结构与其摩擦性能的关系。研究发现透明质酸能够连续吸附到磷脂双分子层上形成稳定的多层复合膜结构（图 2.26），从而降低了复合层的摩擦系数，并提高其承载能力。这种界面上透明质酸和磷脂形成的自组装结构在滑膜关节的润滑中起到至关重要的作用。

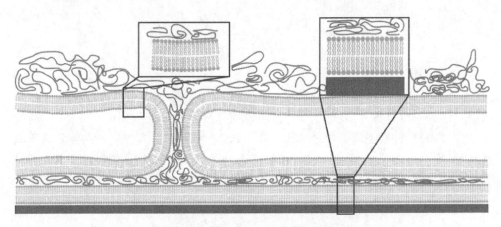

图 2.26　透明质酸与磷脂双分子层和囊泡的复合结构示意图

早在 1992 年，Jay[118]就报道了透明质酸与润滑素的协同润滑能力，发现在乳胶-玻璃界面的边界润滑条件下，添加透明质酸使得润滑素能够在更高接触压力下提供润滑，并指出一种可能的润滑机制为润滑素通过疏水作用沿着长度方向吸附到透明质酸链上，形成链状结构。Schmidt 等[92]采用新鲜的牛骨软骨样品进行软骨边界润滑试验，分别测试不同浓度透明质酸、润滑素及生理浓度下透明质酸与润滑素组合试剂的静态和动力学摩擦系数。试验结果表明，试验中所使用的透明质酸和润滑素试剂都能独立地降低试样的摩擦系数，且润滑效果随剂量增加而提高；而透明质酸与润滑素的组合试剂能够使摩擦系数进一步下降。在关节软骨表面，被透明质酸和润滑素共同包覆的接触微凸体处产生的排斥力大于透明质酸或润滑素单独包覆的，而这种排斥力有助于降低表面组织的剪切，从而间接保护软骨细胞不被体内磨损和机械扰动破坏。近期，Das 等研究人员[119]用表面力测试仪测量云母表面透明质酸、润滑素存在时物理吸附层和化学接枝层之间法向力（如附着力）和切向力（摩擦力），也揭示了透明质酸与润滑素的协同润滑能力。该研究说明了润滑素渗透入化学接枝的透明质酸中以形成黏弹性胶体（图 2.27），这降低了摩擦系数且提高了表面抵抗粗糙磨损（破坏）的强度。

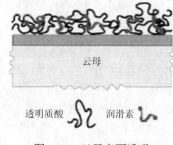

图 2.27　云母表面透明质酸-润滑素复合胶体层

Andresen 等[120]研究了纤连蛋白（fibronectin，FN）在关节的润滑和磨损保护中的作用。纤连蛋白是仅存在于滑液和关节软骨浅表层的一种多功能糖蛋白。试验中，将单个滑液组分（如润滑素、透明质酸等）物理吸附到涂覆有纤连蛋白的云母基底上，并使用表面力测试仪测量层间的法向（黏附/斥力）和侧向（摩擦）力，如图 2.28 所示。结果表明，纤连蛋白是边界润滑剂分子（如润滑素）的有效连接成分，将润滑剂分子牢固地连接到云母基底上，形成有效排斥性刷层；纤连蛋白和润滑素协同作用，可以得到最低的摩擦并提供对云母表面的最有效保护。这些发现为探究滑液组分的润滑性能提供了新的见解，也有助于我们进一步理解骨关节炎等疾病中涉及的软骨损伤等问题。

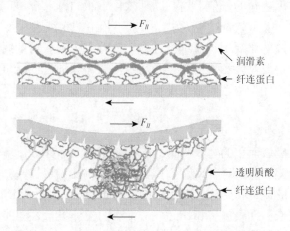

图 2.28　涂覆纤连蛋白的云母表面与吸附润滑素或透明质酸的表面之间剪切示意图

Murakami 等[121]在往复式摩擦试验机中测试了椭圆关节软骨试样和玻璃板之间相对滑动的摩擦系数，发现在含有 0.01wt% DPPC、1.4wt%白蛋白、0.7wt% γ-

球蛋白的透明质酸溶液中测试结果最低，稳定维持在 0.01 左右。他们分析认为，在这种模拟滑液中，软骨试样表面似乎形成了具有低摩擦和强表面保护能力的吸附膜。

很明显，滑液的所有成分都有一定充当边界润滑剂的能力，但不可能断定或者分离出一种物质为滑膜关节中的边界润滑完全负责，一般认为是滑液各成分之间的协同作用使其成为这样一种理想的关节润滑剂。未来应该努力研究和表征健康和病变关节中滑液的成分及各成分之间的相互作用，研制出与滑液一样有效的合成关节润滑剂。

2.3.4　两相润滑

1976 年，Malcom 用牛的关节软骨进行了试验，测得不同载荷、滑动速度和润滑条件下的摩擦系数，认为软骨的摩擦与其两相结构有关[122]。Mow 等根据混合理论提出了软骨的两相模型用来描述软骨在压缩应力作用下的变形行为[123]。Forster 和 Fisher[124]在自制的摩擦试验机上进行了一系列的摩擦试验，结果表明摩擦系数与软骨组织的两相结构有关，并指出软骨表面摩擦力与固相所承担的载荷成正比，正式提出了两相润滑（biphasic lubrication）的概念。他们在体外的销-平板装置上采用软骨与金属对磨及软骨与软骨对磨的方式测量不同加载时间下的摩擦系数，发现软骨与硬材料对磨时，摩擦系数显示出随时间变化的响应，这是由组织的持续负载和继而发生的流体负载的损失导致的。但是，在软骨与软骨对磨的情况下，摩擦系数保持一个稳定的低值，这归因于软骨组织的再水合。

两相模型中，关节软骨被视为由两个互不相溶的相组成，其中固相为胶原-蛋白多糖复合物组成的微观不可压缩弹性体，液相则由软骨内的间隙流体和离子组成。软骨的变形主要与两相之间相互作用及间隙流体通过多孔可渗透固体基质的流动有关。在两相模型中，通常假设组织液流体遵循达西定律[125]：

$$Q = \kappa \frac{\mathrm{d}p}{\mathrm{d}h}$$

式中，Q 为单位横截面积的体积流量；κ 为渗透率；p 为压力；h 为距离。因此，流体相中的压力差引起流体流动。间隙流体的这种压力可以起到承载的作用，直到液体被完全排挤到关节腔内或其他未加负载的区域。这种间隙流体增压极大地借助于软骨组织的低压缩模量和相比之下非常高的拉伸模量之间的这种大差距[126]，以及软骨的两相表面无定形层[127]。施加的载荷逐渐转为由软骨的固相承担，而液相负载下降，在稳态条件下，所有的载荷均由关节软骨的固相承担。由于软骨表面的摩擦主要取决于摩擦面固相的相互作用及表面之间的剪切，只要液相所承担的载荷足够高，摩擦系数将会保持在非常低的水平[128]。

在两相理论的基础上，Ateshian 等[129, 130]提出了以下公式，可以通过组织液压力平衡时所得到的平衡摩擦系数 μ_{eq} 估算出摩擦系数 μ_{eff} 随时间的变化。

$$\mu_{eff} = \mu_{eq}\left[1-(1-\varphi)\frac{W^p}{W}\right]$$

式中，W 为总载荷；W^p 为流体压力承载的载荷；φ 为固体与固体的接触面积分数。W^p/W（组织液负载）的变化控制摩擦水平，即 $W^p/W=1$ 时，$\mu_{eff}=\varphi\mu_{eq}$（最小摩擦）；$W^p/W=0$ 时，$\mu_{eff}=\mu_{eq}$（最大摩擦）。

两相润滑模型同样适用于其他基于间隙流体运动的润滑机制，如渗出润滑、混合润滑等。Krishnan 等将抛光的玻璃表面与关节软骨对磨，从理论上和试验上证明了间隙流体增压效应对混合润滑的影响，得出间隙流体的承载量与关节软骨的摩擦系数成反比[131]。这对鉴别滑膜关节水平下的液膜、混合润滑机制很重要，并受接合面之间的材料和接合面成分的影响。同时，两相润滑在很大程度上是块体软骨组织本身所固有的，在软骨组织的承载特性方面起重要作用，因而对整个滑膜关节都很重要。

Sakai 等[132]采用两相有限元模型，在高精度试验机上测量了高加载速率下的关节软骨材料性能。通过染色后软骨细胞的荧光图像评估局部应变，结果表明在深度方向上固相杨氏模量改变了 20 倍。随深度变化的弹性特性和由代表胶原网络的弹性单元增强的抗拉性能有利于提高往复滑动中关节软骨的组织间液增压。在没有移动接触的情况下，固相渗透性的压实效应是起作用的。关节软骨往复滑动的两相有限元分析表明，在连续加载且不发生移动的情况下，摩擦力随时间延长而增加。

Lai 等[133]引进了三相模型作为两相模型的延伸，他们将间隙流体中的单价离子视为额外的液相建模至两相理论中。在软骨盘与玻璃板对磨的体外模型中，通过改变浸泡溶液（PBS）的盐浓度研究了第三离子相对关节软骨摩擦性能的影响[39]。结果显示，最低摩擦系数和平衡摩擦系数均随着浸泡溶液盐浓度的增加而降低。离子环境可以改变贡献于组织间隙流体增压的 Donnon 渗透压，因而改变摩擦性能。还存在其他关节软骨多相模型，但近来的软骨摩擦学研究主要集中在两相、边界和混合润滑机制。

2.3.5　自适应多模润滑

尽管已经提出了各种不同的润滑机制，但上述任何一种润滑机制都不能单独用来解释生理负荷作用下滑膜关节的润滑行为，而是随着正常加载、剪切应力和速度的变化，由多种润滑机制同时发挥作用以提供最佳润滑效果。

　　软骨和滑液中存在大量的透明质酸,容易与糖蛋白润滑素结合形成交联网络,在关节润滑和预防磨损的机制中起到关键作用。在 Greene 等[134]的研究中，他们提出软骨表面的孔结构是由螺旋胶原纤维线圈组成的［图 2.29（a）］。图 2.29（a）给出了软骨如何调整润滑机制以适应各种加载和剪切条件的示意图，并说明了在承受变形时软骨中孔隙基质的结构重组方式及调节表面 HA 分子的边界润滑性能的方式。当未变形时，横向孔（原纤维线圈中的空隙空间）是打开的，在表面有透明质酸分子缠结并有聚集蛋白聚糖（aggrecans）附着，它们在名义上是"自由"的，一部分伸展的透明质酸进入了滑液中。当受到大的法向载荷时［图 2.29（b）］，会出现白色箭头所示的纤维重构陷阱，束缚透明质酸和聚集蛋白聚糖，保持固化透明质酸层，因而 HA-LUB 复合物显示出"自适应"作用。

　　机械束缚的 HA-LUB 复合物作为有效的"边界润滑剂"使得摩擦力略有降低，但更重要的是消除摩擦/剪切表面的磨损损伤。在低载荷和剪切速度下，物理吸附润滑素的表面层和部分缠结并交联的 HA-LUB 复合物提供边界润滑，保持表面分开并阻止黏附。随着剪切速度的增加，边界润滑转变为弹性流体动力润滑，保持表面分离及低摩擦力。在高载荷或压力下，界面流体从表面之间的间隙中挤

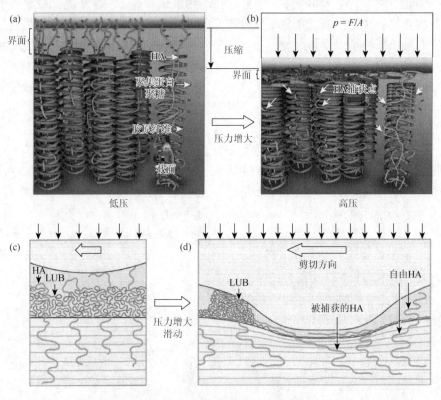

图 2.29　自适应多模润滑模型

出，而从变形软骨中挤出的间隙流体补充部分界面损失的流体。由于没有足够的恢复时间，静态或循环加载将促进表面接触，导致弹性流体动力润滑的失效。一旦弹性流体动力润滑模式失效，应急边界润滑模式出现，主要依靠机械束缚的 HA 为软骨提供润滑并防止磨损。在大的压力和剪切力下，软骨变形非常严重，物理吸附的分子如润滑素与表面结合太弱而不能为剪切表面提供有效的边界润滑。但是，与软骨表面连接相对较弱的润滑素能够沿着剪切表面拖动，仅在几个往复循环后导致剪切连接处润滑素的富集[135]。通过这种方式，剪切导致承载剪切力和法向压力最高的表面区域内润滑素的重新分配和聚集。

　　HA 受困机制在整个关节性能的背景下起到至关重要的作用，在高承载压力或长期荷载下，当基本的流体增压驱动的弹性流体动力润滑、HA-LUB 复合物支撑的弹性流体动力润滑，以及以润滑素为基础的边界润滑停止生效时，HA 受困机制主要提供抵抗损伤的最后一道防线。在生理滑动期间［图 2.29（c）和（d）］，受法向载荷和剪切力作用的变形软骨将 HA 集中在一个窄带里。变形增加导致更多的透明质酸困在这条带中，使其起到边界润滑的作用，并在磨损最可能出现的地方提供额外的磨损保护。

　　如上所述，在天然滑膜关节中，在不同工作条件下，存在不同的润滑模式，构成了自适应多模润滑机制（图 2.30[136]）。在行走或跑动时，液膜润滑占主导地位；重复加载、卸载、缓慢运动时，两相润滑起主要作用；而在高载、轻微运动时，混合润滑、渗出润滑、边界润滑等方式起主要作用。每种润滑方式的效果似

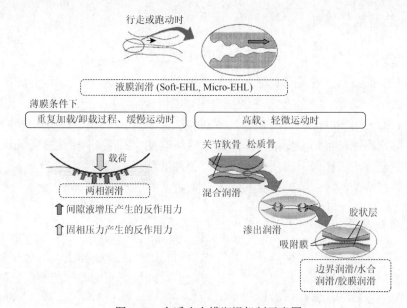

图 2.30　自适应多模润滑机制示意图

乎由（润滑剂黏度×滑动速度/载荷）等参数决定，如图 2.31[136]的 Stribeck 曲线所示。图 2.31 表明水合润滑机制可以在更宽松的操作条件下起润滑作用，而其他润滑模式也可以同时起作用。重要的是，各种润滑机制可以在天然滑膜关节中协同作用，在运动条件变化时保障组织的安全和稳定。

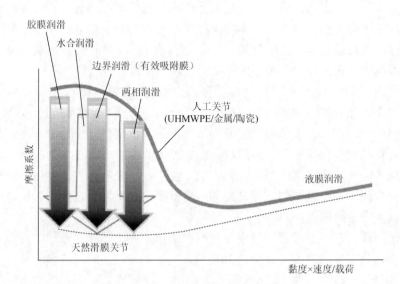

图 2.31　自适应多模润滑机制的 Stribeck 曲线

2.3.6　关节软骨磨损

关节软骨的磨损是指通过机械作用将材料从固体表面磨掉，正常情况下关节软骨的磨损很小。但很多因素可引起软骨磨损加剧，如异常受力、软骨细胞机械-化学转化作用改变、胶原-蛋白多糖基质变化、机械损伤等。机械磨损分两类：界面磨损和疲劳磨损。除机械磨损外，生物组织常伴随着生物化学降解，对于软骨组织，可能表现在蛋白多糖缺失，或胶原网络改变，或离子平衡被打破等。关节软骨的磨损还与它在关节内所处的位置及受力情况有关。例如，由于人膝关节中的载荷分布特征，骨关节炎更容易出现在膝关节中的中间室。

1. 机械磨损

机械磨损分两种：由两承载面相互作用引起的界面磨损和由接触体变形引起的疲劳磨损。界面磨损包括黏着磨损和磨粒磨损。如两面的固体接触引起的接合强于下面的材料，则发生黏着磨损，碎片从一面磨掉粘到另一面；如一软材料，受到更硬材料刮研（如游离颗粒），则发生磨粒磨损[29]。在老年或骨关节病的软骨中，一旦出现软骨面超微结构的损伤和物质损耗，则软骨表层变得更软，渗透性更强，从而导致润滑机制减弱及软骨面凹凸不平点的固体接触微观应力集中，进而加剧研磨过程。

周期性重复变形引起的磨损为疲劳磨损，疲劳磨损与关节面间的润滑状态无关。一方面，胶原纤维网络结构的反复拉伸松弛，导致组织刚度减小、渗透率增大，使得软骨内含水量异常高，出现疲劳磨损[29]。另一方面，正常关节反复承载，将使固体基质的液体反复地渗出和吸入，可导致邻近关节面的软骨基质中糖蛋白减少[130]。

2. 生化降解

病理因素引起的组织成分退化会导致关节软骨缺失，如类风湿性关节炎、血友病、新陈代谢紊乱及蛋白水解酶、细胞因子等引起的组织降解[137]。软骨细胞的衰老改变了软骨组织内各聚糖之间的计量平衡和细胞外基质的合成，细胞外基质的变化对软骨组织的生物力学性能产生严重影响，引起软骨组织退化。在上述磨损现象存在的情况下，软骨退化加剧。

3. 磨损的分析及量化

1）生化表征和磨屑分析

Simon[138]将软骨与金属磨头对磨，通过测量磨头进入组织的深度及累积的磨屑质量来研究软骨磨损。结果表明滑液有保护软骨不受磨损的特质，但当用胰蛋白酶消化时，这种特质会丢失，也证明了完整的关节面在决定软骨的耐磨性能与其在软骨组织的固有力学性能中所起的作用同样重要。可以采用电子显微镜分析通过过滤获得的磨屑，鉴定磨粒的形态，确定磨粒形貌与软骨组织磨损的原因和发展之间的联系。Lipshitz 等[23, 43]将软骨栓与不锈钢板对磨研究不同载荷水平下的体外磨损，发现磨损速率随着施加的法向载荷、接触面积和两表面的相对运动速率的增加而增加。通过生化表征浸泡溶液中羟脯氨酸（胶原）和己糖胺（黏多糖）的含量及溶液中的磨屑来量化磨损程度和磨损速率。最近，另一项体外研究将软骨与软骨对磨的模型和润滑剂分析用于测量试样的磨损，发现载荷增加会导致天然关节软骨磨损的增加，证实了 Lipshitz 的结果[139]。润滑剂分析和磨屑分析为体外表征软骨磨损提供了简单方法，但如果组织中出现不利变化主要是生化的，这两种方法则不适用，此外软骨磨损的空间表征也是必需的。

2）表面形貌

表面形貌技术包括各种光学显微镜法［扫描电子显微镜（SEM），透射电子显微镜，原子力显微镜］、接触和非接触式轮廓仪法，用于观察且可能量化关节软骨表面上出现的变化[140-142]。这些方法大多仅限于提供关于软骨表面的信息，描述关节软骨的降解，通常与其他技术配合使用来表征磨损。

3）成像/诊断/临床工具

近来，许多一直用于生物组织临床成像的传统工具被推广并改良以能够成像和研究关节软骨降解。相比其他磨损表征方法，这些成像工具的非侵入性赋予它们明显的优势。而有些方法如 MRI（磁共振成像），在研究软组织和软骨中随处可见，其他方法如 micro-CT（计算机断层扫描）、定量超声骨量分析系统/声发射检验、傅里叶变换红外（FTIR）成像在很大程度上仍然用于研究关节软骨的早期发展阶段。将这些成像技术用于体外、体内和间接体内研究关节软骨降解的主要挑战是它们高昂的成本、低实用性及某些情况下的图像分辨率问题。

目前，MRI 是关节中软骨组织成像/可视化最广泛使用且被临床接受的工具。尽管临床 MRI 能够显示总的组织损失，但分辨率的不足意味着它不能够在不借助额外工具的情况下对细胞外基质中退行性病变进行研究。软骨的 T2 MRI 图已经与胶原纤维方向、软骨的完整性和含水量相联系。钆增强的 T1 MRI 图已经可以显示软骨的蛋白多糖分布。电磁学和小型化的发展已经导致更强大的磁电机和微磁共振成像机的产生，它们具有次微米空间分辨率，对于关节软骨体外和间接体外研究非常有用。微磁共振成像技术正被发展用于定量评估健康和退化软骨的胶原结构、软骨内载荷分布及生物力学性能。

2.4　关节软骨有限元模型

骨关节炎（osteoarthritis）是由年龄或其他原因，如创伤、关节的先天性异常、关节畸形等，引起的关节软骨的非炎性退行性变及关节边缘骨赘形成，临床表现为关节疼痛、活动受限、关节畸形等症状[137, 143]。人们很早就发现，关节软骨的病理变化与它的力学特性有关，而后者取决于软骨的成分和结构。研究关节软骨的力学行为，认识在运动过程中的应力、应变状况及其在运动过程中各力学量的变化规律、承受载荷时蠕变和应力松弛的力学响应等，对医学研究、临床诊断和新型生物材料的开发等都具有非常重要的理论意义和实用价值。

压凹试验被广泛用来研究关节软骨的力学特性，被认为是一种非常有效可行的研究手段。压凹试验常用的压头有两种，平头圆柱形压头和球形压头，如图 2.32 所示。已有研究报道了浸没、浸渍液化学性质、年龄、压凹位置及组织退化程度对软骨变形的影响[144]。软骨的分层结构使得试验过程中应力分布很复杂，一直没有有效的理论解法能够根据压凹试验结果导出材料的性能参数。而且关节表面不规则，很难得出关节面的真实接触力学，只能采用数学逼近的方法，如常用的有限元法。许多研究工作者在这一领域展开了广泛的研究，使软骨力学在试验方法和理论模型的建立上都取得了较大的进展。

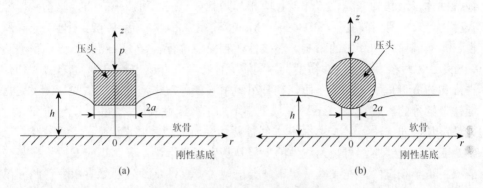

图 2.32　分层材料压凹试验示意图

（a）平头圆柱形压头；（b）球形压头

2.4.1　单相模型

起初的研究中，人们把软骨看成是单相材料。1944 年，Hirsch 首先用两弹性球面的 Hertz 接触模型描述压头与弧形关节面的接触[145]。1963 年，Zarek 和 Edwards 将软骨视为弹性半空间平面，用 Hertz 接触理论分析刚性球压头与软骨面的接触情况[146]。Sokoloff 用平头圆柱形压头进行了类似的试验[144]。此类研究均忽视了关节软骨的多层结构，为此，Kempson 等将一个橡胶薄片置于刚性基底上模拟关节软骨的多层结构，但是他们没有明确两个性质完全不同的材料之间的结合情况[147]。1972 年，Hayes 等用一个薄的弹性层附着于一种半空间刚性体上建立软骨模型，解决了该结合问题[143]。后来，Hori 和 Mockros 发展了 Hayes 的工作，视软骨为黏弹性材料，得到兔股骨部位软骨在压凹时的剪切模量和体积模量[148]。关节软骨主要由复合有机质和间隙流体组成，复合有机质可以视为胶原纤维增强的蛋白多糖凝胶，间隙流体包括水和电解质，间隙流体不仅对软骨的表观力学行为有着重要影响，还与组织营养物质的传输有着密切关系。显然，单相模型与软骨的实际组成结构相差太大。

2.4.2　两相模型

Biot 于 1955 年首次提出了线弹性多孔理论[149]。他假设固体为线弹性体，流体通过多孔固体的流动遵循达西定律。后来，许多研究者为更好地描述多孔介质的力学行为及其在载荷作用下的响应，对 Biot 理论做了修正和扩展。1976 年，

Torzilli 和 Mow 基于混合物理论建立了关节软骨的两相多孔模型[150, 151]。该模型将软骨视为由固、液两相构成的互不相溶的混合物，固相为均匀、各向同性的多孔线弹性体，液相为非黏性流体，且两相都是微观上的不可压缩介质，该基础模型被称为"线性两相模型"。1980 年，Mow 等在线性本构关系中考虑固体基质黏弹性、扩散偶和毛细管力的影响，对线性两相模型进行了修正，得到了更为精准的线性 KLM 两相模型。线性模型认为间质流体在多孔介质中的扩散系数是恒定的，与固相的变形程度无关。然而，软骨组织中固相和液相都是非线性的，为了更好地模拟软骨的生理行为，Lai 等在模型中增加了非线性假设，如渗透率与应变的相关性及几何非线性等[152]。线性和非线性两相介质模型都假设应变是无穷小的，也就是应变量足够小，可视为线性的。但是从生理学上讲，无穷小应变假设在某些情况下是不正确的，在某些情况下，会出现大变形，从而发展了有限变形两相模型用于这些大的变形的情况。描述关节软骨压缩变形行为，有限变形两相模型较为充分，它综合考虑了非线性应变相关渗透率、固相非线性刚度和变化的固液相比例，被认为是描述高应变和高应变率最准确的模型，可用于压凹试验的有限元分析。

2.4.3 三相模型

关节软骨是一种带电水合软组织，具有明显的溶胀现象[29]。外力作用于这种带电水合软组织时，离子和组织液体开始流动，在组织内部形成电势差和/或电流，如流动电势和/或流动电流。当电解质溶液存在电势差时，渗透压的形成会导致水合软组织内部离子传输和液体流动。三相有限元模型建立在两相模型基础之上，假设软骨组织是三相混合物，由带电不可压缩多孔可渗透固相、不可压缩间隙流体相和离子相组成[133, 153]。离子和水在多孔介质内运动的驱动力为化学势或电化学势梯度，与各相之间相对运动的摩擦力相平衡。该模型可以用来模拟关节软骨固体基质的变形、液相的流动、离子分布和流体压力。

2.5 关节软骨损伤与修复

2.5.1 病因

1. 骨关节炎引起的关节软骨损伤

关节软骨损伤可以导致关节疼痛、积液和功能障碍。骨关节炎外伤等均可造成关节软骨的损伤，其中以骨关节炎最为常见。Lawrence 等研究表明，在 75 岁以上人群中大约有 75%患有骨关节炎。随着人口的老龄化，关节软骨损伤的病例正在逐渐增多。因此，迫切需要研究骨关节炎的发病机制及有效的治疗方法。

1）病理

骨关节炎又称肥大性关节炎或退行性关节炎，它主要侵犯四肢关节和躯干脊柱。当出现骨关节炎时，最先侵犯的是关节软骨。在早期，关节软骨退行性变化表现为软骨局部性病损，标本显示关节表面干燥，失去光泽呈淡黄色，软骨表面软化，裂隙形成。显微镜下检查，可见多个软骨细胞聚集，软骨细胞形态呈星状改变。随病情加重，关节软骨表面出现裂隙、剥离，软骨下骨裸露，并可出现骨小梁断裂，血管肉芽组织充填，形成纤维软骨组织。剥离软骨即可成为关节腔内游离体。病情发展到中期，软化的退变软骨进一步被磨损，并被溶酶体酶完全溶解吸收或脱落在关节腔内，裸露软骨下骨承受过度应力，骨质增生伴有显著充血。这种现象可扩展到边缘，并可在受力较低区域内，或受到关节囊附着部位牵拉力影响，骨赘形成，并向外生长。病程后期，关节软骨可能完全剥落、消失，软骨下骨骨质增生，由于不断承受剪应力，硬化骨面变得光滑，当软骨下骨硬化区再也不能承受垂直的载荷时，即可发生骨折。如承受压力超过生理范围最大限度，该受力区域即出现骨吸收，形成骨囊腔。除了软骨退变外，病变还可影响关节滑膜，在病变急性发作期，滑膜充血、水肿，滑膜增厚，滑液分泌增加。

随着骨关节炎的发展，软骨细胞经历几个活性不同的阶段，可以分为增殖、分解代谢和细胞死亡。在骨关节炎过程中，硫酸软骨素进行重塑，其特点为微环境的膨胀，并伴随着细胞外胶原浓度降低，Ⅳ型胶原增多，之后细胞分裂、增殖，占据了膨胀的微环境。最后细胞开始死亡，释放无法逸出细胞囊的坏死因子，并进一步诱导相邻软骨细胞凋亡[154]。骨关节炎中最初促进细胞死亡的因素尚不清楚，对这个问题的解释包括由细胞外基质衰弱引起的机械损伤、活性氧物质，以及在这些特定条件下的细胞因子释放，或这些因素的共同作用[155]。

2）发病机制

关节软骨退行性变化是导致骨关节病发生的关键。前面几个问题讨论已清楚显示，有很多因素可引起退行性骨关节病的发生，使关节内结构不能承受应力。外界应力异常，或者软骨或软骨下骨病变难以承受正常应力，都可能使软骨发生异常变化。

骨关节炎是一种复杂的疾病，可由多种因素引起，包括衰老、滑膜炎、"轻度"全身炎症、肥胖、关节损伤、性别、遗传因素和代谢综合征等危险因素[156, 157]（图 2.33[158]）。①年龄：年龄是导致骨关节炎的最主要因素。根据流行病学调查，随年龄增加，骨关节炎的发病率也增加。这有可能是因为随着年龄增长，蛋白多糖（尤其是硫酸软骨素）减少，聚集能力下降，含水量下降，所以软骨抗疲劳的能力下降。②机械与外伤的因素：长期累积微小损伤会造成软骨下骨的硬化改变，影响关节软骨对关节负重的抵抗力，导致软骨的退行性变。大部分患者是长期过度负重所致，例如，棒球和举重运动员的肩锁关节的骨关节炎发病率都较高[159]。③肥胖：体重过重会增加关节负重，引起体位、步态的改变，从而改变了关节的生物力学性能，膝部骨关节炎的发病率高，大部分肥胖患者显示膝内翻畸形[160]。上述只是对于骨关节炎发病原因的一些猜想，具体原因至今也无定论，有待深入研究与探索。

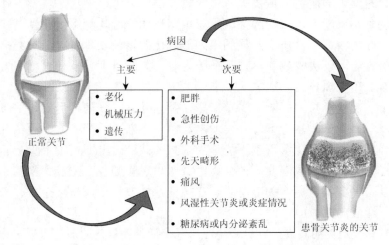

图 2.33　造成原发性或继发性骨关节炎的几个因素

2. 外伤引起的关节软骨损伤

　　关节软骨损伤也可由一次暴力急性损伤和慢性劳损引起。开始的病理变化是不同的。一次性暴力急性损伤可引起软骨剥落，软骨骨折。挤压暴力引起软骨的胶原纤维损伤，软骨细胞坏死，进而引起软骨的一系列病变。慢性劳损则是软骨经常受到微细损伤积累的病理变化。

　　正常关节软骨组织由软骨细胞和软骨基质组成。软骨细胞分泌基质，基质中的胶原纤维自软骨下骨板向斜上方延伸达到软骨表面。各不同方向的胶原纤维组成无数个"网状拱形结构"，并于表面形成一切线纤维膜，类似"薄壳结构"。软骨基质保护软骨细胞并维持关节软骨的正常形态及功能。胶原纤维的排列形式对软骨承受压力有重要意义。关节面一处受压，通过软骨的弹性变形减轻压力。更重要的是胶原纤维的"网状拱形结构"及"薄壳结构"将压力沿胶原纤维方向传至"四面八方"，平均地分散至骨板，因而减小了局部压强，不致损伤软骨。软骨的受压变形及减压复形也是维持关节软骨营养的主要方式。

　　关节软骨损伤后胶原纤维破坏，则损伤部位软骨正常弹性降低，从而导致胶原纤维形成的"网状拱形结构"及表面的"薄壳结构"破坏。所受压力不能分散传递，则局部受到超常压力进而损伤软骨下骨质。软骨进一步损伤，细胞坏死。软骨正常弹性的改变也影响了软骨的营养作用，加重了软骨的退行性变。胶原纤维损伤及软骨细胞死亡，会引起分泌基质的能力丧失，则基质退行性变加重。这都引起软骨一系列的病理变化。

　　事实上关节软骨损伤后不只是软骨本身病变，病理改变的范围要广泛得多。局部超常压力直接传递至软骨下骨，引起软骨下骨病变；损伤软骨脱落的细胞形成抗原及骨的病理反应刺激滑膜炎性反应；滑膜的病变及血循环的改变等又引起周围腱及腱止装置（末端）的病理变化（末端病）。因此，关节软骨损伤后可引起一系列综合性的病理改变。图 2.34 显示了关节软骨的损伤及其病理发展。

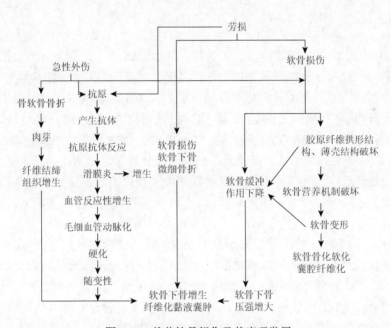

图 2.34　关节软骨损伤及其病理发展

　　运动员的关节软骨损伤主要发生于年轻人。损伤病变多不一致，同一关节面上一部分可能是严重病变，其他部分可能很轻或正常。另外，一个关节面软骨损伤后，往往相对应的关节面也产生或继发病变[161]。

2.5.2　修复技术

　　根据关节软骨损伤造成软骨缺损的深度不同，可将缺损分为 2 种类型：①全层关节软骨缺损（FTCD），指穿过软骨下骨板的缺损；②部分厚度的关节软骨缺损或不影响潮线的缺损（PTCD），指不穿过软骨钙化层的软骨缺损。

成熟的软骨细胞不能进行有丝分裂，且关节软骨内无血管、淋巴管及神经组织，软骨的营养供给通过关节活动产生的压力变化使关节液在关节腔内与软骨基质进行交换，获得营养，从而维持软骨的正常结构和功能。因此，关节软骨缺损后，其自身修复能力很差。长期以来，人们一直试图用各种方法使受损的关节软骨得以恢复，关节软骨缺损修复一直是骨科界临床和试验研究关注的重要课题之一。目前有两种方法在理论上可促进软骨的生物学修复：一种方法是激发受损关节软骨和软骨下骨自身的修复潜能；另一种方法是移植软骨细胞或移植能产生软骨的细胞或组织，使受损关节软骨修复[162]。下面我们主要介绍目前修复关节软骨缺损的一些方法。

1. 微骨折

在 20 世纪 80 年代后期至 90 年代初，Steadman 博士通过完善现有的技术，用最小的侵入代替了磨损和清创的方法，将微骨折技术引入了临床应用[163]。微骨折是一种再生技术，在清除钙化软骨后，通过关节镜进行手术。外科医生在软骨下骨上打开微小的骨缝，血液和骨髓（含有干细胞）从骨缝中渗出，形成纤维蛋白凝块，从而分泌重建软骨的细胞，在 12~16 个月的时间内进一步重塑成纤维软骨组织。这种技术有利于骨髓间充质干细胞向软骨缺损部位的迁移［图 2.35（a）~（c）[164]。然而，这种技术形成的纤维软骨机械强度不足，易导致天然和新生软骨组织之间的不匹配[165]。有研究表明，再生组织在关节机械力的作用下易受损伤，通常在术后 18~24 个月便会退化[166]。此外，由于穿透了软骨下骨，有 20%~50%的病例会发生病灶内骨赘[167]。硬化骨生物力学性能的改变可能会造成微骨折手术后自体软骨细胞移植的失败率增加 3~7 倍[168]。尽管美国食品药品监督管理局（Food and Drug Administration，FDA）和许多临床医生仍然认为微骨折技术是修复软骨的最佳选择，但是前瞻性研究表明，微骨折可能仅在短期内延缓软骨退变；手术 5 年以后，无论病变的大小，治疗都将会失败[169]。

2. 关节软骨移植技术

软骨移植是重建关节软骨缺损的传统方法，也是公认的重建关节软骨局部损伤和缓解疼痛的有效方法。软骨内含有大量的基质，抗原性很低，是一种易于移植的组织，既可做自体移植，也可以进行同种异体移植。

1）自体软骨移植

自体软骨移植是从非负重区，通常是髌骨、股骨髁或腓骨近段等部位切取自体正常的关节软骨，并将其移植于局部软骨缺损区，用于治疗关节软骨缺损的一

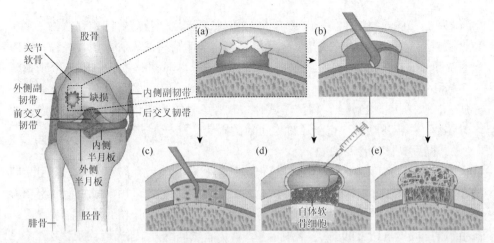

图 2.35　软骨修复技术。（a）全层局灶性软骨病变。（b）清除病灶以确保宿主组织与新组织复合界面的健康、稳定生长。（c）微骨折。构建 45°锥形、间距 3~4 mm、深 3~4 mm 的通道穿透软骨下骨，使间充质干细胞从骨髓迁移至软骨缺损部位。（d）自体软骨细胞移植。被清除的病变处充满 12 万~48 万个自体软骨细胞，并由骨膜瓣或 I 型胶原蛋白和Ⅲ型胶原蛋白混合膜覆盖。（e）基质辅助自体软骨细胞移植。自体软骨细胞群在体外增殖，在植入前接种到可吸收的 3D 基质（I 型胶原和Ⅲ型胶原或透明质酸）上 3 天，然后用纤维蛋白胶将载有细胞的支架固定到损伤处

种方法。自体软骨移植适于治疗缺损深度达软骨下骨及软骨缺损较大的情况，其优点在于能将完整的正常关节软骨移植于软骨缺损处，提供完整的关节软骨基质和有活力的软骨细胞，从而修复软骨缺损，改善关节畸形，减轻关节软骨的损害程度并缓解疼痛。但是自体软骨移植也存在不足之处，其主要应用于直径在 2.5 cm 内的全厚骨软骨缺损病例中，难以实现大面积的软骨缺损修复，因此临床应用受到限制[170]。

许永涛等[171]对 25 例软骨缺损患者采用镶嵌式骨软骨移植技术，在关节镜下进行相同关节内非负重区自体骨软骨移植修复软骨缺损，作为移植组，定期随访，观察了患者症状缓解及软骨愈合情况。术后随访 3~24 个月。移植组患者膝关节活动良好，疼痛基本消失，术后 1 年复查 MRI 显示原软骨缺损区软骨表面光滑，移植物位置良好。术后 2 周进行 Brittberg-Peterson 功能评分，其中 22 例评分为 0 分，3 例因活动后轻微疼痛评分为 4 分；术后 3 个月，24 例评分为 0 分，1 例评分为 3 分。对照组术后 2 周评分为（24.63±10.51）分，同时感觉良好；术后 3 个月，评分为（58.48±6.98）分。各组手术前后及组间 Brittberg-Peterson 功能评分差异均有统计学意义（$P < 0.01$）。

移植物的固定方法有：内固定、紧压配合（press-fit）、镶嵌固定等多种方法。Agneskirchner 等[172]报道了 29 例大面积骨软骨缺损的修复，缺损面积平均为 7.2 cm²

（范围为 3～20 cm^2），1984～1999 年有 12 例患者应用一枚螺钉固定移植物；之后 17 例采用了紧压配合的方式，避免了螺钉固定，术后疼痛、肿胀明显减轻，MRI 检查显示全部患者移植物存活良好。Hangody 等[173]与 Mendicino 等[174]分别报道了镶嵌移植术（mosaicplasty）治疗关节软骨缺损，所应用的骨软骨块包含软骨、松质骨，长达 15～20 mm，保持了软骨与软骨下骨的密切相连与完整性。嵌入受区骨洞后，移植骨软骨块得到了确实可靠的固定，为软骨的存活提供了稳定条件。

2）同种异体软骨移植

关节软骨的自体移植效果虽好，但因移植材料来源较少而不易广泛应用。同种异体软骨移植，由于异体软骨移植材料获得相对较易且可预制成任意形状和大小，可获得与损伤区完全匹配的骨软骨，具有与损伤区软骨相似的生物学特性，在组织的面积匹配上有更加广泛的选择，避免了供区继发损伤[175]，因此比自体移植更常用。许多学者应用新鲜的同种异体软骨移植治疗创伤后膝关节弧立的软骨缺损或剥脱性骨关节炎。国内外共同的供体来源是无菌手术切除的组织，如创伤性截肢、血管性疾病造成的截肢、自愿捐献的尸骨等。国外一些组织库将全髋及半髋关节置换切除的股骨头作为主要的组织移植物来源。国内外同种异体骨关节移植供者标准基本一致。然而，异体软骨的免疫排斥反应和退行性变是一个十分复杂而又不可避免的问题，它还存在晚期深部感染、骨软骨柱松动、软骨下骨愈合障碍和塌陷等并发症。这些问题都制约了其在临床上的应用[176]。

同种异体关节软骨移植的临床应用有很多案例。Pap 最早于 1961 年开展此项试验，效果满意。Chahal 等[177]应用同种异体软骨移植治疗膝关节创伤性软骨缺损 126 例，平均随访 5～7 年，成功率 85%。移植软骨术后 5 年存活率 95%，10 年 71%，20 年 66%。虽然新鲜异体软骨移植取得了一定的进展，早、中期疗效满意，但远期有不同程度的退变。因此，另一些学者把目光转向了冷冻异体软骨。Flynn 等报道了冷冻与新鲜异体骨软骨移植的比较结果，他们认为冷冻移植物可择期完成关节重建手术，并且有充裕的时间进行多项检测，防止供者可能带来的病毒或细菌感染，且可降低免疫原性。但是，冷冻可使软骨细胞的成活率下降，影响移植效果。为了解决这个问题，科研人员做了大量的工作，通过低温保护剂、降温速度及复温速度等各方面的改进，提高软骨的保存效率，并已取得新的进展。因此，进一步研究两步冷冻过程中参数变化，调节降温及复温速度，对于提高冷冻软骨细胞活力和移植疗效具有重要意义。

周程沛等[178]比较了新鲜自体骨软骨移植与异体骨软骨移植修复兔关节软骨缺损的效果，观察到异体移植组修复面较自体移植组稍平整，光学显微镜下可见自体和异体移植软骨均已覆盖缺损，与正常软骨高度相当。软骨下骨、松质骨小梁均与骨床完全骨性愈合，自体移植组软骨浅表区细胞数目及排布更接近正常透明软骨，过渡区及辐射区细胞密度、厚度也明显优于异体移植组，基质染色丰富。

自体与异体骨软骨移植的方法均可完成关节软骨缺损的透明软骨修复，自体骨软骨移植更优。上述自体、异体骨软骨移植的不同方法各有优缺点，都具有独特的优势和应用价值，可促进关节软骨损伤的修复，可不同程度缓解疼痛。

　　3）软骨细胞移植

　　（1）自体软骨细胞移植（ACI）。

　　微骨折手术的结果不够理想，这促使了 ACI 的发展。该方法主要有两个步骤：第一步为关节镜手术，通过活检穿刺器收集来自关节低负荷区域的全厚度样品，以获得软骨细胞群体，然后在体外增殖，产生 1200 万～4800 万个细胞；在第二步手术中，将软骨细胞植入清除的软骨缺损中并用膜覆盖。该技术的主要优点为：使用患者自身的细胞避免了移植同种异体细胞或异物的潜在免疫并发症或病毒感染；与自体骨软骨移植相反，小活检最大程度上减少了软骨细胞供体的并发症[179]。然而 ACI 过程较为烦琐，需要两步操作；术后需要很长的恢复时间（6～12 个月）以确保新生组织成熟。

　　ACI 一共经过了 3 次发展与改良[180, 181]。第一代 ACI 采用骨膜覆盖的方法，即将取自自体胫骨近端的骨膜覆盖固定于关节表面缺损区，然后将软骨细胞悬浮液注入骨膜与软骨缺损的区域之间。但是这种技术易诱发一些并发症，如骨膜生物力学性能不佳、骨膜肥大、自体骨膜过薄易破裂等。第二代 ACI 采用胶原膜代替骨膜进行软骨细胞的封闭固定，从而避免了骨膜造成的各类并发症。相对于第一代技术而言，应用胶原膜修复关节软骨缺损的病例术后普遍疗效较好，且术后关节镜检查未发现任何增生肥大的病例。第三代 ACI 技术为基质辅助自体软骨细胞移植（MACI），这是目前临床上最常用的基于支架-细胞的软骨修复技术。类似于 ACI，MACI 需要两个手术步骤。第一次手术收集患者自体组织，从中分离出软骨细胞。分离后，细胞群在体外增殖，接着在可吸收的混合胶原（Ⅰ型和Ⅲ型）膜上接种 3 天，最后通过第二次手术将支架植入体内。为了植入支架，进行微型关节手术清创损伤，之后植入基质并用纤维蛋白胶固定，载有细胞的一侧面向软骨下骨，低摩擦侧面向关节腔 [图 2.35（e）][164]。尽管 MACI 病例系列具有良好的临床和组织学结果[182]，但 MACI 相对于现有技术的优越性尚未得到证实。总地来说，研究发现在≥2 年后的随访研究中，MACI 至少具有与 ACI 或微骨折相似的功能结果。尽管 MACI 技术在再现性、安全性、手术简单性、降低侵入性和术中时间方面是有吸引力的，但是该技术的具体应用价值还需要进一步研究。

　　Brittberg 等[183]将软骨细胞注入兔膝关节，用骨膜覆盖于软骨缺损腔中，修复组织逐渐成熟，软骨细胞渐呈柱状排列，同位素标记也证实移植软骨细胞参与软骨缺损的修复，移植 6 周后软骨修复细胞达 7.8%。该研究者也曾将 ACI 方法应用于临床，23 例骨关节炎患者均有继发于外伤或骨软骨炎的膝关节软骨缺损，面积达 1.6～6.5 cm^2，经关节镜下刮除术治疗无效。ACI 术后，所有患者的临床症状包括关节疼痛、肿胀、骨擦音均得到改善，关节交锁则完全消失。12 个月后，移植物与周围正常关节软骨紧密结合。16 例软骨缺损移植术中的 14 例患者成功恢复了膝关节正常功能，标本组织学证实 15 例移植者中的 11 例出现了透明样物质，Ⅱ型胶原免疫染色呈阳性[184]。

总体来说，ACI 已被证实有利于治疗软骨缺损，但还需要做更多的研究来开发生物力学相对稳定的基质，以实现新组织的更快成熟以及与宿主组织的更好整合[164]。

（2）异体软骨细胞移植。

自体软骨细胞来源有限，且需二次手术，因此 ACI 修复关节软骨缺损给医生和患者带来极大不便。异体软骨细胞因取材方便，且易培养获得足够的优质种子细胞，引起众多研究人员和医生的兴趣。

蔡伟平等[182]应用同种异体软骨细胞移植修复猪膝关节软骨缺损，术前及术后 3 周、5 周、7 周、12 周分离受体外周血淋巴细胞，检测其与异体软骨细胞混合后的刺激指数并在术后 5 周、7 周、24 周取修复区软骨及软骨下骨观察局部组织学反应，评估术后免疫学表现及其修复效果。结果表明，异体软骨细胞移植后，免疫反应一般在移植早期开始出现，并逐渐达到高峰，但随着软骨基质的重新合成，免疫反应也逐渐下降，并最终修复全层关节软骨缺损。有研究人员将鸡胚软骨细胞培养后接种到自体细胞外基质与纤维蛋白凝胶混合物上，制成细胞与纤维凝胶的复合物用以修复关节软骨缺损，8 周后软骨完全修复，镜下可见软骨陷窝及异染基质。用同种异体软骨细胞移植治疗马骨关节炎模型，将冰冻的软骨细胞掺入Ⅰ型胶原中，使细胞分泌细胞外基质，从而保护了表面抗原，避免机体发生免疫反应。随访第 4、8 周发现修复表层大多为纤维细胞，病变未能完全修复，但软骨存活且修复部位蛋白聚糖水平明显升高，表明软骨细胞移植明显减轻了软骨的破坏[185]。

4）骨膜移植与软骨膜移植（APT）

骨膜是在胚胎发育阶段由软骨膜衍化形成的。骨膜的生发层内含有未分化的间叶细胞，其具有成骨和成软骨的双重性[186]。关节滑膜分泌的滑液为关节腔面骨膜中的未分化间充质干细胞向软骨细胞的衍生提供了充足的营养。同时，低氧张力的滑液也抑制了骨膜骨化的过程，而植骨面的骨膜也因受到高压力的刺激逐渐向骨组织分化并与移植骨相结合。

APT 是利用软骨膜及骨膜组织生发层内的间充质干细胞具有再分化形成软骨能力的原理来修复关节软骨损伤。研究表明[187]通过 APT，关节软骨缺损处再生软骨充分，MRI 显示关节表面获得充分修复与整合，再生软骨中Ⅱ型胶原和蛋白多糖含量较高，术后疼痛与关节功能明显获得改善。但是组织容易发生退行性变，远期效果不理想。

王永胜等[188]采用骨膜移植的方法对 12 例创伤性关节软骨缺损患者进行了治疗。切开复位植骨受区修整塑形后，取胫骨前内侧骨膜移植于软骨缺损区，术后石膏外固定 3～4 周后拆除外固定，进行功能锻炼。对该组病例随访 1～4 年（平均 2.5 年），骨折愈合时间平均 12 周，参照 Teeny 和 Wiss[189]踝关节功能评分系统，从疼痛、步态、踝关节活动度及软组织肿胀等方面进行评分，优 2 例、良 2 例、可 1 例。胫骨平台骨折术按 Sanders 膝关节评分，优 3 例，良 4 例[190]。该组病例中 6 例患者术后 6～12 个月将固定物取出时探查发现骨膜移植区有光滑平整、较正常软骨稍薄的透明或质白半透明状软骨。

骨膜移植修复关节软骨缺损操作简单、取材广泛、疗效可靠，对于治疗创伤性关节软骨缺损是一种非常有效的方法。但其新生组织的力学性能及长期的耐受性尚不明确，不适于负重大关节软骨的修复。

3. 人工材料修复关节软骨缺损

然而，以上所提到的各种方法，有些虽然疗效非常好，但是供源有限，有些尚存在着免疫排斥问题。于是，人们逐渐将目光转向了人工材料，希望可以制备出性能接近于人体天然软骨的修复材料。

目前，凝胶及其复合材料作为一种非常有前途的关节软骨修复材料，正越来越多地受到人们的关注。部分凝胶具有和人体关节软骨类似的生物力学性能和良好的生物相容性能，能够减轻磨损，部分替代关节软骨，延缓或阻止创伤性骨关节炎的发生，是一种非常有前途的临床关节软骨替代材料。

卢华定等[191]采用溶胶-凝胶法原位复合制备 PVA/HA 水凝胶，经过体外力学性能测试后，植入兔膝关节软骨缺损中，对照组的缺损则不作任何处理，术后 4 周、8 周、12 周取材进行大体观察及组织学检查。结果显示：术后 4 周，试验组的缺损由 PVA/HA 充填，材料与软骨下骨连接无间隙；术后 12 周，植入材料与软骨交界面有大量的软骨细胞增殖，未见软骨退变，植入材料与软骨下骨连接紧密，有骨样组织长入，对照组缺损主要由纤维肉芽组织修复。这说明 PVA/HA 复合水凝胶可以作为良好的人工关节软骨替代材料，且组织相容性良好。

蔡宏等[192]应用 PVA 水凝胶弹性体复合物作为关节软骨替代物修复了成年犬的关节软骨缺损。他们取 8 只成年犬随机均分为 A、B 两组，每组 4 只。在犬双后肢膝关节股骨内髁负重面制造软骨缺损区，在缺损区植入同等大小的 PVA 水凝胶弹性体复合物，手术后 8 周和 24 周分别将 A、B 两组试验动物处死取材。在肉眼和光镜下观察植入物周围的软骨和软骨下骨，对应部位的半月板和胫骨面的软骨组织。结果大体显示，试验动物术后关节功能良好，植入物在 8 周和 24 周均未见松动和脱落，与软骨下骨牢固结合。植入物周围软骨和对应部位的半月板和胫骨面软骨未见退变表现；光镜下观察 8 周和 24 周植入物周围未见软骨组织退变表现；

软骨下骨组织长入钛纤维网孔隙中，形成生物力学固定；植入物周围无淋巴细胞浸润。

PVA 水凝胶弹性体具有与关节软骨类似的物理特性和良好的生物相容性，能作为关节软骨替代物修复关节软骨的缺损，恢复关节面的完整，维持关节功能。从以上的这些研究工作中，可以看到 PVA 水凝胶作为关节软骨修复材料具有诱人的应用前景，但是目前针对这种软骨修复材料的研究还不够深入，仍然存在着许多问题，要将其应用于临床，仍有很长的路要走。

参 考 文 献

[1]　Teshima R，Otsuka T，Takasu N，et al. Structure of the most superficial layer of articular cartilage[J]. Journal of Bone and Joint Surgery-British Volume，1995，77（3）：460-464.

[2]　Schulz R M，Bader A. Cartilage tissue engineering and bioreactor systems for the cultivation and stimulation of chondrocytes[J]. European Biophysics Journal，2007，36（4-5）：539.

[3]　Mow V C，Wang C C，Hung C T. The extracellular matrix，interstitial fluid and ions as a mechanical signal transducer in articular cartilage[J]. Osteoarthritis & Cartilage，1999，7（1）：41.

[4]　Mansour J M，Mow V C. On the natural lubrication of synovial joints：Normal and degenerate[J]. Journal of Tribology，1977，99（2）：163.

[5]　Tuan R S，Chen F H. Stem cell and gene-based therapy：Frontiers in regenerative medicine[A]. In：Battler A，Leor J. 3rd edition. Stem Cell and Gene-Based Therapy: Frontiers in Regenerative Medicine[M]. London：Springer Verlag，2006：179-193.

[6]　周游，王洪. 关节软骨损伤修复的研究进展[J]. 中国骨与关节杂志，2007，6（3）：180-183.

[7]　鲁茂森，袁凌伟，邢帅，等. 关节软骨缺损修复研究进展[J]. 临床骨科杂志，2007，10（4）：359-362.

[8]　Sandra C E，Barbara R R，Foster E J，et al. Articular cartilage：From formation to tissue engineering[J]. Biomaterials Science，2016，4（5）：734-767.

[9]　Jeffery A K，Blunn G W，Archer C W，et al. Three-dimensional collagen architecture in bovine articular cartilage[J]. Journal of Bone and Joint Surgery-British Volume，1991，73（5）：795.

[10]　Clark J M. Variation of collagen fiber alignment in a joint surface：A scanning electron microscope study of the tibial plateau in dog，rabbit，and man[J]. Journal of Orthopaedic Research，2010，9（2）：246.

[11]　Muir H，Bullough P，Maroudas A. The distribution of collagen in human articular cartilage with some of its physiological implications[J]. Journal of Bone and Joint Surgery-British Volume，1970，52（3）：554.

[12]　笹田直，塚本行男，马渕清资. 生物摩擦学——关节的摩擦和润滑[M]. 北京：冶金工业出版社，2007.

[13]　吴丽君. 关节软骨伤病防治[M]. 北京：人民军医出版社，2003.

[14]　李强，张柳. 骨性关节炎中软骨下骨与软骨退变的关系研究进展[J]. 中国修复重建外科杂志，2009，（2）：245-248.

[15]　宋伟，王富友，杨柳. 关节软骨钙化层研究进展[J]. 中国修复重建外科杂志，2011，（11）：1339-1342.

[16]　Mente P L，Lewis J L. Elastic modulus of calcified cartilage is an order of magnitude less than that of subchondral bone[J]. Journal of Orthopaedic Research，1994，12（5）：637.

[17]　Ruoslahti E. Proteoglycans in cell regulation[J]. The Journal of Biological Chemistry，1989，264（23）：13369-13372.

[18]　Ichinose S，Muneta T，Koga H，et al. Morphological differences during *in vitro* chondrogenesis of bone marrow-，synovium-MSCs，and chondrocytes[J]. Laboratory Investigation；A Journal of Technical Methods and Pathology，2010，90（2）：210-221.

[19]　Eyre D R. The collagens of articular cartilage[J]. Seminars in Arthritis and Rheumatism，1991，21（3）：2-11.

[20]　Kiani C，Chen L W，Wu Y J，et al. Structure and function of aggrecan[J]. Cell Research，2002，12（1）：19-32.

[21]　赵伟，王美青. 蛋白多糖与颞下颌关节的生物力学[J]. 中华老年口腔医学杂志，2004，2（1）：52-54.

[22]　Mow V C，Proctor C S，Kelly M A. Part Two：Biomechanics of tissues and structures of the musculoskeletal system[A]. In：Nordin M，Frankel V H. 2nd edition. Basic Biomechanics of the musculoskeletal system[M]. Philadelphia：Lea & Febiger，1989.

[23]　Lipshitz H，Etheredge R，Glimcher M. Changes in the hexosamine content and swelling ratio of articular cartilage as functions of depth from the surface[J]. The Journal of Bone & Joint Surgery，1976，58（8）：1149-1153.

[24]　Mankin H J，Thrasher A Z. Water content and binding in normal and osteoarthritic human cartilage[J]. The Journal of Bone and Joint Surgery-American Volume，1975，57（1）：76-80.

[25]　Torzilli P A，Rose D E，Dethmers D A. Equilibrium water partition in articular cartilage[J]. Biorheology，1982，19（4）：519-537.

[26]　时述山. 实用骨与软骨移植[M]. 北京：人民军医出版社，2002.

[27]　Schubert M，Hamerman D. A primer on connective tissue biochemistry[J]. Quarterly Review of Biology，1969，28（2）：191.

[28]　Maroudas A. Physicochemical properties of articular cartilage[A]. In：Freeman M A R. 2nd edition. Adult Articular Cartilage[M]. Tunbridge Wells：Pitman Medical，1989：215-290.

[29]　Mow V C，Ateshian G A. Friction，lubrication and wear of diarthrodial joints[A]. In：Mow V C，Hayes W C. Basic Orthopaedic Biomechanics[M]. New York：Raven Press，1997.

[30]　Maroudas A，Muir H，Wingham J. The correlation of fixed negative charge with glycosaminoglycan content of human articular cartilage[J]. Biochimica et Biophysica Acta，1969，177（3）：492-500.

[31]　Venn M F. Variation of chemical composition with age in human femoral head cartilage[J]. Annals of the Rheumatic Diseases，1978，37（2）：168-174.

[32]　Muir H. Proteoglycans as organizers of the intercellular matrix[J]. Biochemical Society Transactions，1983，11（6）：613-622.

[33]　Pita J C，Manicourt D H，Muller F J，et al. Studies on the potential reversibility of osteoarthritis in some experimental animal models[A]. In：Kuettner K，Schleyerbach P S，Hascall V C. Articular Cartilage Biochemistry[M]. New York：Raven Press，1986.

[34]　孟广伟，程杰平，马洪顺. 髌骨软骨拉伸应力松弛蠕变实验研究[J]. 医用生物力学，2003，18（4）：239-243.

[35]　Kempson G E. Mechanical properties of articular cartilage[J]. The Journal of Physiology，1972，223（1）：23.

[36]　Roth V，Mow V C. The intrinsic tensile behavior of the matrix of bovine articular cartilage and its variation with age[J]. The Journal of Bone and Joint Surgery-American Volume，1980，62（7）：1102-1117.

[37]　Woo S L，Akeson W H，Jemmott G F. Measurements of nonhomogeneous，directional mechanical properties of articular cartilage in tension[J]. Journal of Biomechanics，1976，9（12）：785-791.

[38]　Akizuki S，Mow V C，Müller F，et al. Tensile properties of human knee joint cartilage. I. Influence of ionic conditions，weight bearing，and fibrillation on the tensile modulus[J]. Journal of Orthopaedic Research：Official Publication of the Orthopaedic Research Society，1986，4（4）：379-392.

[39]　Ateshian G A，Soltz M A，Mauck R L，et al. The role of osmotic pressure and tension-compression nonlinearity in

the frictional response of articular cartilage[J]. Transport in Porous Media, 2003, 50 (1-2): 5-33.

[40] Armstrong C G, Bahrani A S, Gardner D L. *In vitro* measurement of articular cartilage deformations in the intact human hip joint under load[J]. The Journal of Bone and Joint Surgery-American Volume, 1979, 61 (5): 744-755.

[41] Armstrong C G, Mow V C. Variations in the intrinsic mechanical properties of human articular cartilage with age, degeneration, and water content[J]. The Journal of Bone and Joint Surgery-American Volume, 1982, 64 (1): 88-94.

[42] Armstrong C G, Mow V C. The mechanical properties of articular cartilage[J]. Bulletin of the Hospital for Joint Diseases Orthopaedic Institute, 1983, 43 (2): 109-117.

[43] Lipshitz H, Etheredge R, Glimcher M J. *In vitro* wear of articular cartilage[J]. The Journal of Bone and Joint Surgery-American Volume, 1975, 57 (4): 527-534.

[44] Mow V C, Holmes M H, Lai W M. Fluid transport and mechanical properties of articular cartilage: A review[J]. Journal of Biomechanics, 1984, 17 (5): 377-394.

[45] Armstrong C G, Mow V C. Friction, lubrication and wear of synovial joints[A]. In: Owen R, Goodfellow J, Bullough P. Scientific Foundations of Orthopaedics and Traumatology[M]. London: William Heinemann, 1980.

[46] Edwards J. Physical characteristics of articular cartilage[J]. Proceedings of the Institution of Mechanical Engineers, Conference Proceedings, 1966, 181 (10): 16-24.

[47] Elmore S M, Sokoloff L, Norris G, et al. Nature of 'imperfect' elasticity of articular cartilage[J]. Journal of Applied Physiology, 1963, 18 (2): 393-396.

[48] Sokoloff L. Elasticity of articular cartilage: Effect of ions and viscous solutions[J]. Science, 1963, 141 (3585): 1055-1057.

[49] Mow V C, Lai W M. Recent developments in synovial joint biomechanics[J]. Siam Review, 1980, 22(3): 275-317.

[50] Holmes M H, Lai W M, Mow V C. Compression effects on cartilage permeability[A]. In: Hargens A R. Tissue Nutrition and Viability[M]. New York: Springer, 1986: 73-100.

[51] 王以进. 骨科生物力学[M]. 北京: 人民军医出版社, 1989.

[52] Lai W M, Mow V C. Drag-induced compression of articular cartilage during a permeation experiment[J]. Biorheology, 1980, 17 (1-2): 111-123.

[53] Maroudas A. Distribution and diffusion of solutes in articular cartilage[J]. Biophysical Journal, 1970, 10 (5): 365-379.

[54] Mansour J M, Mow V C. The permeability of articular cartilage under compressive strain and at high pressures[J]. The Journal of Bone and Joint Surgery-American Volume, 1976, 58 (4): 509-516.

[55] Basalo I M, Chahine N O, Kaplun M, et al. Chondroitin sulfate reduces the friction coefficient of articular cartilage[J]. Journal of Biomechanics, 2007, 40 (8): 1847-1854.

[56] Gleghorn J P, Bonassar L J. Lubrication mode analysis of articular cartilage using Stribeck surfaces[J]. Journal of Biomechanics, 2008, 41 (9): 1910-1918.

[57] Daniel M. Role of surface-active lipids in cartilage lubrication[A]. In: Liu A L. Advances in Planar Lipid Bilayer and Liposomes[M]. Amsterdam: Academic Press, 2012: 226-244.

[58] Ermakov S, Beletskii A, Eismont O, et al. Liquid Crystals in Biotribology[M]. Springer International Publishing, 2016.

[59] 王野平, 王成焘. 天然关节及人工关节的润滑机理探讨[J]. 生物医学工程学杂志, 2001, 18 (4): 603-607.

[60] Unsworth A, Dowson D, Wright V. Some new evidence on human joint lubrication[J]. Annals of the Rheumatic Diseases, 1975, 34 (4): 277-285.

[61] Brand R A. Joint lubrication[A]. In: James A A, Richard A B. The Scientific Basis of Orthopaedics[M]. Los Altos: Appleton & Lange, 1979.

[62] Jones E S. Joint lubrication[J]. Lancet, 1934, 223 (5783): 1426-1427.

[63] Jones E S. Joint lubrication[J]. Lancet, 1936, 227 (5879): 1043-1045.

[64] Adam C, Eckstein F, Milz S, et al. The distribution of cartilage thickness within the joints of the lower limb of elderly individuals[J]. Journal of Anatomy, 2010, 193 (2): 203-214.

[65] Kapitza P L. Lubrication of rollers and spheres[J]. Zhurnal Tekhnicheskoi Fiziki, 1955, 25: 747-762.

[66] Macconaill M A. The movements of bones and joints: fundamental principles with particular reference to rotation movement[J]. The Journal of Bone and Joint Surgery-British Volume, 1948, 30B (2): 322-326.

[67] Barnett C H. The structure and functions of fibrocartilages within vertebrate joints[J]. Journal of Anatomy, 1954, 88 (3): 363-368.

[68] Blair G W S, Williams P O, Fletcher E T, et al. On the flow of certain pathological human synovial effusions through narrow tubes[J]. The Biochemical Journal, 1954, 56 (3): 504-508.

[69] Sunblad L. Studies on Hyaluronic Acid in Synovial Fluids[M]. Office of the President, West Virginia University, 1953.

[70] Hull H H. The normal forces and their thermodynamic significance[J]. Transactions of the Society of Rheology, 2000, 5 (1): 115-131.

[71] Reiner M. Cross stresses in the laminar flow of liquids[J]. The Physics of Fluids, 1960, 3 (3): 427-432.

[72] Dintenfass L. Lubrication in synovial joints-a theoretical analysis-a rheological approach to the problems of joint movements and joint lubrication[J]. Journal of Bone and Joint Surgery-American Volume, 2010, 45 (6): 1241-1256.

[73] Marnell P, White R K. Quantitative analysis of joint lubrication[J]. Wear, 1980, 61 (2): 203-218.

[74] Ogston A G, Stanier J E. The physiological function of hyaluronic acid in synovial fluid: viscous, elastic and lubricant properties[J]. The Journal of Physiology, 1953, 119 (2-3): 244-252.

[75] Bloch B, Dintenfass L. Rheological study of human synovial fluid[J]. The Australian and New Zealand Journal of Surgery, 1963, 33: 108-113.

[76] 李名杨. 关节的润滑机制[J]. 四川解剖学杂志, 1985, (3): 45-51.

[77] Fein R S. Are synovial joints squeeze-film lubricated?[J]. Proceedings of the Institution of Mechanical Engineers, Conference Proceedings, 1966, 10 (181): 125-128.

[78] Mccutchen C W. Sponge-hydrostatic and weeping bearings[J]. Nature, 1959, 184: 1284.

[79] Lewis P R, Mccutchen C W. Experimental evidence for weeping lubrication in mammalian joints[J]. Nature, 1959, 184 (4695): 1285.

[80] Mccutchen C W. The frictional properties of animal joints[J]. Wear, 1962, 5 (1): 1-17.

[81] Walker P S, Unsworth A, Dowson D, et al. Mode of aggregation of hyaluronic acid protein complex on the surface of articular cartilage[J]. Annals of the Rheumatic Diseases, 1970, 29 (6): 591-602.

[82] Walker P S, Dowson D, Longfield M D, et al. 'Boosted lubrication' in synovial joints by fluid entrapment and enrichment[J]. Annals of the Rheumatic Diseases, 1968, 27 (6): 512-520.

[83] Charnley J. The lubrication of animal joints in relation to surgical reconstruction by arthroplasty[J]. Annals of the Rheumatic Diseases, 1960, 19: 10-19.

[84] Mccutchen C W. Boundary lubrication by synovial fluid: Demonstration and possible osmotic explanation[J]. Federation Proceedings, 1966, 25 (3): 1061-1068.

[85] Linn F C. Lubrication of animal joints. Ⅱ. The mechanism[J]. Journal of Biomechanics, 1968, 1（3）: 193-205.

[86] Jay G D, Haberstroh K, Cha C J. Comparison of the boundary-lubricating ability of bovine synovial fluid, lubricin, and healon[J]. Journal of Biomedical Materials Research, 1998, 40（3）: 414-418.

[87] Swann D A, Slayter H S, Silver F H. The molecular structure of lubricating glycoprotein-Ⅰ, the boundary lubricant for articular cartilage[J]. The Journal of Biological Chemistry, 1981, 256（11）: 5921-5925.

[88] Swann D A, Silver F H, Slayter H S, et al. The molecular structure and lubricating activity of lubricin isolated from bovine and human synovial fluids[J]. The Biochemical Journal, 1985, 225（1）: 195-201.

[89] Simon W H. Wear properties of articular cartilage *in vitro*[J]. Journal of Biomechanics, 1971, 4（5）: 379-389.

[90] Lipshitz H, Lii R E, Glimcher M J. *In vitro* studies of the wear of articular cartilage. Ⅱ. Characteristics of the wear of articular cartilage when worn against stainless steel plates having characterized surfaces[J]. Wear, 1979, 52（2）: 297-339.

[91] Forster H, Fisher J. The influence of continuous sliding and subsequent surface wear on the friction of articular cartilage[J]. Proceedings of the Institution of Mechanical Engineers, Part H: Journal of Engineering in Medicine, 1999, 213（4）: 329-345.

[92] Schmidt T A, Gastelum N S, Nguyen Q T, et al. Boundary lubrication of articular cartilage: Role of synovial fluid constituents[J]. Arthritis and Rheumatism, 2007, 56（3）: 882-891.

[93] Schmidt T A, Sah R L. Effect of synovial fluid on boundary lubrication of articular cartilage[J]. Osteoarthritis Cartilage, 2007, 15（1）: 35-47.

[94] Dėdinaitė A. Biomimetic lubrication[J]. Soft Matter, 2011, 8（2）: 273-284.

[95] Radin E L, Swann D A, Weisser P A. Separation of a hyaluronate-free lubricating fraction from synovial fluid[J]. Nature, 1970, 228（5269）: 377-378.

[96] Bell C J, Fisher J, Ingham E, et al. Tribology of therapeutic lubricants[C]. 2002, 0676.

[97] Obara T, Mabuchi K, Iso T, et al. Increased friction of animal joints by experimental degeneration and recovery by addition of hyaluronic acid[J]. Clinical Biomechanics（Bristol, Avon）, 1997, 12（4）: 246-252.

[98] Daniel M. Boundary cartilage lubrication: Review of current concepts[J]. Wiener Medizinische Wochenschrift, 2014, 164（5-6）: 88-94.

[99] Bell C J, Ingham E, Fisher J. Influence of hyaluronic acid on the time-dependent friction response of articular cartilage under different conditions[J]. Proceedings of the Institution of Mechanical Engineers, Part H: Journal of Engineering in Medicine, 2006, 220（1）: 23-31.

[100] Ghosh P, Guidolin D. Potential mechanism of action of intra-articular hyaluronan therapy in osteoarthritis: Are the effects molecular weight dependent?[J]. Seminars in Arthritis and Rheumatism, 2002, 32（1）: 10-37.

[101] Tadmor R, Chen N H, Israelachvili J. Normal and shear forces between mica and model membrane surfaces with adsorbed hyaluronan[J]. Macromolecules, 2003, 36（25）: 9519-9526.

[102] Swann D A, Hendren R B, Radin E L, et al. The lubricating activity of synovial fluid glycoproteins[J]. Arthritis & Rheumatism, 2010, 24（1）: 22-30.

[103] Schumacher B L, Block J A, Schmid T M, et al. A novel proteoglycan synthesized and secreted by chondrocytes of the superficial zone of articular cartilage[J]. Archives of Biochemistry and Biophysics, 1994, 311（1）: 144-152.

[104] Zappone B, Greene G W, Oroudjev E, et al. Molecular aspects of boundary lubrication by human lubricin: Effect of disulfide bonds and enzymatic digestion[J]. Langmuir: The ACS Journal of Surfaces and Colloids, 2008, 24（4）: 1495-1508.

[105] Pickard J E, Fisher J, Ingham E, et al. Investigation into the effects of proteins and lipids on the frictional

properties of articular cartilage[J]. Biomaterials, 1998, 19 (19): 1807-1812.

[106] Kumar P, Oka M, Toguchida J, et al. Role of uppermost superficial surface layer of articular cartilage in the lubrication mechanism of joints[J]. Journal of Anatomy, 2001, 199 (3): 241-250.

[107] Hills B A. Boundary lubrication *in vivo*[J]. Proceedings of the Institution of Mechanical Engineers, Part H: Journal of Engineering in Medicine, 2000, 214 (1): 83-94.

[108] Hills B A, Crawford R W. Normal and prosthetic synovial joints are lubricated by surface-active phospholipid: A hypothesis[J]. The Journal of Arthroplasty, 2003, 18 (4): 499-505.

[109] Sarma A V, Powell G L, LaBerge M. Phospholipid composition of articular cartilage boundary lubricant[J]. Journal of Orthopaedic Research: Official Publication of the Orthopaedic Research Society, 2001, 19 (4): 671-676.

[110] Chen Y, Crawford R W, Oloyede A. Unsaturated phosphatidylcholines lining on the surface of cartilage and its possible physiological roles[J]. Journal of Orthopaedic Surgery and Research, 2007, 2: 14.

[111] Jones C F, Stoffel K K, Ozturk H E, et al. The effect of surface active phospholipids on the lubrication of osteoarthritic sheep knee joints: Wear[J]. Tribology Letters, 2004, 16 (4): 291-296.

[112] Jay G D, Cha C J. The effect of phospholipase digestion upon the boundary lubricating ability of synovial fluid[J]. The Journal of Rheumatology, 1999, 26 (11): 2454-2457.

[113] Basalo I M, Chahine N O, Kaplun M, et al. Chondroitin sulfate reduces the friction coefficient of articular cartilage[J]. Journal of Biomechanics, 2007, 40 (8): 1847-1854.

[114] Katta J, Jin Z, Ingham E, et al. Chondroitin sulphate: An effective joint lubricant?[J]. Osteoarthritis and Cartilage, 2009, 17 (8): 1001-1008.

[115] Pasquali-Ronchetti I, Quaglino D, Mori G, et al. Hyaluronan-phospholipid interactions[J]. Journal of Structural Biology, 1997, 120 (1): 1-10.

[116] Nitzan D W, Nitzan U, Dan P, et al. The role of hyaluronic acid in protecting surface-active phospholipids from lysis by exogenous phospholipase A(2)[J]. Rheumatology (Oxford, England), 2001, 40 (3): 336-340.

[117] Forsey R W, Fisher J, Thompson J, et al. The effect of hyaluronic acid and phospholipid based lubricants on friction within a human cartilage damage model[J]. Biomaterials, 2006, 27 (26): 4581-4590.

[118] Jay G D. Characterization of a bovine synovial fluid lubricating factor. I. Chemical, surface activity and lubricating properties[J]. Connective Tissue Research, 1992, 28 (1-2): 71-88.

[119] Das S, Banquy X, Zappone B, et al. Synergistic interactions between grafted hyaluronic acid and lubricin provide enhanced wear protection and lubrication[J]. Biomacromolecules, 2013, 14 (5): 1669-1677.

[120] Andresen Eguiluz R C, Cook S G, Brown C N, et al. Fibronectin mediates enhanced wear protection of lubricin during shear[J]. Biomacromolecules, 2015, 16 (9): 2884-2894.

[121] Murakami T, Yarimitsu S, Nakashima K, et al. Erratum to: Influence of synovia constituents on tribological behaviors of articular cartilage[J]. Friction, 2014, 2 (4): 391.

[122] Malcom L L. An experimental investigation of the frictional and deformational response of articular cartilage interfaces to statistic and dynamic loading[D]. San Diego: University of California, 1976.

[123] Mow V C, Kuei S C, Lai W M, et al. Biphasic creep and stress relaxation of articular cartilage in compression? Theory and experiments[J]. Journal of Biomechanical Engineering, 1980, 102 (1): 73-84.

[124] Forster H, Fisher J. The influence of loading time and lubricant on the friction of articular cartilage[J]. Proceedings of the Institution of Mechanical Engineers, Part H: Journal of Engineering in Medicine, 1996, 210 (2): 109-119.

[125] Murakami T, Yarimitsu S, Nakashima K, et al. Biphasic and boundary lubrication mechanisms in artificial hydrogel cartilage: A review[J]. Proceedings of the Institution of Mechanical Engineers, Part H: Journal of

Engineering in Medicine，2015，229（12）：864-878.

[126] Soltz M A，Ateshian G A. A conewise linear elasticity mixture model for the analysis of tension-compression nonlinearity in articular cartilage[J]. Journal of Biomechanical Engineering，2000，122（6）：576-586.

[127] Graindorge S，Ferrandez W，Jin Z，et al. Biphasic surface amorphous layer lubrication of articular cartilage[J]. Medical Engineering & Physics，2005，27（10）：836-844.

[128] Katta J，Jin Z，Ingham E，et al. Biotribology of articular cartilage-a review of the recent advances[J]. Medical Engineering & Physics，2008，30（10）：1349-1363.

[129] Ateshian G A. The role of interstitial fluid pressurization in articular cartilage lubrication[J]. Journal of Biomechanics，2009，42（9）：1163-1176.

[130] Ateshian G A，Wang H Q，Lai W M. The role of interstitial fluid pressurization and surface porosities on the boundary friction of articular cartilage[J]. Journal of Tribology，1998，120（2）：241.

[131] Mow V C，Proctor C S，Kelly M A. Biomechanics of articular cartilage[A]. In：Nordin M，Frankel V H. Basic Biomechanics of the Locomotor System[M]. Baltimore：Lippencott Williams and Wilkins，1989：31-59.

[132] Sakai N，Hagihara Y，Furusawa T，et al. Analysis of biphasic lubrication of articular cartilage loaded by cylindrical indenter[J]. Tribology International，2012，46（1）：225-236.

[133] Lai W M，Hou J S，Mow V C. A triphasic theory for the swelling and deformation behaviors of articular cartilage.[J]. Journal of Biomechanical Engineering，1991，113（3）：245-258.

[134] Greene G W，Banquy X，Lee D W，et al. Adaptive mechanically controlled lubrication mechanism found in articular joints[J]. Biophysical Journal，2011，100（3）：5255-5259.

[135] Zappone B，Ruths M，Greene G W，et al. Adsorption，lubrication，and wear of lubricin on model surfaces：Polymer brush-like behavior of a glycoprotein[J]. Biophysical Journal，2007，92（5）：1693-1708.

[136] Murakami T，Yarimitsu S，Sakai N，et al. Importance of adaptive multimode lubrication mechanism in natural synovial joints[J]. Tribology International，2016，113.

[137] Fergusson C M. The aetiology of osteoarthritis[J]. Postgraduate Medical Journal，1987，63（740）：439-445.

[138] Simon W H. Wear properties of articular cartilage *in vitro*[J]. Journal of Biomechanics，1971，4（5）：379-389.

[139] Katta J，Jin Z，Ingham E，et al. Friction and wear of native and GAG deficient articular cartilage[C]. Amsterdam：The Netherlands，2008：1191.

[140] Park S，Costa K D，Ateshian G A. Microscale frictional response of bovine articular cartilage from atomic force microscopy[J]. Journal of Biomechanics，2004，37（11）：1679-1687.

[141] Northwood E，Fisher J. A multi-directional *in vitro* investigation into friction，damage and wear of innovative chondroplasty materials against articular cartilage[J]. Clinical Biomechanics（Bristol，Avon），2007，22（7）：834-842.

[142] Jurvelin J S，Müller D J，Wong M，et al. Surface and subsurface morphology of bovine humeral articular cartilage as assessed by atomic force and transmission electron microscopy[J]. Journal of Structural Biology，2015，117（1）：45.

[143] Hayes W C，Keer L M，Herrmann G，et al. A mathematical analysis for indentation tests of articular cartilage[J]. Journal of Biomechanics，1972，5（5）：541-551.

[144] Sokoloff L. Elasticity of aging cartilage[J]. Federation Proceedings，1966，25（3）：1089-1095.

[145] Hirsch C. A contribution to the pathogenesis of chondromalacia of the patella：A physical，histologic and chemical study[J]. Acta Chirurgica Scandinavica，1944，90：81.

[146] Zarek J M，Edwards J. The stress-structure relationship in articular cartilage[J]. Medical Electronics & Biological

Engineering，1963，1（4）：497-507.

[147] Kempson G E，Freeman M A，Swanson S A. The determination of a creep modulus for articular cartilage from indentation tests of the human femoral head[J]. Journal of Biomechanics，1971，4（4）：239-250.

[148] Hori R Y，Mockros L F. Indentation tests of human articular cartilage[J]. Journal of Biomechanics，1976，9（4）：259-268.

[149] Biot M A. Theory of elasticity and consolidation for a porous anisotropic solid[J]. Journal of Applied Physics，1955，26（2）：182-185.

[150] Torzilli P A，Mow V C. On the fundamental fluid transport mechanisms through normal and pathological articular cartilage during function—I. The formulation[J]. Journal of Biomechanics，1976，9（9）：587-606.

[151] Torzilli P A，Mow V C. On the fundamental fluid transport mechanisms through normal and pathological articular cartilage during function—II. The analysis，solution and conclusions[J]. Journal of Biomechanics，1976，9（9）：587-606.

[152] Lai W M，Mow V C，Roth V. Effects of nonlinear strain-dependent permeability and rate of compression on the stress behavior of articular cartilage[J]. Journal of Biomechanical Engineering，1981，103（2）：61-66.

[153] Gu W Y，Lai W M，Mow V C. A triphasic analysis of negative osmotic flows through charged hydrated soft tissues[J]. Journal of Biomechanics，1997，30（1）：71-78.

[154] Poole C A. Articular cartilage chondrons：Form，function and failure[J]. Journal of Anatomy，1997，191（1）：1-13.

[155] Attur M，Ben-Artzi A，Yang Q，et al. Perturbation of nuclear lamin A causes cell death in chondrocytes[J]. Arthritis and Rheumatism，2012，64（6）：1940-1949.

[156] Xia B J，Di C，Zhang J S，et al. Osteoarthritis pathogenesis：A review of molecular mechanisms[J]. Calcified Tissue International，2014，95（6）：495-505.

[157] Taruc-Uy R L，Lynch S A. Diagnosis and treatment of osteoarthritis[J]. Primary Care：Clinics in Office Practice，2013，40（4）：821-836.

[158] Szychlinska M A，Leonardi R，Al-Qahtani M，et al. Altered joint tribology in osteoarthritis：Reduced lubricin synthesis due to the inflammatory process. New horizons for therapeutic approaches[J]. Annals of Physical and Rehabilitation Medicine，2016，59（3）：149-156.

[159] Lindberg H，Montgomery F. Heavy labor and the occurrence of gonarthrosis[J]. Clinical Orthopaedics and Related Research，1987，（214）：235-236.

[160] 娄思权. 骨关节炎的病理与发病因素[J]. 中华骨科杂志，1996，（1）：56-59.

[161] 吴丽君，郭新明. 关节软骨伤病防治[M]. 北京：人民军医出版社，2004.

[162] 代岭辉，杜宁. 关节软骨损伤生物学修复的研究进展[J]. 中国骨伤，2009，22（9）：721-724.

[163] Steadman J R，Rodkey W G，Rodrigo J J. Microfracture：Surgical technique and rehabilitation to treat chondral defects[J]. Clinical Orthopaedics and Related Research，2001，391：S362.

[164] Makris E A，Gomoll A H，Malizos K N，et al. Repair and tissue engineering techniques for articular cartilage[J]. Nature Reviews Rheumatology，2015，11（1）：21-34.

[165] Bae D K，Yoon K H，Song S J. Cartilage healing after microfracture in osteoarthritic knees[J]. Arthroscopy：The Journal of Arthroscopic & Related Surgery：Official Publication of the Arthroscopy Association of North America and the International Arthroscopy Association，2006，22（4）：367-374.

[166] Kreuz P C，Steinwachs M R，Erggelet C，et al. Results after microfracture of full-thickness chondral defects in different compartments in the knee[J]. Osteoarthritis and Cartilage，2006，14（11）：1119-1125.

[167] Mithoefer K，McAdams T，Williams R J，et al. Clinical efficacy of the microfracture technique for articular cartilage repair in the knee：An evidence-based systematic analysis[J]. The American Journal of Sports Medicine，2009，37（10）：2053-2063.

[168] Minas T，Gomoll A H，Rosenberger R，et al. Increased failure rate of autologous chondrocyte implantation after previous treatment with marrow stimulation techniques[J]. The American Journal of Sports Medicine，2009，37（5）：902-908.

[169] Gudas R，Gudaitė A，Mickevičius T，et al. Comparison of osteochondral autologous transplantation，microfracture，or debridement techniques in articular cartilage lesions associated with anterior cruciate ligament injury：A prospective study with a 3-year follow-up[J]. Arthroscopy：The Journal of Arthroscopic & Related Surgery：Official Publication of the Arthroscopy Association of North America and the International Arthroscopy Association，2013，29（1）：89-97.

[170] Steadman J R，Briggs K K，Rodrigo J J，et al. Outcomes of microfracture for traumatic chondral defects of the knee：Average 11-year follow-up[J]. Arthroscopy：The Journal of Arthroscopic & Related Surgery：Official Publication of the Arthroscopy Association of North America and the International Arthroscopy Association，2003，19（5）：477-484.

[171] 许永涛，尚平，陈安民，等. 关节镜下自体骨软骨移植修复软骨缺损[J]. 中国修复重建外科杂志，2006，20（6）：620-622.

[172] Agneskirchner J D，Brucker P，Burkart A，et al. Large osteochondral defects of the femoral condyle：Press-fit transplantation of the posterior femoral condyle（MEGA-OATS）[J]. Knee Surgery Sports Traumatology Arthroscopy，2002，10（3）：160-168.

[173] Hangody L，Kish G，Módis L，et al. Mosaicplasty for the treatment of osteochondritis dissecans of the talus：Two to seven tear results in 36 patients[J]. Foot & Ankle International，2001，22（7）：552-558.

[174] Mendicino R W，Catanzariti A R，Hallivis R. Mosaicplasty for the treatment of osteochondral defects of the ankle joint[J]. Clinics in Podiatric Medicine and Surgery，2001，18（3）：495-513.

[175] Gross A E，Kim W，Las Heras F，et al. Fresh osteochondral allografts for posttraumatic knee defects：Long-term followup[J]. Clinical Orthopaedics and Related Research，2008，466（8）：1863-1870.

[176] 周建林，方洪松，彭昊，等. 自体、异体骨软骨移植及组织工程材料修复的关节软骨损伤[J]. 中国组织工程研究，2015，19（34）：5530-5535.

[177] Chahal J，Gross A E，Gross C，et al. Outcomes of osteochondral allograft transplantation in the knee[J]. Arthroscopy：The Journal of Arthroscopic & Related Surgery：Official Publication of the Arthroscopy Association of North America and the International Arthroscopy Association，2013，29（3）：575-588.

[178] 周程沛，曹安，方春抒，等. 新鲜自体与异体骨软骨移植修复兔关节软骨缺损的比较[J]. 中国组织工程研究，2009，13（15）：2833-2836.

[179] Saris D B，Vanlauwe J，Victor J，et al. Treatment of symptomatic cartilage defects of the knee：Characterized chondrocyte implantation results in better clinical outcome at 36 months in a randomized trial compared to microfracture[J]. American Journal of Sports Medicine，2009，37（Suppl 1）：10S-19S.

[180] 贾小林，陈文直. 关节软骨损伤修复研究进展[J]. 中国矫形外科杂志，2011，19（22）：1890-1894.

[181] Baums M H，Schultz W，Kostuj T，et al. Cartilage repair techniques of the talus：An update[J]. World Journal of Orthopedics，2014，5（3）：171-179.

[182] 蔡伟平，汤亭亭，张晓玲，等. 异体软骨细胞移植修复猪膝关节软骨缺损的免疫学观察[J]. 中国修复重建外科杂志，2007，21（11）：1250-1253.

[183] Brittberg M，Nilsson A，Lindahl A，et al. Rabbit articular cartilage defects treated with autologous cultured chondrocytes[J]. Clinical Orthopaedics & Related Research，1996，326（326）：270.

[184] Brittberg M，Lindahl A，Nilsson A，et al. Treatment of deep cartilage defects in the knee with autologous chondrocyte transplantation[J]. New England Journal of Medicine，1994，331（14）：889-895.

[185] 张兰玲，管剑龙. 骨关节炎软骨移植的研究进展[J]. 中华风湿病学杂志，2003，7（4）：231-234.

[186] Poussa M，Rubak J，Ritsilä V. Differentiation of the osteochondrogenic cells of the periosteum in chondrotrophic environment[J]. Acta Orthopaedica Scandinavica，1981，52（3）：235-239.

[187] Kock L，Donkelaar C C V，Ito K. Tissue engineering of functional articular cartilage：The current status[J]. Cell & Tissue Research，2012，347（3）：613-627.

[188] 王永胜，雷庆良，申健亮，等. 骨膜移植在创伤性关节软骨缺损治疗中的应用[J]. 中国医师杂志，2006，（S1）：146-147.

[189] Teeny S M，Wiss D A. Open reduction and internal fixation of tibial plafond fractures. Variables contributing to poor results and complications[J]. Clinical Orthopaedics Related Research，1993，292：108-117.

[190] Sanders R，Swiontkowski M，Rosen H，et al. Double-plating of comminuted，unstable fractures of the distal part of the femur[J]. Journal of Bone & Joint Surgery-american Volume，1991，73（3）：341-346.

[191] 卢华定，蔡道章，刘青，等. 聚乙烯醇/羟基磷灰石复合水凝胶移植修复兔膝关节软骨缺损[J]. 中国矫形外科杂志，2004，12（z3）：1701-1703.

[192] 蔡宏，娄思权，王志国，等. 聚乙烯醇水凝胶弹性体复合物修复关节软骨缺损的实验研究[J]. 中国康复医学杂志，2004，19（5）：337-339.

第3章 水凝胶关节软骨的仿生设计与制备

在关节中相连骨的表面，覆有一层关节软骨，或为透明软骨，或为纤维软骨。关节软骨是人体滑膜关节中覆盖在骨端的特殊多层结缔组织，因其富有弹性，能通过自身的变形减轻冲击、吸收振荡、传递载荷；又因其缺乏血管、淋巴管和神经，创伤性损伤后只有极低或几乎没有有效的自身修复能力[1]。传统的软骨修复策略虽然具有相应的优势，但其固有的缺陷也很明显，如自体或异体骨软骨移植存在移植组织来源受限、移植物来源区发病率高、缺损区的修复与周围关节软骨不吻合等相应的问题，临床实际修复效果不理想[2]。

水凝胶拥有与天然关节软骨相似的三维多孔网络结构，具有高含水量、良好的渗透性、良好的生物相容性及接近天然关节软骨的低摩擦系数，被认为是最理想的仿生关节软骨修复材料。

3.1 水凝胶关节软骨的仿生设计

仿生学是一门既古老又年轻的学科，是学科的综合和交叉，其定义为：通过对生物系统的结构、性状、原理、行为及相互作用的研究，为工程技术提供新的设计思想、工作原理和系统构成的技术科学。仿生设计学是仿生学与设计学相互交叉渗透的一门边缘学科，其研究内容非常广泛，主要包括形态仿生、功能仿生、视觉仿生和结构仿生[3]。模仿天然关节软骨的结构与功能，设计、制备仿生水凝胶关节软骨，对关节软骨损伤的修复具有重要意义。

3.1.1 结构仿生

天然关节软骨是一种多孔、含水的可渗透性材料，其含水量占总重量的80%左右。材料受压时，水可以通过孔隙渗出关节软骨表面，既能缓冲压力，又能润滑关节面。理想的人工关节软骨材料是在保证自身力学性能的同时，又能具有良好渗透性的微孔材料，从而既可以缓冲振荡、承受压力，又可以储存润滑液，改善人工关节润滑环境。

1. 软骨多层结构

关节软骨的生物力学性质随深度变化，不同层的力学性质和承载功能不同。

强韧性的浅表层主要承受冲击和磨损，其余各层主要吸收振荡并将载荷传递到软骨下骨。从仿生学的角度看，单一的结构和材料不能适应复杂载荷环境，多层结构可以优化软骨整体生物力学性能。人工软骨需要具有强韧性的软骨表层，以及能够承受、传递载荷的底层，并保证底层与骨的良好连接。通过不同材料层或者类型相同而性能（如弹性模量）不同的材料层的复合，获得具有梯度结构的复合软骨[4]。

Liao 等[5]开发了一种双相 CAN-PAC 水凝胶，具有模拟骨软骨组织性质的无缝界面。通过葡萄糖酸钙和海藻酸钙的物理交联将上层接枝到下层，然后将其他组分中的碳-碳双键化学交联，所制备的 CAN-PAC 水凝胶表现出强的界面结合，且机械性能得到改善。水凝胶的宏观图像如图 3.1 所示，冷冻干燥后，CAN-PAC 支架的边界不难区分。

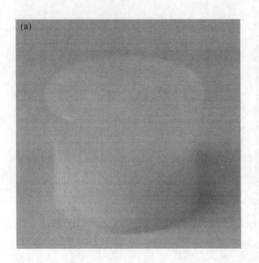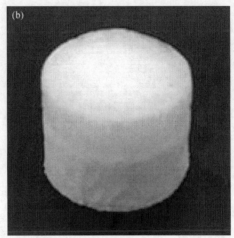

图 3.1　双相 CAN-PAC 水凝胶冷冻干燥前后的宏观图像[5]

水凝胶上下两部分的孔径分别约为 187.4 μm 和 112.6 μm［图 3.2（a）］，平衡溶胀比试验中，样品在 30 min 内达到溶胀平衡［图 3.2（b）］。在上层水凝胶的 15%～29%应变和下层水凝胶的 15%～41%应变范围内表现出线性的应力增加［图 3.2（c）］，上层、下层和双层水凝胶的弹性模量分别约为 0.065 MPa、0.261 MPa 和 0.154 MPa［图 3.2（d）］。

Lin 等[6]通过界面调制聚合制备了一种具有双层结构的生物模拟水凝胶，顶部为致密且坚韧的多孔水凝胶薄层。顶部多孔层的特殊结构实现了超低摩擦力，而底层则具有高的承载能力。该水凝胶采用双层结构，水凝胶在与钢或硅橡胶弹性体相对滑动时，可同时实现低摩擦和高承载性能，且使用寿命较长。

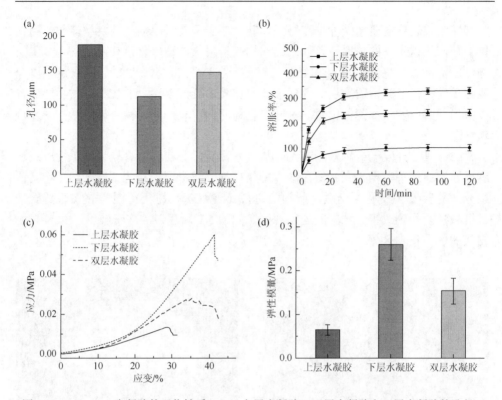

图 3.2　CAN-PAC 水凝胶的理化性质：（a）上层水凝胶、下层水凝胶和双层水凝胶的孔径，
（b）膨胀能力，（c）应力-应变曲线和（d）弹性模量[5]

　　如横截面 SEM 图像［图 3.3（a）］所示，上下层之间有明确的界限。顶层为
孔径较大的多孔结构［图 3.3（b）］，而下面的基底为紧密结构［图 3.3（c）］。力
学测试结果表明，双层水凝胶表现出优异的机械强度，从图 3.3（d）可以看出，
凝胶可以拉伸至初始长度的 3.8 倍，拉伸应力可高达约 9 MPa。该水凝胶还具有优
异的抗压机械强度，压缩应力达到 45 MPa 时，可以压缩至 90%而不破裂［图 3.3
（e）］，表现出优异的韧性和强度。

2. 界面生物连接

　　与软骨层和天然骨之间稳定的生物连接不同，人工关节置换术或者关节软骨
置换术中，人工软骨与基底材料/骨之间的连接问题十分重要。应用表界面处理技
术可以实现人工软骨与骨之间的仿生连接。

　　有试验研究以羟基磷灰石为基体，采用添加碳酸氢铵（NH_4HCO_3）晶粒造孔
的方式制备不同孔隙率的多孔羟基磷灰石生物陶瓷，以 PVA 为主要原料，环氧丙
烷为交联剂，在多孔生物陶瓷表面及基体内交联制备出 PVA 水凝胶形成双层结

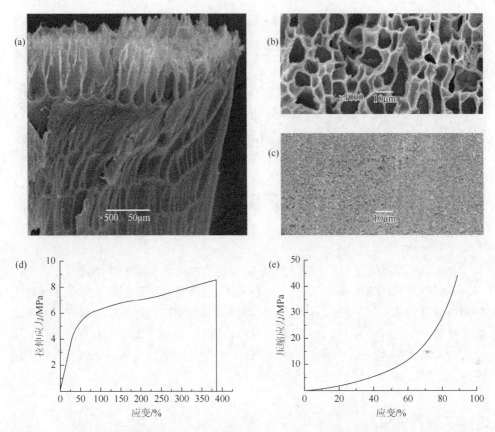

图 3.3　（a）～（c）双层水凝胶的 SEM 图像：（a）整体双层水凝胶的横截面；（b）表面多孔结构；（c）承载基底的表面形貌；（d）双层水凝胶的典型拉伸应力-应变曲线；（e）压缩应力-应变曲线[6]

构，所得结构如图 3.4 所示[7]。Clearfield 等[8]分别通过单向冷冻-解冻胶原-透明质酸和含有胶原-羟基磷灰石的混悬液来制备表面和骨质区域仿生支架。再使用冻干结合的方法将这些支架和一种独特的胶原-透明质酸悬浮液结合在一起，这种悬浮液模拟了过渡区的组成。如图 3.5 所示，由此产生的基质包含一个薄的、高度排列的浅层区，与细胞过渡区和垂直方向的钙化软骨和骨区交界。

3. 微图案表面化

在扫描电子显微镜下，可以观察到软骨表面为微观粗糙度为 1～6 μm 的不平整结构，这种结构有利于滑液在软骨表面滞留，更好地起到润滑作用。可以在人工软骨表面运用准掩膜光刻（LIGA）技术，或者使用具有特定微图案的模具注模成型，进行表面微图案化处理，以获得具有最优化的特定微观形貌的软骨表面，改善人工软骨表面的微观摩擦学性质和润滑状况[4]。

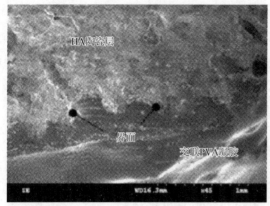
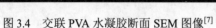
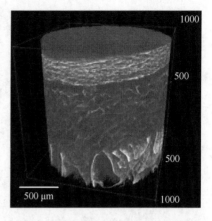

图 3.4　交联 PVA 水凝胶断面 SEM 图像[7]　　　图 3.5　多向支架的 3D X 射线断面图[8]

　　Tominaga 等[9]通过使用具有不同弹性模量的 PVA 水凝胶和两组具有不同接触角、不同表面粗糙度的玻璃基材，研究了软水凝胶与粗糙和弱黏性固体基质在水环境中的滑动摩擦。研究结果显示，随着基体表面粗糙度的增加，低速区摩擦力略有增加，但粗糙度大于 1 μm 的表面临界速度明显下降。低于此临界速度时，摩擦应力随玻璃基板表面能而变化，而在此临界速度以上时，其对玻璃基板表面能不敏感。

3.1.2　材料仿生

　　关节软骨是一种两相多孔的黏弹性材料，组织间隙充满液体，在应力作用下，液体可在组织中流进或流出，使得软骨具有特殊的力学性质。黏弹性对材料承载和吸收振荡具有重要作用。在材料破坏强度范围之内，人工软骨材料的选择和设计需要考虑其弹性模量和黏弹性质；同时注意人工软骨与宿主骨之间弹性模量的匹配，防止出现应力遮挡，也就是避免相连接的两种材料的弹性模量具有显著性差异，导致界面失效。人工软骨材料在保证自身力学性能的同时，应具有沿深度方向梯度分布的微孔及良好的渗透性，可以缓冲振荡、承受压力，并且储存润滑液，改善滑膜关节的润滑环境[4]。

1. 黏弹性生物材料

　　Pan 等[10]采用原位合成和冷冻-解冻法制备纳米 HA/PVA 凝胶复合材料，并采用动态力学热分析（DMTA）研究复合材料的黏弹性行为。如图 3.6 所示，图 3.6（a）显示了频率对具有不同含量纳米 HA 的凝胶复合材料的储能模量的影响：所有复合材料样品的 G' 值均随着测试频率的升高而增加，这意味着凝胶复合材料保持了较强的网状结构。图 3.6（b）所示的凝胶复合材料的损耗模量显示了频率的弱依赖性。随着纳米 HA 含量的增加，储能模量和损耗模量呈先增加后下降的趋势。

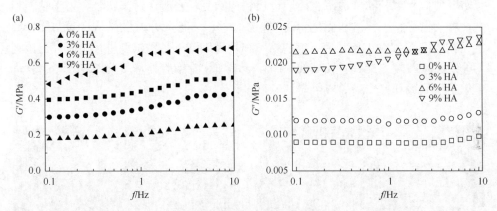

图 3.6　频率对纳米 HA 含量不同的凝胶复合材料的储能模量（a）和损耗模量（b）的影响[10]

Martínez-Ruvalcaba 等[11]通过两种天然聚电解质——壳聚糖和黄原胶的络合形成水凝胶。他们研究了水凝胶流变性质的变化，通过在小变形条件下的振荡剪切测量来表征该多糖体系的黏弹性特性。如图 3.7 所示，G'随着壳聚糖-黄原胶水凝胶浓度的增加而增加。

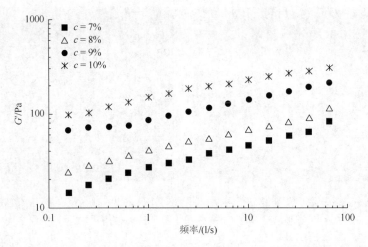

图 3.7　在不同水凝胶浓度下分散在水中的壳聚糖-黄原胶水凝胶的储能模量[11]

2. 多孔可渗透材料

Spiller 等[12]通过冻融循环物理交联制备了聚乙烯醇和聚乙烯吡咯烷酮超多孔水凝胶。该水凝胶具有高度的孔隙度，可模拟成熟软骨的机械性能，同时提供细胞可以迁移和增殖的多孔基质。

　　You 等[13]提出了一项利用三维生物印迹系统并辅以水下交联工艺制备细胞负载海藻酸盐水凝胶结构的研究。通过控制初始交联密度，对其膨胀、力学性能和蛋白释放谱进行了检测和优化。同时制备了多孔藻酸盐水凝胶结构（显微图像如图 3.8 所示），并对细胞活力、细胞增殖和软骨细胞外基质沉积进行了研究。该制备技术和水凝胶支架具有较高的细胞存活率和软骨细胞外基质沉积能力，在软骨组织工程领域具有广阔的应用前景。

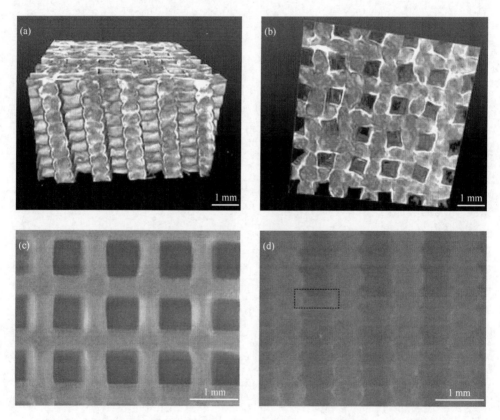

图 3.8　多孔水凝胶支架的显微图像：（a）横截面和（b）顶视图；多孔水凝胶支架（SA-100 mmol/L）：（c）俯视图和（d）横截面［图（d）中的黑框表示沉积层之间的孔隙］[13]

　　Dubruel 等[14]通过对化学交联水凝胶进行低温处理的方法制备了多孔明胶水凝胶，并分析其作为细胞相互作用的支架组织工程应用的可行性；评估了两种类型的孔隙几何形状和不同孔径的多孔明胶支架。如图 3.9 所示，Ⅰ型水凝胶包含从顶部（330 μm）到底部（20～30 μm）逐渐减小的横向通道（即锥体）。Ⅱ型水凝胶含有直径为 135 μm 的球形孔。采用共聚焦激光扫描显微镜观察两种支架上细胞（内皮细胞、上皮细胞、成纤维细胞、胶质细胞和成骨细胞）的黏附、扩散和增殖情况。结果表明，两种水凝胶上均有细胞附着、扩散和增殖。此外，所开发的支架可用于长期培养人体细胞。

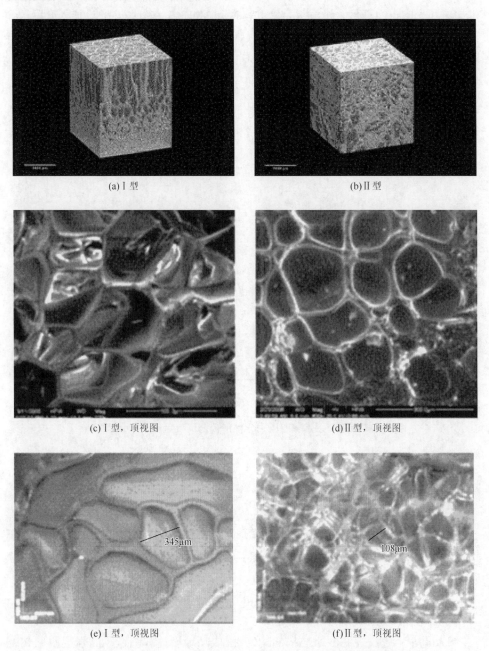

(a) I 型　　　　　　　　　　　　　　　(b) II 型

(c) I 型，顶视图　　　　　　　　　　　　(d) II 型，顶视图

(e) I 型，顶视图　　　　　　　　　　　　(f) II 型，顶视图

图 3.9　I 型和 II 型明胶水凝胶的 μ-CT、SEM 和光学显微镜分析[14]

3. 复合梯度功能材料

Marklein 和 Burdick[15]合成甲基丙烯酸化的透明质酸，通过使用二硫醇的迈克尔加成和光的自由基聚合进行双重交联，得到 MeHAT 水凝胶。通过加入交联改变初始的甲基丙烯酸酯消耗，限制紫外光（UV）到特定的区域，以及改变紫外光暴露时间，所得均匀和图案化的水凝胶的力学性能具有较宽的范围（从约 3 kPa 到约 100 kPa），见图 3.10。

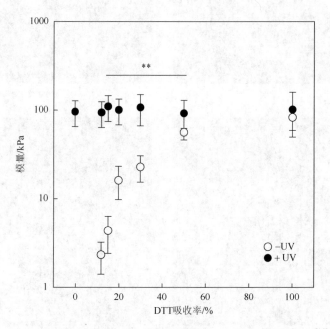

图 3.10　双重交联水凝胶的力学性能范围（接近三个数量级）[15]

3.1.3　功能仿生

在功能仿生方面，首先要考虑人工软骨的整体强度、耐久性及应力分布，保证其承载能力，以及与宿主骨良好的结合能力；进行材料表面耐磨性处理，改善软骨材料自身磨损特性；根据润滑状态与摩擦磨损的关系，提高人工软骨的耐磨性能，使得人工软骨具有更长使用寿命，适用于更宽年龄段的患者[4]。

1. 承载性能

Sakai 等[16]通过控制网络结构的均匀性，成功地设计和制造了高强度四聚 PEG 水凝胶。因为凝胶网络的纳米结构单元由四面体 PEG 臂的长度限定，所以凝胶具有均匀的结构，并且由此得到与天然关节软骨相当的高机械强度。如图 3.11 所示，所得凝胶的压缩强度在兆帕范围内，这远远优于具有相同网络浓度的琼脂糖凝胶或丙烯酰胺凝胶。

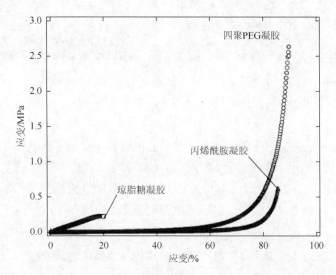

图 3.11　琼脂糖凝胶、丙烯酰胺凝胶和四聚 PEG 凝胶的应力-应变曲线[16]

Gong[17]合成了 PAMPS/PAAm 双网络凝胶，具有硬度（弹性模量 0.1～1.0 MPa）、强度（破坏拉伸标称应力 1～10 MPa，应变 1000%～2000%；破坏压缩标称应力 20～60 MPa，应变 90%～95%）和韧性（撕裂破坏能量 100～1000 J/m²）。这些优异的机械性能与橡胶和柔软的天然软骨组织相当。

2. 耐磨性能

Yasuda 等[18]制备了四种双网络（DN）水凝胶，每种水凝胶分别由两种亲水聚合物组成，通过平针磨损试验评估了四种双网络水凝胶的磨损性能，并使用 UHMWPE 作为临床可用材料的对照。使用往复式装置，在 0.1 MPa 的接触压力下，在水中重复平坦试样和陶瓷销之间的 10⁶ 次摩擦循环。所得结果（图 3.12）显示，

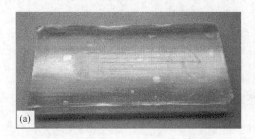

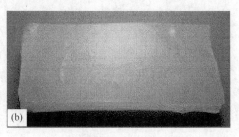

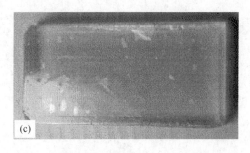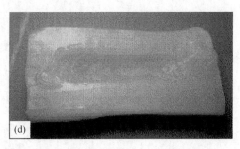

图 3.12　磨损测试后的样品 PAMPS-PAAm DN 凝胶（a）、PAMPS-PDMAAm DN 凝胶（b）、
纤维素-PDMAAm DN 凝胶（c）和纤维素-明胶 DN 凝胶（d）[18]

PAMPS-PDMAAm 凝胶的最大磨损深度在五种材料中是最小的，与 UHMWPE 相比没有显著差异，而其他三种凝胶与 UHMWPE 之间存在显著差异。此外，PAMPS-PDMAAm DN 凝胶具有与 UHMWPE 相当的令人惊异的耐磨性能。四种凝胶及 UHMWPE 的最大磨损深度和粗糙度见表 3.1。

表 3.1　四种凝胶和 UHMWPE 的最大磨损深度和粗糙度

	PAMPS-PAAm	PAMPS-PDMAAm	纤维素-PDMAAm	纤维素-明胶	UHMWPE
最大磨损深度/μm	9.50±5.20	3.20±7.16	7.80±8.67	1302.40±867.52	3.33±5.77
粗糙度（R_a）/μm	0.23±0.13	0.08±0.05	0.09±0.03	未测得	10.0±1.0

3. 低摩擦自润滑性能

PVA 水凝胶具有类似天然软骨组织的三维多孔网络结构及高含水量、良好的渗透性，以及接近天然关节软骨的低摩擦系数，被认为是理想的软骨修复材料[19]。

Ma 等[20]通过反复冻融循环制备新型 PVP/PVA 共混水凝胶，主要研究了影响共混水凝胶摩擦性能的因素，如 PVP 含量、接触载荷、滑动速度和润滑条件（图 3.13）等。由共混水凝胶和不锈钢球组成的摩擦系统呈现混合润滑状态，特别是在牛血清润滑下，假体磨损显著降低。

Osaheni 等[21]通过将 PVA 与不同量的两性离子聚合物聚（[2-(甲基丙烯酰氧基)乙基]二甲基-(3-磺丙基)氢氧化铵）（PMEDSAH）共混来增强聚 PVA 水凝胶的润滑性能。两性离子聚合物充当边界润滑剂，通过水合润滑降低凝胶表面摩擦。由图 3.14 可以看出，PMEDSAH 作为有效的边界润滑剂，可使摩擦系数降低超过 80%。

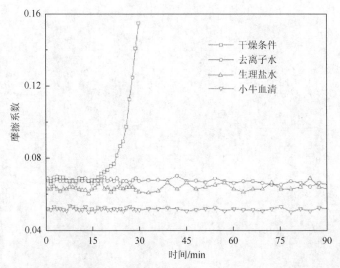

图 3.13　润滑条件对摩擦系数的影响（PVP 含量 1wt%；接触载荷 7.5 N；滑动速度 0.12 m/s）[20]

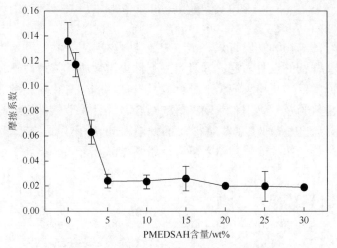

图 3.14　两性离子含量对摩擦系数的影响[21]

3.1.4　仿生关节软骨设计思路

Qiu[4]仿生关节系统结构，提出了构建带有"软垫轴承"的新型人工关节，在人工关节表面仿生设计人工软骨层。然而，这种设想始终没有偏离全关节的置换套路，患者必须经受一次很大的手术，风险很大，不适用于小面积软骨缺损的患者。马如银[22]主要从材料和功能的角度模拟天然软骨设计仿生软骨材料，采用MRI 得出软骨病变的确切位置和范围，构建与病损区对应的仿生软骨，植入病损区实现修复目的，如图 3.15 所示。

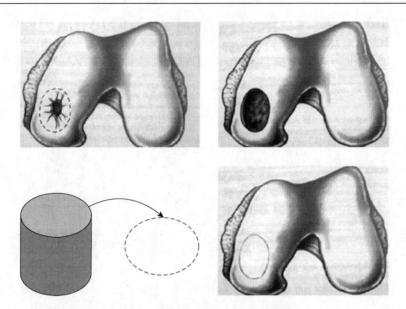

图 3.15 仿生软骨设计思路图[22]

　　根据软骨的结构和功能特点，仿生关节软骨材料需要满足下列要求：①两相多孔结构；②强韧的软骨表层；③具有黏弹性力学性质；④弹性模量与周围宿主软骨之间相匹配，防止出现应力遮挡；⑤具有良好的润滑和耐磨特性；⑥仿生软骨与周围宿主软骨及软骨下骨实现良好的结合。综合关节软骨的结构、材料、功能等仿生设计研究，提取其仿生特征，可以构建出一个作为结构功能材料系统的、具有多重仿生特征的关节软骨仿生模型，如图 3.16 所示。

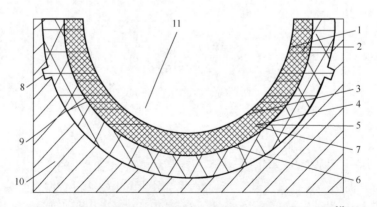

图 3.16 具有多重仿生特征的关节软骨仿生设计模型示意图[4]

1. 多微孔表面；2. 强韧性耐磨表面；3. 微观图案化表面；4. 多微孔滑液存储材料基体；5. 强韧性复合材料基体；
6. 梯度功能材料基体；7. 承受/传递载荷基体；8. 机械生物活性界面连接；9. 液相/固相润滑成分；10. 人工关节
　（或人体骨）；11. 能够实现对磨面之间的润滑、减磨、吸振和固定的"软垫轴承"系统

　　水凝胶弹性体具有与关节软骨类似的物理特性，有可能作为关节软骨替代物修复关节软骨的缺损，恢复关节面的完整，维持关节功能。目前常用的软骨修复用水凝胶主要有：聚乙烯醇凝胶、透明质酸凝胶、纤维蛋白凝胶、壳聚糖凝胶等。其中聚乙烯醇凝胶由于成型容易、力学特征与天然软骨相似、生物相容性好等特点受到研究者的广泛关注。Oka 等[3]用钛合金网固定法将冷冻-解冻法制得的聚乙烯醇水凝胶材料移植于犬股骨头软骨缺损部位，获得很好的修复效果。Bodugoz-Senturk[23]等采用冷冻-解冻、聚乙二醇脱水和高温退火相结合的方法制备了聚乙烯醇-丙烯酰胺水凝胶，在聚乙烯醇链中引入丙烯酰胺可以在不影响水凝胶抗蠕变性能的同时提高其润滑性能。

3.2　水凝胶关节软骨材料的制备

3.2.1　物理交联

　　物理交联法是指由聚合物分子通过分子间的非共价相互作用（如氢键作用、疏水作用、静电作用、金属离子配位作用及主客体作用等）在水溶液中自聚合形成水凝胶的方法[24]。物理交联水凝胶最常用的方法是反复冻结法和冻结-部分脱水法。

　　反复冻结法是将一定浓度的水溶液在–10～–40℃冷冻一天左右，再在室温下解冻 1～3 h，即形成物理交联的水凝胶，它具有一定的力学强度和良好的弹性，常温下在水中只能被溶胀而不能被溶解，将其反复冷冻、解冻几次后，就可使其物理性能和机械性能等得到很大的改善[25]。冻结-部分脱水法是将水溶液冷冻后置于真空（0.294～0.784 Pa）下脱去 10%～20%的水，所得到的水凝胶的性能类似于反复冻结法。若将此法得到的水凝胶浸入水中，其含水量可恢复到脱水前的水平，且性能仍然保持不变。通过物理交联法形成的水凝胶的共同点是分子链间通过氢键和微晶区（即物理交联点）形成三维网络，这些交联点随温度等外界条件的变化而变化。例如，当温度升高至一定值时，凝胶将会融溶，又变成最初的水溶液状态，故物理交联过程是可逆的。通过物理交联法制得的水凝胶成型简单，不需要高温，并具有较高的力学强度、良好的弹性和结构稳定性。但在未加入任何添加剂的情况下，所得到的水凝胶一般光学透明性不好，可通过改变溶剂类型或使用混合溶剂等方法来改善这一问题。

　　1975 年，Peppas 最先报道采用冷冻-解冻技术制备纯 PVA 水凝胶[26]，在该研究中，浓度为 2.5～15wt%的 PVA 水溶液在–20℃冷冻，然后室温解冻形成微晶。

Kanca 等[27]采用冷冻-解冻法制备 PVA/PVP 混合水凝胶，研究发现 PVA/PVP 水凝胶对关节软骨产生较低的摩擦系数，含有 75% PVA 和 25% PVP 的水凝胶摩擦系数最低，为 0.08。

3.2.2　化学交联

化学交联法主要是指采用化学交联剂使聚合物分子链通过化学键（共价键和配位键）交联形成三维网络结构[24]。通过化学交联形成的凝胶的共同点是分子链间靠共价键或配位键交联形成三维网络，与物理交联法制得的水凝胶的不同之处在于将所形成的水凝胶加热到一定温度，水凝胶不会融溶变成水溶液。这类水凝胶与物理交联法形成的水凝胶相比，缺点是透明度不好且含水量不高，但其保水性和某些力学强度有一定的提高。

余锡胜和佟水心[28]采用过硫酸胺-偏重亚硫酸钠为引发剂，MBA 为交联剂，将几种 *N*-烷基取代丙烯酰氨和 *N, N*-烷基双取代丙烯酰胺单体通过自由基聚合法分别合成了聚(*N*-乙基丙烯酸胺)（PNEA）、聚(*N*-正丙基丙烯酸胺)（PNNPA）、聚(*N*-异丙基丙烯酰胺)（PNIPAM）、聚哌啶基丙烯酰胺（PPRA）及聚(*N, N*-二乙基丙烯酰胺)（PNDEA）、聚(*N, N*-二甲基丙烯胺)（PNDMA）水凝胶。研究发现水凝胶形成过程中交联剂用于形成有效交联链的效率低于 10%。对于 NIPA 单体和 MBA 共聚过程中水凝胶出现的不透明现象，他们认为可能是由于 MBA 的共聚活性远低于 NIPA，随着聚合时间的推移，体系就会形成交联剂组分较高、交联密度大的共聚凝胶甚至自聚凝胶，导致水凝胶结构更不均匀，水凝胶的透明性逐渐变差；他们还发现除了 PNDMA 水凝胶在 0～100℃ 范围内没有体积相变外，其他水凝胶都有相变发生，且单体分子中 N 原子上烷基取代基的体积越大、取代基数量越多，水凝胶的较低临界溶液温度（lower critical solution temperature，LCST）越低。金曼蓉等[29]也通过自由基聚合法合成了 PNIPAM 系列均聚物水凝胶和共聚物水凝胶，研究了它们的温敏相变特性及均聚物和共聚物中单体与交联剂浓度对水凝胶相变温度的影响。廖叶华等[30]也合成了 PNIPAM 和聚(*N*-异丙基丙烯酰胺-甲基丙烯酸钠)[P(NIPAM-NaM)]水凝胶,研究发现非离子型 PNIPAM 水凝胶对 pH、盐敏感性很小，而离子型水凝胶 P(NIPAM-NaM)对 pH、盐都有敏感性。

3.2.3　辐射交联

辐射交联法是指通过高能电离辐射使链状高分子聚合物交联形成水凝胶的过程。这种交联方法主要是利用 γ 射线、电子束、X 射线及紫外线等直接辐射水溶液，或辐射用物理交联法制成的水凝胶[31]。在辐射作用下，聚合物分子之间通过产生的自由基而交联在一起。一般情况下，聚合物的辐射交联和辐射裂解在一个体系内是同时发生的，只是某些聚合物以辐射交联为主，而另一些聚合物以辐射裂解为主。辐射对聚合物的作用效果主要受氧气及添加剂、辐射类型、聚合物的结晶度、溶剂、温度等的影响。研究表明，水溶液（一定浓度以上）被辐射时以辐射交联为主，交联度随辐射剂量的增大而增大，形成三维网络的水凝胶在很高的辐射剂量下，交联密度增大，网络结构中微孔的尺寸将会减小，从而使水凝胶的溶胀比、含水量等降低，所以并非辐射剂量越大越好。

采用辐射交联法制得的水凝胶，因在其交联过程中不需要加任何添加剂就可达到交联的目的，因此所得的水凝胶纯度高，光学透明度好。还有研究[32]表明，将辐射交联制得的水凝胶经一定的物理处理过程可以使凝胶部分结晶化，从而提高其力学强度。

许多学者以 ^{60}Co-γ 射线或电子静电加速器为辐射源，将一些单体辐射聚合成水凝胶。例如，杨月琪和刘钰铭[33]及赵曼云等[34]以二甲基丙烯酸乙二醇酯（EDGMA）为交联剂分别合成了丙烯酸丁酯（BA）、甲基丙烯酸羟乙酯（HEMA）均聚物及 HEMA-BA 共聚物水凝胶。研究了辐射剂量、单体浓度、温度等对水凝胶性能的影响。马以正和陈茂庆[35]以 MBA 为交联剂辐射合成了聚丙烯酸水凝胶，测定了聚丙烯酸（盐）的溶胀度、吸水性及对离子的吸附能力。刘青等[36]将聚氧化乙烯（PEO）和 PVA 混合液辐射后制备了 PEO/PVA 水凝胶，研究结果表明，提高 PVA 比例，可以提高具有良好生物相容性的 PEO 水凝胶的强度，但水凝胶的溶胀比减小。陆大年等[37]分别通过化学引发剂引发的自由基聚合和辐射聚合两种方法合成了 PAM 水凝胶，比较了两种聚合反应的影响因素及所得水凝胶对温度的敏感性，结果显示辐射合成的水凝胶比较均匀，并能使一些水溶性差的单体聚合形成水凝胶。

3.3　水凝胶关节软骨材料的改性

3.3.1　接枝改性

接枝改性是指在高分子中引入其他基团或者支链，既可赋予高分子某些特殊功能，又能保持其原有的优异特性。为了模拟天然关节软骨表面的聚合物刷状物，有研究通过亲核酰基的取代反应将有机边界润滑剂月桂酰氯（C_{12}）接枝到 PVA 主链上，再通过冷冻-解冻法制备出有机边界润滑剂功能化的新型 PVA 水凝胶（BLF 水凝胶）作为低摩擦软骨替换物（图 3.17）[38]。他们采用两种不同方法制备水凝胶。第一种是先将边界润滑剂功能化到聚合物，然后通过物理交联反应制得水凝胶。第二种是首先通过交联纯 PVA 制备水凝胶，然后在完全形成的凝胶上进行功能化反应。反应后，FTIR 和衰减全反射光谱显示一个清晰的酯峰，醇峰减小，烷基峰扩大，证实了烃链连接到了聚合物上。通过元素分析发现额外的化学特征出现，平均增加 22% C 和 40% H 更进一步证实了其连接。采用含水量和接触角测量对边界润滑剂功能化水凝胶进行物理表征。含水量依赖关系显示，方法（a）与边界润滑剂浓度有直接关系，方法（b）显示出相反的关系。对于两种方法制备的纯基质材料，接触角随边界润滑剂浓度的增加而增加，表明烃类产生了模仿天然软骨的表面性能。两相系统的接触行为取决于制备方法。摩擦测试表明摩擦系数显著降低，与未功能化 PVA 水凝胶相比，边界润滑剂功能化水凝胶的摩擦系数降低了 24%～70%。

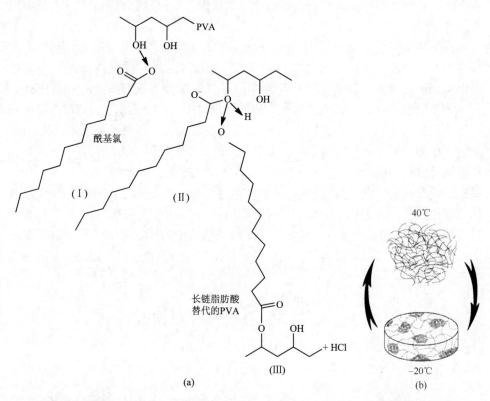

图 3.17　形成 BLF 水凝胶的主要制备过程：（a）功能化反应；（b）水凝胶交联[38]

3.3.2　辐照改性

辐照改性是指在电离辐射作用下，高分子化合物分子产生电离和激发，并发生交联、固化、裂解反应及其他化学的和物理的反应，从而改变其固有性质的过程。有试验采用冷冻-解冻法制备 PVA/PVP 水凝胶后，再用 γ 射线辐照对制得的水凝胶进行处理，以提高聚合物表面的交联程度和机械性能，并获得耐摩擦磨损性能更佳的关节软骨修复材料[39]。研究发现，经冷冻-解冻循环后的 PVA/PVP 复合水凝胶在 γ 射线辐照时，会发生两种变化：①分子链断裂，降解形成小分子；②产生自由基，并相互反应使相邻分子链产生交联。如果辐照剂量较低，则主要发生前一种结构变化。因为产生的自由基密度极少，阻碍了交联的产生，自由基被困在聚合物内部。且室温下聚合物点阵呈刚性，各分子链间很难形成 C—C 键[40]。辐照后，体系能量升高，一方面部分氢键受到破坏，使部分—OH 释放，这些被释放的—OH 与溶剂水可形成新的氢键。如果辐照剂量足够高，产生了足够多的自由基并相互重组，则会产生以交联为主的结构变化。在辐照作用下，聚合物分子之间通过产生的自由基而交联在一起。但是辐照剂量的进一步增加，会造成分子链断裂程度的增大，形成过多的短链小分子，使原分子链的降解大于交联，所以对辐照剂量的控制很重要。辐照后，PVA/PVP 水凝胶的多孔网络结构变得更加致密，含水量降低，力学强度和模量随着辐照剂量的增加先增后减，水凝胶的摩擦系数随辐照剂量的增加先增后减然后再增加，而材料的表面在辐照后变得坚韧，耐磨性得到了一定程度的改善。Ma 等[41]在碳纳米管的存在下通过 γ 射线辐照还原氧化石墨烯合成石墨烯/碳纳米管（GO/CNTs）混合填充物，再将这种混合填充物添加入 PVA 中获得了拥有三维连通网络结构的复合水凝胶，当 GO/CNTs 含量为 1wt%时，复合水凝胶的拉伸强度和杨氏模量分别为 81.9 MPa 和 3.9GPa，比纯 PVA 水凝胶高 56%和 33.6%。石雁利用 γ 射线辐照修复石墨烯缺陷，提高石墨烯在 PVA 水凝胶中的增强效果。研究表明，随着辐照剂量的增加，γGO 与 PVA 基体的界面相互作用增大，增加了 PVA/γGO 水凝胶复合材料的热稳定性并降低了结晶度。PVA/γGO 水凝胶复合材料在 100 kGy 和 150 kGy 的辐照剂量下，拉伸强度和抗压强度达到最大值，与未辐照的复合材料相比，分别增加了 40%和 167%。

3.3.3　物理共混

　　物理共混法是利用高分子链间分子间作用力形成分子聚集体，从而制备出性能优良的复合体系。但复合的材料要有良好的互溶性。例如，PVA 水凝胶不具有生物活性，在其中添加具有生物活性的分子可以增加其作为生物材料的生理学特征。用于植入的生物活性分子有：肝磷酯、凝血酶、蛋白酶、黏多糖等。通常的复合方法是将活性分子的水溶液或悬浮液同 PVA 水溶液共混，成型后制得复合水凝胶；或是将预先制好的 PVA 水凝胶置于含生物活性分子的水浴中，充分淋洗，使生物活性分子慢慢扩散进入材料中制得复合水凝胶。有人将 PVA 水溶液同牛血清蛋白水溶液于室温下共混，然后用冷冻-解冻法成型，研究表明蛋白质分子的引入不会影响 PVA 的结晶性能和力学性能。采用分层成型方法形成表层浓度低、中间层浓度高的多层结构水凝胶，从而实现对生物活性分子的精确释放。

彭艳[42]通过在 PVA 中加入一定量的 PVP，对 PVA 水凝胶进行改性。研究表明，加入 PVP 之后，PVA/PVP 复合水凝胶人工髓核材料的力学性能、抗疲劳性能等得到了改善。林建明等[43]以 PAM 为基体，PVA 为增强体，采用两步水溶液聚合法合成具有较高机械强度的 PAM/PVA 互穿网络水凝胶。研究表明 PAM/PVA IPN 复合材料具有共聚和共混两种结构，且 PVA 晶型发生转变。所制备的互穿网络水凝胶具有较高的机械强度和韧性，最高拉伸强度为 2.4 MPa，伸长率为 3000%。

3.3.4　填充改性

填充改性也是水凝胶常用的改性手段之一。聚合物的填充改性是指在聚合物基体中添加与基体组成及结构不同的固体添加物，以降低成本，使聚合物制品的性能有明显改变。用于填充的生物活性的陶瓷颗粒主要有：羟基磷灰石、生物活性玻璃、黏土、碳纳米管等。例如，A-W 生物活性玻璃具有良好的骨诱导性和骨传导性，有利于提高细胞表面的黏附和铺展。但是它的机械韧性差，临床应用有限。在 PVA 中加入 A-W 生物活性玻璃，制成有机-无机复合的水凝胶材料，其不但具有良好的生物活性，两相分散均匀，拉伸和压缩性能也有了明显的改善[44]。目前主要是纳米级的微粒填充，其存在的问题是表面活性大，容易聚集成团，很难在基体中分散均匀，从而达不到改性的结果，因此该类复合材料的制备方法是复合的关键。纳米羟基磷灰石（n-HA）具有优良的生物活性，作为骨修复材料时可有效诱导骨的生长，已作为骨修复材料在临床中得到广泛应用。潘育松[45]将具有生物活性的 n-HA 填充入 PVA 水凝胶中，制备 n-HA/PVA 凝胶复合材料，不仅赋予了 n-HA/PVA 复合水凝胶人工软骨修复材料生物活性，还可以在植入材料与骨的连接部位诱导骨细胞生长进入软骨假体，形成与天然软骨相似的骨性连接，并提高复合材料的力学性能和增强植入材料与宿主的力学相容性，是改善 PVA 水凝胶与天然骨结合性能的有效方法。

聚乳酸-羟基乙酸共聚物（PLGA）是一种可降解的高分子有机化合物，具有良好的生物相容性和生物活性，无毒性，被广泛用于组织工程，软骨细胞能很好地黏附于支架表面，新生组织能有效地与周边天然软骨结合。但是，初期组织工程支架的力学性能和摩擦学性能难以满足要求，并且，新生组织与天然软骨还是存在差距。曹翼[46]综合利用 PVA 水凝胶优良的力学性能和摩擦学性能及 PLGA 材料优良的生物活性，使用冷冻-解冻和盐滤相结合的方式，将 PLAG 微球填充入多孔 PVA 水凝胶中，制备出多孔半降解 PVA/PLGA 水凝胶，除了使其具有良好的力学性能和摩擦学性能外，还使其具有一定的生物活性，并系统研究了半降解水凝胶的表面形貌、溶胀性能、力学性能、摩擦学性能及生物学性能。Li 等[47] 的研究表明 GO 的增强效果与其层数和堆垛方式无关，提出了在聚合物中没有必要确保 GO 的高剥离度，提高 GO 在纳米复合材料中的浓度而不会牺牲力学增强效果的观点。Shi 等[48]通过冻融法制备 PVA/GO 复合水凝胶，并对其力学性能和摩擦学性能与 GO 含量的关系进行了评价。研究结果表明，GO 薄片与 PVA 水凝胶基体具有良好的界面相互作用；当 GO 含量为 0.1～0.15wt%时，PVA/GO 水凝胶的拉伸和压缩强度提高了约 116%。

3.3.5　双网络强凝胶

日本北海道大学的龚剑萍教授提出，制备第一个网络为高度交联的聚电解质水凝胶，第二个网络为交联度较低甚至不交联的中性聚合物组成的双网络水凝胶，可以实现水凝胶的增强和增韧[49]。Zhang 等[50]通过简单的冷冻-解冻法制备出新型的高强度的 PVA/PEG 双网络水凝胶，其压缩模量高达 29.71 MPa。Sun 等[51]合成了一种离子和共价交联的藻酸盐/聚丙烯酰胺双网络水凝胶，尽管其含水量高达 90%，但这种双网络水凝胶可以拉伸至超过其原始长度的 20 倍，且断裂能为 9000 J/m^2，比天然软骨高 9 倍。Karami 等[52]以共价交联聚乙二醇二甲基丙烯酸酯和离子交换海藻酸盐为基体，用纳米纤维素进行增强从而制备出含水量约为 90% 的复合双网络水凝胶，其在生物表面的附着力得到提高，为开发用于组织修复的高黏附性水凝胶提供了有希望的途径。

每年都有数以万计的人遭受各种疾病和意外创伤，软骨关节疾病等在极大程度上威胁着人类的生命健康，因此软骨组织修复与重建已成为目前人类最为关注的临床问题之一。水凝胶作为一种新型的高分子材料，有着与细胞外基质相似的结构，近些年来引起了研究者们的广泛关注，在作为关节软骨支架材料及药物释放载体等方面有着广泛的应用前景。在今后的工作中应进一步加强具有功能化的新型复合水凝胶仿生支架的制备。

参 考 文 献

[1] Koulalis D，Schultz W，Heyden M，et al. Autologous osteochondral grafts in the treatment of cartilage defects of the knee joint[J]. Knee Surgery，Sports Traumatology，Arthroscopy，2004，12（4）：237-244.

[2] Yousefi A M，Hoque M E，Prasad R G S V，et al. Current strategies in multiphasic scaffold design for osteochondral tissue engineering：A review：Current strategies in multiphasic scaffold design[J]. Journal of Biomedical Materials Research Part A，2015，103（7）：2460-2481.

[3] Oka M，Ushio K，Kumar P，et al. Development of artificial articular cartilage[J]. Proceedings of the Institution of Mechanical Engineers，Part H：Journal of Engineering in Medicine，2000，214（1）：59-68.

[4] Qiu J. Bionic design of articular cartilage[J]. Journal of Biomedical Engineering，2008，25（1）：182-185.

[5]　Liao J F，Tian T R，Shi S R，et al. The fabrication of biomimetic biphasic CAN-PAC hydrogel with a seamless interfacial layer applied in osteochondral defect repair[J]. Bone Research，2017，5：17018.

[6]　Lin P，Zhang R，Wang X L，et al. Articular cartilage inspired bilayer tough hydrogel prepared by interfacial modulated polymerization showing excellent combination of high load-bearing and low friction performance[J]. ACS Macro Letters，2016，5（11）：1191-1195.

[7]　Liu J L，Zhang D K，Shi-Rong G E. Preparation and mechanical properties analysis of porous biological ceramics and PVA hydrogel composite material[J]. Journal of Medical Biomechanics，2011，26（4）：341-348.

[8]　Clearfield D，Nguyen A，Wei M. Biomimetic multidirectional scaffolds for zonal osteochondral tissue engineering via a lyophilization bonding approach：Biomimetic multidirectional scaffolds[J]. Journal of Biomedical Materials Research Part A，2018，106（4）：948-958.

[9]　Tominaga T，Kurokawa T，Furukawa H，et al. Friction of a soft hydrogel on rough solid substrates[J]. Soft Matter，2008，4（8）：1645.

[10]　Pan Y S，Xiong D S，Gao F. Viscoelastic behavior of nano-hydroxyapatite reinforced poly(vinyl alcohol) gel biocomposites as an articular cartilage[J]. Journal of Materials Science：Materials in Medicine，2008，19（5）：1963-1969.

[11]　Martínez-Ruvalcaba A，Chornet E，Rodrigue D. Viscoelastic properties of dispersed chitosan/xanthan hydrogels[J]. Carbohydrate Polymers，2007，67（4）：586-595.

[12]　Spiller K L，Laurencin S J，Charlton D，et al. Superporous hydrogels for cartilage repair：Evaluation of the morphological and mechanical properties[J]. Acta Biomaterialia，2008，4（1）：17-25.

[13]　You F，Wu X，Zhu N，et al. 3D printing of porous cell-laden hydrogel constructs for potential applications in cartilage tissue engineering[J]. ACS Biomaterials Science & Engineering，2016，2（7）：1200-1210.

[14]　Dubruel P，Unger R，van Vlierberghe S，et al. Porous gelatin hydrogels. 2. *In vitro* cell interaction study[J]. Biomacromolecules，2007，8（2）：338-344.

[15]　Marklein R A，Burdick J A. Spatially controlled hydrogel mechanics to modulate stem cell interactions[J]. Soft Matter，2009，6（1）：136-143.

[16]　Sakai T，Matsunaga T，Yamamoto Y，et al. Design and fabrication of a high-strength hydrogel with ideally homogeneous network structure from tetrahedron-like macromonomers[J]. Macromolecules，2008，41（14）：5379-5384.

[17]　Gong J P. Why are double network hydrogels so tough?[J]. Soft Matter，2010，6：2583.

[18]　Yasuda K，Gong J P，Katsuyama Y，et al. Biomechanical properties of high-toughness double network hydrogels[J]. Biomaterials，2005，26（21）：4468-4475.

[19]　Baker M I，Walsh S P，Schwartz Z，et al. A review of polyvinyl alcohol and its uses in cartilage and orthopedic applications[J]. Journal of Biomedical Materials Research Part B：Applied Biomaterials，2012，100B（5）：1451-1457.

[20]　Ma R Y，Xiong D S，Miao F，et al. Friction properties of novel PVP/PVA blend hydrogels as artificial cartilage[J]. Journal of Biomedical Materials Research Part A，2010，93A（3）：1016-1019.

[21]　Osaheni A O，Finkelstein E B，Mather P T，et al. Synthesis and characterization of a zwitterionic hydrogel blend with low coefficient of friction[J]. Acta Biomaterialia，2016，46：245-255.

[22]　马如银. 水凝胶仿生关节软骨材料的制备与性能评价[D]. 南京：南京理工大学，2010.

[23]　Bodugoz-Senturk H，Macias C E，Kung J H，et al. Poly(vinyl alcohol)-acrylamide hydrogels as load-bearing cartilage substitute[J]. Biomaterials，2009，30（4）：589-596.

[24]　薛巍，张渊明. 生物医用水凝胶[M]. 广州：暨南大学出版社，2012.

[25]　李希明，刘成杰，陈文明，等. 高含水聚乙烯醇弹性体[J]. 高分子学报，1989，（5）：519-524.

[26]　Peppas N A. Turbidimetric studies of aqueous poly(vinyl alcohol) solutions[J]. Macromolecular Chemistry and Physics，1975，176（11）：3433-3440.

[27]　Kanca Y，Milner P，Dini D，et al. Tribological properties of PVA/PVP blend hydrogels against articular cartilage[J]. Journal of the Mechanical Behavior of Biomedical Materials，2018，78：36-45.

[28]　余锡胜，佟水心. 温度敏感性水凝胶合成反应及性能研究[J]. 高分子学报，1989，（4）：488-492.

[29]　金曼蓉，吴长发，王世昌. 聚 N-异丙基丙烯酰胺类凝胶及其温敏性和酸敏性的研究[J]. 化学工程，1991，19（2）：13-18.

[30]　廖叶华，董汝秀，范正. 一种温敏萃取凝胶[J]. 高分子学报，1993，（6）：672-677.

[31]　蒋波，杨争，唐方元，等. 氮杂环鎓盐协同辐射引发阳离子聚合研究[J]. 辐射研究与辐射工艺学报，2003，21（2）：94-98.

[32]　赵新，崔建春. 辐射合成水凝胶的结构表征[J]. 高分子材料科学与工程，1994，10（1）：54-57.

[33]　杨月琪，刘钰铭. 辐射合成水凝胶材料的影响因素及性能[J]. 应用科学学报，1989，7（2）：169-173.

[34]　赵曼云，王永常，赵小朵. 辐射法合成亲水性凝胶[J]. 核技术，1988，（6）：45-48.

[35]　马以正，陈茂庆. 辐射法制备交联型聚丙烯酸[J]. 核技术，1989，（1）：19-23.

[36]　刘青，李凤梅，沈滔. ~（60）Coγ 辐射制备 PEO/PVA 水凝胶的研究[J]. 辐射研究与辐射工艺学报，1995，（1）：61-64.

[37]　陆大年，陈士安，鲍景旦，等. 丙烯酸水凝胶的 pH 敏感性研究[J]. 华东理工大学学报，1994，（6）：818-823.

[38]　Blum M M，Ovaert T C. A novel polyvinyl alcohol hydrogel functionalized with organic boundary lubricant for use as low-friction cartilage substitute：Synthesis，physical/chemical，mechanical，and friction characterization[J]. Journal of Biomedical Materials Research Part B：Applied Biomaterials，2012，100B（7）：1755-1763.

[39]　张金凤. γ 辐照 PVA 基水凝胶关节软骨修复材料的制备和性能研究[D]. 南京：南京理工大学，2009.

[40]　Lewis G. Properties of crosslinked ultra-high-molecular-weight polyethylene[J]. Biomaterials，2001，22（4）：371-401.

[41]　Ma H L，Zhang L，Zhang Y W，et al. Radiation preparation of graphene/carbon nanotubes hybrid fillers for mechanical reinforcement of poly(vinyl alcohol) films[J]. Radiation Physics and Chemistry，2016，118：21-26.

[42]　彭艳. PVP/PVA 复合水凝胶人工髓核的制备与性能研究[D]. 南京：南京理工大学，2010.

[43]　林建明，唐群委，吴季怀. 高强度 PAM/PVA 互穿网络水凝胶的合成[J]. 华侨大学学报（自然科学版），2010，31（1）：41-48.

[44]　周丽赟，王德平，黄文昱，等. A-W 生物活性微晶玻璃/聚乙烯醇复合水凝胶的制备和性能[J]. 玻璃与搪瓷，2006，34（6）：20-24.

[45]　潘育松. n-HA/PVA 凝胶关节软骨修复材料制备与性能研究[D]. 南京：南京理工大学，2008.

[46]　曹翼. 多孔半降解 PVA/PLGA 关节软骨修复水凝胶的制备和性能研究[D]. 南京：南京理工大学，2013.

[47]　Li Z L，Kinloch I A，Young R J. The role of interlayer adhesion in graphene oxide upon its reinforcement of nanocomposites[J]. Philosophical Transactions of the Royal Society A：Mathematical，Physical and Engineering Sciences，2016，374（2071）：20150283.

[48]　Shi Y，Xiong D S，Li J L，et al. The water-locking and cross-linking effects of graphene oxide on the load-bearing capacity of poly(vinyl alcohol) hydrogel[J]. RSC Advances，2016，6（86）：82467-82477.

[49]　Tanaka Y，Gong J P，Osada Y. Novel hydrogels with excellent mechanical performance[J]. Progress in Polymer Science，2005，30（1）：1-9.

[50]　Zhang X Y，Guo X L，Yang S G，et al. Double-network hydrogel with high mechanical strength prepared from two biocompatible polymers[J]. Journal of Applied Polymer Science，2009，112（5）：3063-3070.

[51]　Sun J Y，Zhao X H，Illeperuma W R K，et al. Highly stretchable and tough hydrogels[J]. Nature，2012，489（7414）：133-136.

[52]　Karami P，Wyss C S，Khoushabi A，et al. Composite double-network hydrogels to improve adhesion on biological surfaces[J]. ACS Applied Materials & Interfaces，2018，10（45）：38692-38699.

第4章　水凝胶关节软骨的结构与溶胀行为

4.1　水凝胶关节软骨的结构特点

水凝胶是一类具有亲水基团、能够在水中溶胀但又不溶于水的具有交联三维网状结构的聚合物，如图4.1所示[1]。"网络"指的是交联后避免了亲水的高分子链或片段溶解进入溶液中。由于水凝胶在水中能够吸收大量的水分而溶胀，因而具有高的含水量，且性质柔软，能保持一定的形状。水凝胶也可用一种流体学的方式进行描述，低浓度的亲水性高分子的水溶液，如果没有链段

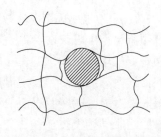

图4.1　水凝胶的网络结构示意图

的缠绕，一般来说就会表现出牛顿力学行为；此外，一旦不同高分子链之间发生交联，网络结构就会表现出黏弹性或纯粹的弹性。由于水凝胶在亲水性、生物相容性、非毒性和生物降解性等方面所展示出的优异特性，其在医学领域已得到了广泛的应用，如用于关节软骨修复、角膜接触镜、细胞包埋材料、药物和蛋白质控释装置及组织工程等领域。

水凝胶的物理化学性质与凝胶的交联网络结构有密切关系。Tanaka[2]和他的合作者发现，在溶胀过程中，凝胶表面发生连续的或不连续的体积相转变过程。近年来对溶胀凝胶表面的不稳定性有了较多研究，Tanaka 和 Sekimoto[3]分别从理论上给予了解释。Tanaka 认为，凝胶的溶胀过程由聚合物网络在溶剂中的扩散控制。首先是凝胶表面的薄层开始溶胀，该层上表面自由溶胀而下表面却不溶胀，所以其受到机械约束。当渗透压较小时，反作用力垂直作用在凝胶的表面，拉伸凝胶；当渗透压较大时，凝胶的表面受反作用力的影响而发生弯曲。而 Sekimoto 则认为，溶胀凝胶表面的弹性不稳定是由凝胶均匀溶胀状态的力学不稳定性造成的，并且认为这种不稳定状态可以通过一块凝胶在单一方向上溶胀到弹性自由能最低时达到，且在这种状态凝胶的张力不依赖于凝胶的起始厚度。Sekimoto 还进一步在非线性弹性理论的基础上推导了凝胶溶胀的非线性弹性网络模式。

考虑到凝胶冻结多相的网络结构，在固相和液相自由度分开的基础上，Panyukov 和 Rabin[4, 5]发展了自由交联聚合物网络的现象学理论，并且还计算了带

有弱电荷的自由交联型凝胶在良性溶剂、非良性溶剂和 θ 溶剂中的散射光谱值。在非良性溶剂中，网络的静电作用和聚合物网络的弹性作用相互竞争，导致网络结构因子在波的矢量 q 上的偏离，因此导致了一些热力学参数值的改变，这标志着凝胶中微相分离的开始。Panyukov 认为网络中长距离的弹性作用和凝胶网络上的电荷都会影响聚合物凝胶在非良性溶剂中的相图。网络上带有弱电荷的凝胶随溶剂极性的减小而发生不连续的溶胀，当网络上带有中等强度的离子时，凝胶在两个均匀态之间发生一次相转变。若进一步增加凝胶网络上离子的强度，将会导致在等方性的固体表面形成一个非等方性不成型的相。

Hwa 和 Kardar[6]也从理论和试验上对凝胶溶胀过程中发生的力学不稳定性进行了解释。Sekimoto 等[7]在研究二维凝胶模式的相转变过程中，还发现了凝胶表面奇特的区域结构。Suzuki 等[8, 9]用原子力显微镜观察聚(N-异丙基丙烯酰胺)凝胶表面的区域结构时，发现凝胶的交联密度、凝胶溶解时的温度、凝胶的渗透压和凝胶厚度能影响凝胶表面的这种区域结构，并运用基于 Flory-Huggins 理论的二维凝胶溶胀理论模式加以解释；用激光散射研究了溶液可形成凝胶网络这种不均匀性结构的所需条件，并且认为如果选择合适的条件，凝胶表面的这种结构是可以保持的。Matsuo 等[10]用光散射研究了凝胶网络的这种不均匀性结构的起源，他认为有两个原因导致了凝胶表面的这种起伏：①在形成凝胶前聚合物溶液的起伏；②聚合物溶液的微相分离。且这二者直接与凝胶化过程中凝胶的相平衡相联系。Hecht 等[11]分别用光散射、小角度中子散射和小角度 X 射线散射测量出聚丙烯酰胺凝胶网络不均匀性结构的间隙为 0.25～250 nm，且一旦合成凝胶的总单体浓度发生较小的变化，就会显著影响凝胶相中聚合物的链结构，结果形成高电子密度和高重复单元的链结构。Hsu 和他的合作者[12]认为，凝胶网络结构的不均匀性对凝胶的溶胀平衡、水分子在凝胶中的扩散速度及对凝胶的渗透性有影响。Hirotsu[13]从理论上和试验上对聚(N-异丙基丙烯酰胺)凝胶在相转点附近的体积模量和 Poisson 比值进行了研究。

以 PVA/PVP 水凝胶关节软骨修复材料为例说明水凝胶网络结构的形成过程。图 4.2[14]为 PVA 和 PVP 分子链经冷冻-解冻形成物理交联点的示意图。在 PVA/PVP 复合体系中，PVA 浓度高，在刚开始的极冷过程中，PVA 会优先于 PVP 形成网络体系。PVA/PVP 水溶液在急剧冷却时，黏度迅速增加，分子链的活动能力也随之骤减直至冻结。分子链由于被冻结，相互之间接触时间增加，它们以范德华力和氢键紧密结合，在某一微区内的分子链可以形成结合更强的有序结构，这些结合紧密的有序微区成为"缠结点"。在室温解冻时，少量可以在室温恢复活动能力的运动单元重新调整，形成的有序结构在再次冷冻后较上次更加完善。另外重新冷冻时，又会有新的结合紧密的有序微区形成。所有这些微区称为"物理交联点"。如此循环反复，使交联点不断扩展，三维网络结构更加紧密。

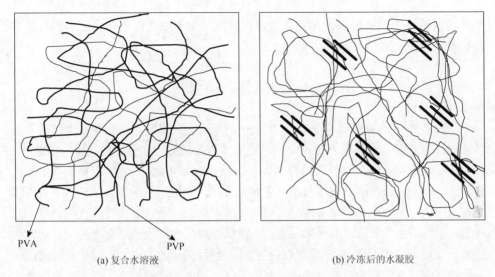

| (a) 复合水溶液 | (b) 冷冻后的水凝胶 |

图 4.2 PVA 与 PVP 分子链交联点形成示意图

PVA/PVP 三维网络结构中的交联点主要由三部分构成：PVA 分子组成的无定形区，PVA 分子间和分子内氢键结合组成的以及 PVP 和 PVA 分子间形成的氢键组成的结晶区，三维网状内部所包含的大量自由水。PVA 分子间和分子内及 PVP 和 PVA 分子间形成氢键的结构示意图如图 4.3[15]所示。具有间同立构的 PVA 分子链主要形成分子间氢键，如图 4.3（a）所示，而具有全同立构的分子链主要形成

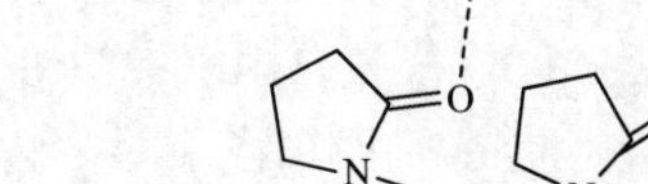

(a) PVA分子间氢键

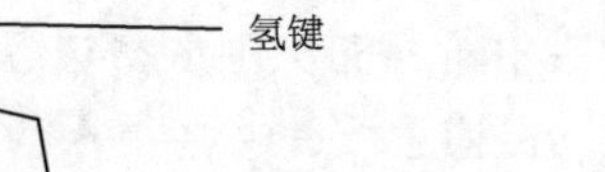

(b) PVA分子内氢键

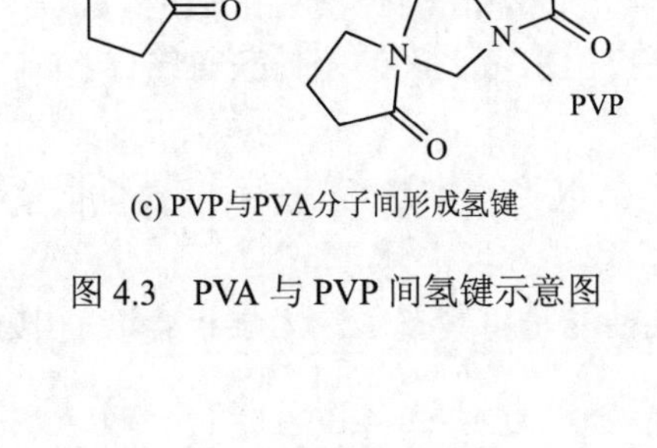

(c) PVP与PVA分子间形成氢键

图 4.3 PVA 与 PVP 间氢键示意图

分子内氢键，如图 4.3（b）所示。由氢键构成的聚合物内部的微晶区对材料的性能影响很大。

4.2　水凝胶中的水

水凝胶中水的特性可以决定营养物质进入凝胶及细胞产物从凝胶中排出的整体渗透过程。当干水凝胶开始吸收水，最开始进入基质的水分子将与大多数极性、亲水的基团水合，称为"初级结合水"（primary bound water）。随着极性基团被水合，网络溶胀，使疏水基团也与水分子相互作用，形成疏水的结合水，或者"次级结合水"（secondary bound water）。初级和次级结合水通常是混合存在的，简单地称为"总结合水"（total bound water）。在极性和疏水点已经结合水分子后，网络还将吸收额外的水，这归因于网络链趋向无限稀释的渗透驱动力。这种额外的溶胀与共价或物理交联竞争，产生弹性网络收缩力。因此，水凝胶将达到一个平衡溶胀水平。在离子、极性和疏水基团结合水至饱和之后吸收的额外的溶胀水称为"自由水"（free water）或"重力水"（bulk water），并假定填满网络链之间的间隙，和/或较大孔隙、大孔或孔洞的中心。随着网络溶胀，如果网络链或交联点是可降解的，凝胶将开始分解和溶解，速度取决于其成分。需要注意的是用于组织工程基质的凝胶虽然可能一直是湿的状态，但是凝胶中总的水仍然由结合水和自由水组成。

评估自由水和结合水的相对量的方法有很多，但是这些方法都是有争议的，因为质子 NMR 证明，水分子在所谓的结合和自由状态之间的互换是极快的，可能每 10^{-9} s 就有一个 H_2O 分子状态发生转换。用于表征水凝胶中水的 3 种主要方法有小分子探针、DSC 和 NMR。有标记的探针溶液与水凝胶平衡，测量平衡状态凝胶中探针分子的浓度。假定凝胶中只有自由水可以溶解探针溶质，那么就可以根据吸收的探针分子量和外部溶液中已知的（测得的）探针分子浓度计算自由水含量。然后通过测得的水凝胶的总含水量与计算的自由水含量之间的差异获得结合水。使用这种方法的附加假设包括：①溶质不影响凝胶中自由水和结合水的分布；②凝胶中所有的自由水易与溶质接近；③水凝胶自由水中的溶质浓度等于外部溶液中的溶质浓度；④溶质不会与凝胶基质链相互作用。

DSC 的使用以仅有自由水被冻结的假设为基础，因此假定以冷冻凝胶加温时测量的吸热表示自由水的融化，由此得出自由水量。然后通过测量的 HG 测试试样的总含水量与计算的自由水量之间的差异获得结合水，与上述相似。

4.3　水凝胶关节软骨的溶胀行为

水凝胶的一个有利性能是将其置于热力学相容溶剂中能溶胀的能力。当处于初始状态的水凝胶与溶剂分子相接触时，后者攻击水凝胶表面并穿入聚合物网络中。在这种情况下，未溶解的玻璃相通过一个移动边界与橡胶似的水凝胶区域分隔开。通常橡胶相中网络的网格将开始膨胀，允许其他溶剂分子渗透入水凝胶网络中。Achilleos 等[16]发展了一种技术用于获得水凝胶溶胀过程中的实时可视化动态变形规律（图 4.4）。共价连接到水凝胶网络的系统，可以为聚合物变形和浓度

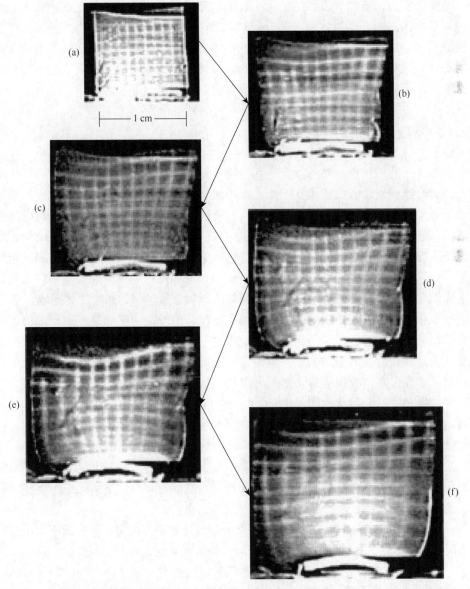

图 4.4　丙烯酸凝胶在水溶液中的溶胀，以及材料网格的同步可视化，分别记录 $t = 0h$（a），1.25h（b），2.25h（c），6h（d），8.5h（e），24 h（f）时的快照[17]

等提供定量信息。基于这一技术及其他的仿真，可以很清楚地看出溶胀不是一个持续过程。与有利的渗透力相对的，还存在一个相反的弹性力，以平衡网络的伸展并防止变形。在平衡状态，弹性力和渗透力均衡，此时没有额外的溶胀。

Vervoort 等[18]通过试验证明了在外部压力下溶剂从强带电聚电解质凝胶中的释放。根据他们的研究，体积损失可在任何初始凝胶溶胀度出现，即使凝胶完全不是平衡状态。在中性凝胶的情况下，通过范德华力引起的单体之间的排斥将受施加压力的限制，凝胶体积的部分减少。对于聚电解质水凝胶，由于施加的应力受到反离子的渗透压的限制，与中性网络相比，释放出的溶剂更多。聚合物浓度的降低导致更大的溶剂释放。但实际上，单体的范德华斥力及反离子的渗透压都将降低，而这会引起更大的压缩，从而导致更小的横向溶胀。

4.3.1 溶胀的理论描述

在过去几十年里，在总体宏观到微观理论的基础上[19]，已经出现了不同尺度上的聚合物网络溶胀的建模。例如，聚电解质凝胶的总溶胀比可以通过统计学理论很好地进行解释。基于这一宏观理论，通过吉布斯自由能 ΔF 最小值可以获得平衡状态。这一理论适用于化学也适用于热刺激。例如，Hüther 等采用统计学理论很好地分析了 NIPAAm 水凝胶在水中及乙醇和丙酮水溶液中的溶胀试验结果[20]。基于这一目的，结合液相吉布斯能的模型和网络弹性能的表达，可以有效地预测聚合物材料的总质量分数和交联剂的摩尔分数对网络溶胀度的影响。

多孔介质的理论是宏观或微观连续介质理论的一个例子。这一理论以由体积分数概念延伸的混合理论为基础[21]。通过这一均质模型，所有的物理和集合数量被认为是真实数据的平均。这一理论通过不同成分的守恒方程简单地得到论证，而局部多孔微观结构和所有元素的真实几何分布是未知的。

多场公式是一种化学-电-机械模型，通过不同平衡方程表述[22, 23]。化学、电荷力学场分别通过扩散、泊松和动量方程表述。通常，化学和电场同时求解。机械位移来自凝胶和溶液中的浓度差异。

离散元素理论描述水凝胶的微力学行为。水凝胶网络的特点是分散粒子机械地相互作用[24]。通过求解牛顿运动方程获得力学行为，而化学场通过不同移动粒子的扩散方程来描述。

近来，Wallmersperger 等[19]应用不同的建模策略研究在电化学刺激下聚电解质凝胶的溶胀行为。在统计分析、多孔介质和离散元素理论模型中，仅研究水凝胶网络。而在耦合的多场公式中，整个凝胶-溶胶领域都被考虑进去。基于 Wallmersperger 的理论，Li 等发展了一种化学-电-机械模型模拟水凝胶的溶胀和收缩[25]。这一模型考虑了水凝胶和溶液内的离子通量、电场之间的耦合、水凝胶的力学变形。该模型主要贡献在于将离子化的固定电荷基团的浓度与遵循 Langmuir 等温线的扩散氢离子之间的关系整合到 Poisson-Nernst-Planck 系统中。

Lai 的团队发展了一种三相化学-电-机械模型描述软组织的行为，如带电的水化组织[26]。这一理论验证了一维平衡溶胀结果，而忽略了几何学的非线性。在这一模型中做了"电中性"条件的假设，因而限制了许多特性情况下的应用范围[27, 28]。

4.3.2　水凝胶的溶胀动力学

溶胀是一个从未溶剂化的玻璃或部分橡胶状态向松弛的橡胶区域转变的连续过程。聚合物-溶剂系统的吸附过程通常不符合经典扩散理论预期的行为[29]。尽管橡胶状聚合物的渗透吸附作用可以采用一个依赖浓度的扩散系数，通过菲克（Fick）传输理论来描述，但这一描述通常不适用于玻璃聚合物。对于渗透和吸附试验，尤其当这种试验在接近或低于玻璃化转变温度（T_g）进行时，聚合物分子缓慢重新排列，这可能导致一系列不同的影响。Bajpai 等提出，这一过程可能出现两种基本类别[30]。①菲克（Case I）扩散，当聚合物的 T_g 远低于试验温度时出现。在这种情况下，聚合物处于橡胶状态，且聚合物链可移动性高，溶剂很容易渗入凝胶网络。因此，溶剂扩散速率 R_{diff} 明显低于聚合物链弛豫速率 R_{relax}（$R_{\text{diff}} \ll R_{\text{relax}}$）。在平板试样中，Case I 扩散的特征为聚合物增重随着吸附时间的平方根线性增加，逐渐接近一个固定平衡值。②非菲克扩散，当聚合物的 T_g 高于试验温度时出现。聚合物链不能充分移动，导致溶剂无法渗入聚合物核心中。非菲克扩散过程已经被许多团队研究。根据扩散和链松弛的相对速度，通常将非菲克分为两个部分："Case II 传输"和"不规则传输"（图 4.5）。当扩散速率远大于弛豫速率（$R_{\text{diff}} \gg R_{\text{relax}}$），松弛出现在一个可观察的速率时，Case II 传输占主导。此处，质量吸收的速率直接与时间成比例。当扩散和弛豫速率相当（$R_{\text{diff}} \approx R_{\text{relax}}$）时观察到不规则传输。由于大多数聚合物在与某一溶剂接触时会溶胀，可以使用改良边界条件的菲克定律和/或广义扩散系数处理非菲克行为。

已经提出了多种数学模型用于描述水凝胶溶胀的动力学，这些模型可以分为三类[31]。①菲克扩散模型：将菲克定律用于溶胀或收缩期间凝胶试样中溶剂的分布。这些模型不考虑较大体积变化的特征——凝胶边界的移动，且预测溶胀曲线不是 S 形的。②Tanaka 等提出的集体扩散模型：将凝胶的溶胀视为由应力梯度驱动的网络的膨胀[32]。这些模型能描述小体积变化，但是不能预测大体积变化导致的 S 形溶胀曲线。③非菲克扩散模型：S 形试验溶胀曲线通常代表非菲克行为。其与经典菲克行为之间的差异通常来源于以下现象：①可变的表面浓度；②依赖历史的扩散系数；③溶胀程度不同的凝胶之间的应力；④聚合物松弛。Crank 和 Park 已经讨论了前三个[33]，而最后一个由 Joshi 和 Astarita 建模[34]。

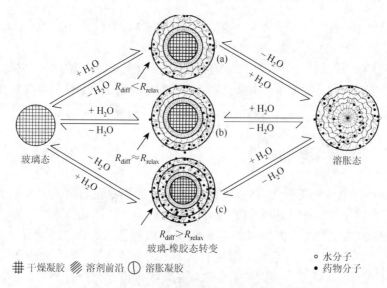

图 4.5 CaseⅡ传输和不规则传输的机制[30]

尽管这些模型可以相当好地预测大体积变化的溶胀曲线，但还存在三个异议：①没有考虑凝胶边界的移动；②需要三个或更多的参数来配合试验数据；③扩散系数可能显示不寻常的组分依赖，例如，中间组分扩散系数达到最大值。总地来说，恰当地考虑凝胶表面的运动时，S 形溶胀行为可以通过菲克扩散很好地描述[35]。

一个简单且实用的经验公式，称为幂律方程，通常用于确定聚合物网络扩散机制[36]：

$$\frac{M_T}{M_\infty} = kt^n \tag{4.1}$$

式中，常数 k 和 n 为溶剂-聚合物系统的特征参数。扩散指数 n 依赖于装置形状及溶质吸收或药物释放的物理机制。Siepmann 和 Peppas 第一个介绍这些公式的使用和限制[37]。通过测定扩散指数 n，可以获得关于控制溶质吸收的物理机制。对于水凝胶片，$n = 0.5$ 代表菲克扩散，$n > 0.5$ 表示不规则传输，$n = 1$ 代表 CaseⅡ传输。

对于菲克扩散，大多数文章中报道的 n 值接近 0.5 或超过 0.5[38]，而较少的文章报道了 $n < 0.5$ 的情况。实际上，菲克扩散指的是凝胶中水的渗透速率小于聚合物链弛豫速率的情形。因此，$n = 0.5$ 表明完美的菲克过程[39]。然而，当水的渗透速率远低于聚合物链的弛豫速率时，记录的 n 值可能小于 0.5。这种情形仍然被认为是菲克扩散，称为弱菲克行为。

先前讨论的幂律方程，尽管大体上能有效描述溶胀行为，但不能精确地分析

$M_t/M_\infty > 0.6$ 的情况[40]。为了获得一个更好的超过 60% 的模型，Berens 和 Hopfenberg 提出了以下微分方程[41]：

$$\frac{\mathrm{d}M_t}{\mathrm{d}t} = k_2(M_\infty - M_t) \tag{4.2}$$

式中，k_2 为弛豫率常数（min^{-1}）。整合式（4.2）得

$$\frac{M_t}{M_\infty} = (1 - A\mathrm{e}^{-k_2t}) \tag{4.3}$$

式中，A 为常数。此处，常数 A 和 k^2 由 $\ln(1 - M_t/M_\infty)$ 与时间 t 的图谱斜率和截距计算，在 $M_t/M = 0.6$ 以后的区域取值。

对于不规则传输的情况，Peppas 和 Sahlin 建立了以下模型描述动态溶胀水凝胶的释放行为[42]：

$$\frac{M_t}{M_\infty} = k_1t + k_2t^{1/2} \tag{4.4}$$

这一公式描述了关于松弛控制的传输过程 k_1t 和扩散控制过程 $k_2t^{1/2}$ 的释放速率。

例如，在丙烯酰胺-甲基丙烯酸羟乙酯（AAm-HEMA）水凝胶中观察到非菲克扩散行为[43]。含不同 AAm/HEMA 摩尔比的水凝胶通过氧化还原聚合方法制备得到。为了提高聚合物网络的微孔隙率，将 PEG4000 加入单体中。基于溶胀试验，也观察到水凝胶的溶胀随总的单体、HEMA 和交联剂浓度的降低而增加，随水凝胶中 PEG4000 含量的降低而降低。

4.3.3　水凝胶的溶胀性能测试

1. 在非渗透压溶液中的溶胀

Pan 等[44,45]采用冷冻-解冻法制备了 PVA 水凝胶，并对其在生理盐水和蒸馏水中的溶胀特性进行了研究。图 4.6 给出了经 1 次冷冻-解冻后浓度为 5wt% 的 PVA 盐水凝胶和 PVA 水凝胶分别在生理盐水和蒸馏水中的溶胀比随时间的变化规律。由图 4.6 可知，PVA 盐水凝胶在生理盐水中达到溶胀平衡时所需时间小于 PVA 水凝胶在生理盐水中达到溶胀平衡时所需时间；而 PVA 水凝胶在蒸馏水中达到溶胀平衡时所需时间小于 PVA 盐水凝胶在蒸馏水中达到溶胀平衡时所需时间。即当制备 PVA 凝胶所用溶剂与溶胀介质相同时，PVA 凝胶达到溶胀平衡所需时间较少。根据柳明珠等的 PVA 水凝胶溶胀动力学方程：

$$Q_t = Q_e - (Q_e - Q_0)/\mathrm{e}^{kt} \tag{4.5}$$

式中，k 为溶胀速率常数；Q_0 和 Q_e 分别为起始及溶胀平衡时的溶胀比，将方程进行适当变换：

$$\ln(Q_e - Q_t) = -kt + \ln(Q_e - Q_0) \tag{4.6}$$

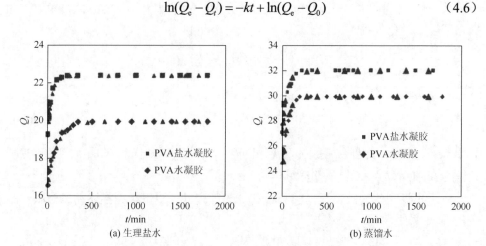

(a) 生理盐水　　　　　　　　　　(b) 蒸馏水

图 4.6　凝胶在不同溶胀介质中的溶胀比随时间的变化规律
（▲-计算值，其余标记为试验值，试验样品个数 $N=1$）

　　作 $\ln(Q_e - Q_t)$ 对 t 的直线（图 4.7），通过直线斜率可求得溶胀速率常数 k，然后通过溶胀方程（4.5）可求得不同时间内 PVA 盐水凝胶的溶胀比，图 4.6 中三角形表示由溶胀动力学方程计算得到的理论值。从图 4.6 中可看出，理论值与试验值相当接近。这说明溶胀动力学方程也可描述 PVA 盐水凝胶在生理盐水和蒸馏水中的溶胀过程。

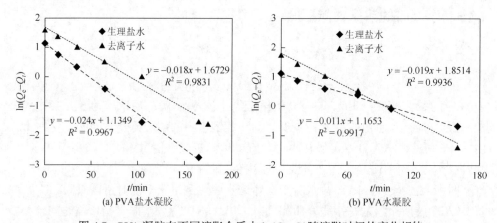

(a) PVA盐水凝胶　　　　　　　　　(b) PVA水凝胶

图 4.7　PVA 凝胶在不同溶胀介质中 $\ln(Q_e - Q_t)$ 随溶胀时间的变化规律

　　表 4.1 给出了通过方程（4.6）所求得的凝胶在不同溶胀介质中的溶胀速率常数。由表 4.1 的结果可知，PVA 盐水凝胶在生理盐水中的溶胀速率常数（0.024）大于其在蒸馏水中的溶胀速率常数（0.018）；而 PVA 水凝胶在蒸馏水中的溶胀速

率常数（0.019）大于其在生理盐水中的溶胀速率常数（0.011）。由此可知，溶剂和溶胀介质对凝胶的溶胀速率起着协同作用。即当制备 PVA 凝胶的溶剂和溶胀介质相同时，PVA 凝胶的溶胀速率常数较大。这和溶剂和溶胀介质相同时，PVA 凝胶达到溶胀平衡所需时间较小的结论相一致。

表 4.1　凝胶在不同溶胀介质中的溶胀速率常数

凝胶	PVA 盐水凝胶		PVA 水凝胶	
溶胀介质	生理盐水	蒸馏水	生理盐水	蒸馏水
速率常数 k/s^{-1}	0.024	0.018	0.011	0.019

Shi 和 Xiong[46]制备了 PVA/PVP 复合水凝胶试样，并测试了不同聚合物浓度和 PVA 聚合度对试样平衡溶胀比的影响，结果如图 4.8 所示。随着聚合物浓度的增加，PVA1700/PVP、PVA2400/PVP 和 PVA2600/PVP 水凝胶含水量均呈现下降趋势。随着 PVA 聚合度的增加，复合水凝胶的溶胀比显著下降。这是因为聚合物浓度的增加会导致复合水凝胶的内部结构变得更致密，减小自由体积和网络的运动，因而溶胀比降低。而随着聚合度增加，聚合物的分子链增长，分子链之间的缠结增强，且聚合度较高的 PVA 分子链上拥有更多的羟基，可形成的分子间和分子内氢键增多，也会导致水凝胶的网络结构变得更加致密，从而降低溶胀比。

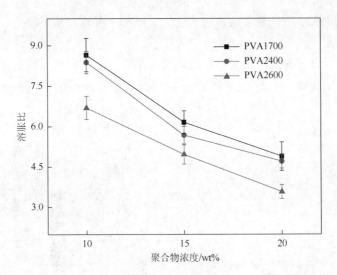

图 4.8　聚合物浓度及 PVA 聚合度对 PVA/PVP 复合水凝胶溶胀比的影响

彭艳[47]研究了 PVP/PVA 水凝胶在去离子水和 PBS 缓冲液中的平衡溶胀比和二次溶胀比。具体的方法是将刚制得的 PVP/PVA 水凝胶分别在去离子水和 PBS

中保持 48 h，然后擦去表面水分，称重。随后真空干燥直至质量恒定，测量样品干燥前后的质量变化，采用以下公式计算平衡溶胀比：

$$Q_e = \frac{W_s - W_d}{W_d} \times 100\% \qquad (4.7)$$

式中，W_s 为达到溶胀平衡时水凝胶的质量；W_d 为真空干燥至恒重时的水凝胶的质量。

二次溶胀是指水凝胶样品完全干燥后重新放入溶胀液中吸水溶胀的过程。水凝胶材料都是在脱水的状况下被植入体内的，在人体体液的环境中发生溶胀，即二次溶胀。因此研究水凝胶样品在接近人体环境中的二次溶胀规律具有重要的意义。再取上述完全脱水后的水凝胶试样分别放入去离子水与 PBS 溶液中进行二次溶胀，每隔一定的时间测其二次溶胀比 Q_t，直到其溶胀达到平衡为止。由式（4.8）计算其在每个时刻的溶胀比：

$$Q_t = \frac{W_t - W_0}{W_0} \times 100\% \qquad (4.8)$$

式中，W_t 为 t 时刻水凝胶样品的质量；W_0 为冷冻干燥至恒重时的水凝胶样品的质量。

图 4.9 所示为水凝胶样品浸泡在去离子水（pH = 6.0）和 PBS 溶液（pH = 7.4）中的平衡溶胀比。从图 4.9 中可以看出，相同聚合度的水凝胶在 PBS 溶液中的平衡溶胀比小于其在去离子水中的平衡溶胀比，约为其在去离子水中平衡溶胀比的90%左右。溶胀比不同的原因是 PBS 体系中的离子浓度较高，PBS 溶液与水凝胶之间存在着浓度差，使 PVA 水凝胶内部的水分向 PBS 溶液中扩散，此外 PBS 溶液中氢氧根的浓度比去离子水中的浓度大，减弱了羟基与水的结合，使平衡溶胀比下降。

某一时刻的溶胀比与最大溶胀比之比为溶胀分数，反映了此时刻样品的溶胀程度。如图 4.10 所示，完全干燥的水凝胶样品分别在去离子水和 PBS 溶液中进行

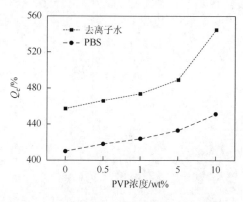

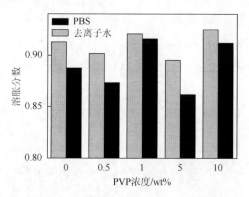

图4.9　不同pH的溶胀液对水凝胶平衡溶胀比　　图 4.10　水凝胶样品 48 h 后的溶胀程度
　　　　　的影响

二次溶胀，48 h 后可以达到最大溶胀度的 85%以上。而 240 h 后样品的溶胀程度在 98%以上。PVA 水凝胶在植入人体后可在较短时间内通过溶胀达到所需要的尺寸，有助于患者的早期康复和功能锻炼[48]。

2. 在渗透溶液中的溶胀

高含量带电蛋白多糖引起的高渗透压和外力的存在影响承重关节组织的水化。臀部和膝盖中组织的溶胀压在 0.3～2.5 atm 之间，椎间盘能达到 3.5 atm。目前大部分体外研究以 PBS 为溶胀液，但是 PBS 不能复制承重关节的溶胀压。PBS 中的小分子导致生物材料迅速达到平衡。水凝胶的溶胀性能显著影响力学性能和其作为组织工程支架的能力，因此建立合适的体外模型考虑周围组织的溶胀压，模拟生物材料在体内环境中的行为至关重要。高分子溶液可以模拟体内承重关节中更典型的环境，即恒定的渗透压梯度。目前已经有研究采用高分子溶液研究软骨的溶胀性能。

为了模拟人体关节软骨中体液的渗透压，Holloway 等[49]将 PEG（平均分子量 20 000）溶于 PBS 溶液，配制了具有一定渗透压的溶胀介质。采用式（4.9）计算 PEG 的质量分数：

$$\Pi = RT\left(\frac{c_2}{M_2} + Bc_2^2 + Cc_2^2 + \cdots \right) \tag{4.9}$$

式中，c_2 为 PEG 的质量分数；Π 为关节软骨内体液的渗透压（0.95 atm），M_2 为聚合物分子量；R 为摩尔气体常量；T 为热力学温度；B、C 分别为由聚合物种类决定的常数。由式（4.9）可计算得，为达到 0.95 atm 的渗透压，1 L PBS 溶液中需加入 PEG 的质量为 92.3 g。

将冷冻-解冻 5 次制得的 PVA/PVP 水凝胶切割成 1 mm³ 的小立方体，装入透析袋，然后将其浸泡在配制的 PEG 溶液中，透析袋起到阻隔 PEG 大分子的作用。同时也测量水凝胶在 PBS 溶液中的溶胀作为对比，记录水凝胶最初的质量并与不同时间点的水凝胶的质量作比较，直至第 4 周。溶胀比定义为每个时间点水凝胶的质量与最初的质量之比。

从图 4.11 中可以看出，与在非渗透溶液相比，渗透介质的溶胀导致明显较低的平衡水化值。2 周后在非渗透溶液和渗透溶液中的溶胀比并无明显变化。开始低浓度 PVA 水凝胶收缩，而高浓度 PVA 水凝胶溶胀。溶于 PBS 溶液中的 20% PVA 水凝胶的溶胀比接近 1，而高浓度水凝胶溶胀，低浓度水凝胶显著收缩。同时，30%以下的水凝胶在 PEG 溶液中明显收缩。在整个研究中，30%和 35% PVA 水凝胶的溶胀比一直维持接近 1。在渗透溶液中的水凝胶的平衡水含量降低，说明了解用于体外测试的组织溶胀压模型很重要。根据盐溶液渗透压的传统理论，盐溶液的渗透压可以通过方程 $\Pi = iRTc_s$ 计算，c_s 表示溶质的摩尔浓度；i 表示范特霍夫因子或者溶液中溶质的物质的量，NaCl 为 2。根据这个方程可以计算出 PBS 有超过 7 atm 的渗透压。所以 PBS 溶液中的离子可以自由地进入水凝胶，迅速降低水凝胶和周围溶液间的渗透压。溶于 PEG 溶液中的高分子不能自由移动，且被透析袋隔绝开，以在整个溶胀研究期间保持较高的有效渗透压。这种区别说明水凝胶浸泡在 PBS 和 PEG 溶液中的溶胀行为有较大的差异。

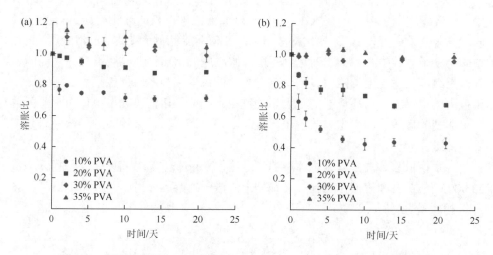

图 4.11　不同浓度的 PVA 水凝胶在 PBS（a）、PEG（b）溶液中的溶胀行为

　　曹翼[50]在对具有生物活性的多孔半降解 PVA-PLGA 水凝胶的研究中发现，水凝胶在 PEG 渗透压溶液中溶胀时，致孔剂的量和 PLGA 的量都不会对半降解水凝胶的溶胀性能产生很大的影响。但是通过 PEG 溶液和 PBS 溶液中溶胀的对比发现，PEG 溶液会显著减小半降解水凝胶的孔洞大小和孔隙率。

　　同时，Spiller 等[51]尝试将水凝胶体外植入小牛关节软骨，其溶胀比在 5 天内降低一半，与浸泡在 PEG 溶液中所得结果相似，表明由于具有渗透压梯度，可以用 PEG 溶液来检测水凝胶性能的变化，而不用进行昂贵的体内研究。研究表明 PEG 溶液可以作为接近天然组织渗透压的溶液来阐释潜在生物材料的溶胀行为。尽管该模型还存在很多的局限性，但它成功揭示了水凝胶在渗透环境中的显著变化。如果潜在的植入物和水凝胶在渗透环境溶胀行为相似，则在 PEG 溶液中进行溶胀研究。

参 考 文 献

[1]　吴季怀，林建明，魏月琳，等. 高吸水保水材料[M]. 北京：化学工业出版社，2005，1-12.

[2]　Tanaka T，Sun S T，Hirokawa Y，et al. Mechanical instability of gels at the phase transition[J]. Nature，1987，325（6107）：796-798.

[3]　Sekimoto K，Kawasaki K. Elastic instability of gels upon swelling[J]. Journal of the Physical Society of Japan，1987，56（9）：2997-3000.

[4]　Panyukov S，Rabin Y. Microstructure and phase diagrams of polymer gel[J]. Physica A-Statistical Mechanics & Its Applications，1998，249（1-4）：239-244.

[5]　Panyukov S，Rabin Y. Polymer gels：Frozeninhomogeneities and density fluctuations[J]. Macromolecules，1996，29（24）：7960-7975.

[6]　Hwa T，Kardar M. Evolution of surface patterns on swelling gels[J]. Physical Review Letters，1988，61（1）：106.

[7]　Sekimoto K，Suematsu N，Kawasaki K. Spongelike domain structure in a two-dimensional model gel undergoing the volume phase transition[J]. Physical Review A，1989，39（9）：4912.

[8]　Suzuki A，Yamazaki M，Kobiki Y. Direct observation of polymer gel surfaces by atomic force microscopy[J]. Journal of Chemical Physics，1996，104（4）：1751-1757.

[9]　Suzuki A，Yamazaki M，Kobiki Y. Quasielastic light scattering study of the formation of inhomogeneities in gels[J]. Journal of Chemical Physics，1992，97（5）：3808-3812.

[10]　Matsuo E S，Orkisz M，Sun S T，et al. Origin of structural inhomogeneities in polymer gels[J]. Macromolecules，1994，27（23）：6791-6796.

[11]　Hecht A M，Duplessix R，Geissler E. Structural inhomogeneities in the range 2.5-2500 .ANG. in polyacrylamide gels[J]. Macromolecules，1985，18（11）：2167-2173.

[12]　Hsu T P，Ma D S，Cohen C. Effects of inhomogeneities in polyacrylamide gels on thermodynamic and transport properties[J]. Polymer，1983，24（10）：1273-1278.

[13]　Hirotsu S. Softening of bulk modulus and negative Poisson's ratio near the volume phase transition of polymer gels[J]. Journal of Chemical Physics，1991，94（5）：3949-3957.

[14]　张金凤. γ 辐照 PVA 基水凝胶关节软骨修复材料的制备和性能研究[D]. 南京：南京理工大学，2009.

[15]　彭艳. PVP/PVA 复合水凝胶人工髓核的制备与性能研究[D]. 南京：南京理工大学，2010.

[16]　Achilleos E C，Prud'homme R K，Christodoulou K N，et al. Dynamic deformation visualization in swelling of polymer gels[J]. Chemical Engineering Science，2000，55（17）：3335-3340.

[17]　Ganji F，Vasheghani-Farahani S，Vasheghani-Farahani E. Theoretical description of hydrogel swelling: A review[J]. Iranian Polymer Journal，2010，19（5）：375-398.

[18]　Vervoort S，Patlazhan S，Weyts J，et al. Solvent release from highly swollen gels under compression[J]. Polymer，2005，46（1）：121-127.

[19]　Wallmersperger T，Witte F K，D'Ottavio M，et al. Multiscale modeling of polymer gels-chemo-electric model versus discrete element model[J]. Mechanics of Composite Materials & Structures，2008，15（3-4）：228-234.

[20]　Hüther A，Xu X，Maurer G. Swelling of n-isopropyl acrylamide hydrogels in water and aqueous solutions of ethanol and acetone[J]. Fluid Phase Equilibria，2004，219（2）：231-244.

[21]　Ehlers W. Foundations of multiphasic and porous materials[A]. In：Ehlers W，Bluhm J. Porous Media：Theory，Experiments and Numerical Applications[M]. Berlin：Springer-Verlag，2002：3-86.

[22]　Wallmersperger T，Kröplin B，Holdenried J，et al. Coupled multi-field formulation for ionic polymer gels in electric fields[A]. In：Bar-Cohen Y. Smart Structures and Materials 2001：Electroactive Polymer Actuators and Devices[C]. SPIE Proceedings，2001，4329：264-275.

[23]　Wallmersperger T，Kröplin B，Gülch W R. Coupled chemo-electromechanical formulation for ionic polymer gels-numerical and experimental investigations[J]. Mechanics of Materials，2004，36（5-6）：411-412.

[24]　Johnson K L. Contact Mechanics[M]. Cambridge：Cambridge University Press，1985.

[25] Li H, Ng T Y, Yew Y K, et al. Modeling and simulation of the swelling behavior of pH-stimulus-responsive hydrogels[J]. Biomacromolecules, 2005, 6 (1): 109-120.

[26] Lai W M, Hou J S, Mow V C. A triphasic theory for the swelling and deformation behaviors of articular cartilage[J]. Journal of Biomechanical Engineering, 1991, 113 (3): 245-258.

[27] Gu W Y, Lai W M, Mow V C. A mixture theory for charge-hydrated soft tissues containing multi-electrolytes: passive transport and swelling behaviors[J]. Journal of Biomechanical Engineering, 1998, 120 (2): 169-181.

[28] Sun D N, Gu W Y, Guo X E, et al. A mixed finite element formulation of triphasic mechano-electrochemical theory for charged, hydrated biological soft tissues[J]. International Journal for Numerical Methods in Engineering, 1999, 45 (10): 1375-1402.

[29] Park G S. The glassy state and slow process anomalies[A]. In: Crank J, Park G S. Diffusion in Polymers[M]. New York: Academic Press, 1968.

[30] Bajpai A K, Shukla S K, Bhanu S, et al. Responsive polymers in controlled drug delivery[J]. Progress in Polymer Science, 2008, 33 (11): 1088-1118.

[31] Singh J, Weber M E. Kinetics of one-dimensional gel swelling and collapse for large volume change[J]. Chemical Engineering Science, 1996, 51 (19): 4499-4508.

[32] Li Y, Tanaka T. Kinetics of swelling and shrinking of gels[J]. Journal of Chemical Physics, 1990, 92 (2): 1365-1371.

[33] Crank J, Park G S. Diffusion in high polymers[J]. Transaction of the Faraday Society, 1951, 47: 1072-1084.

[34] Joshi S, Astarita G. Diffusion-relaxation coupling in polymers which show two-stage sorption phenomena[J]. Polymer, 1979, 20 (4): 455-458.

[35] Mazich K A, Rossi G, Smith C A. Kinetics of solvent diffusion and swelling in a model electrometric system[J]. Macromolecules, 1992, 25 (25): 6929-6933.

[36] Ganji F, Vasheghani-Farahani E. Hydrogels in controlled drug delivery systems[J]. Iranian Polymer Journal, 2009, 18 (1): 63-88.

[37] Siepmann J, Peppas N A. Modeling of drug release from delivery systems based on hydroxypropyl methylcellulose (HPMC) [J]. Advanced Drug Delivery Reviews, 2001, 48 (2-3): 139-157.

[38] Wang J, Wu W, Lin Z. Kinetics and thermo-dynamics of the water sorption of 2-hydroxyethyl methacrylate/styrene copolymer hydrogels[J]. Journal of Applied Polymer Science, 2008, 109 (5): 3018-3023.

[39] Dengre R, Bajpai M, Bajpai S K. Release of vitamin B_{12} from poly(N-vinyl-2-pyrrolidone)-crosslinked polyacrylamide hydrogels: A kinetic study[J]. Journal of Applied Polymer Science, 2000, 76 (11): 1706-1714.

[40] Bartil T, Bounekhel M, Cedric C, et al. Swelling behavior and release properties of pH-sensitive hydrogels based on methacrylic derivatives[J]. Acta Pharmaceutica, 2007, 57 (3): 301-314.

[41] Berens A R, Hopfenberg H B. Diffusion and relaxation in glassy polymer powders. 2. Separation of diffusion and relaxation parameters[J]. Polymer, 1978, 19 (5): 489-496.

[42] Peppas N A, Sahlin J J. A simple equation for the description of solute release. III. Coupling of diffusion and relaxation[J]. International Journal of Pharmaceutics, 1989, 57 (2): 169-172.

[43] Isik B. Swelling behavior of acrylamide-2-hydroxyethyl methacrylate hydrogels[J]. Turkish Journal of Chemistry, 2000, 24 (2): 147-156.

[44] Pan Y S, Xiong D S, Ma R Y. Investigation of swelling characteristics of poly (vinyl alcohol) hydrogel in different swelling media[J]. ICAFPM2005, 2005, 10: 96-99.

[45] Pan Y S, Xiong D S, Chen X L. Mechanical properties of nanohydroxyapatite reinforced poly(vinyl alcohol) gel

composites as biomaterial[J]. Journal of Materials Science，2007，42（13）：5129-5134.

[46]　Shi Y，Xiong D S. Microstructure and friction properties of PVA/PVP hydrogels for articular cartilage repair as function of polymerization degree and polymer concentration[J]. Wear，2013，305（1-2）：280-285.

[47]　彭艳. PVP/PVA 复合水凝胶人工髓核的制备与性能研究[D]. 南京：南京理工大学，2010.

[48]　Gong J P，Osada Y. Gel friction：A model based on surface repulsion and adsorption[J]. Journal of Chemical Physics，1998，109（18）：8062.

[49]　Holloway J L，Spiller K L，Lowman A M，et al. Analysis of the *in vitro* swelling behavior of poly(vinyl alcohol) hydrogels in osmotic pressure solution for soft tissue replacement[J]. Acta biomaterialia，2011，7（6）：2477.

[50]　曹翼. 多孔半降解 PVA/PLGA 关节软骨修复水凝胶的制备和性能研究[D]. 南京：南京理工大学，2013.

[51]　Spiller K L，Laurencin S J，Lowman A M. Characterization of the behavior of porous hydrogels in model osmotically-conditioned articular cartilage systems[J]. Journal of Biomedical Materials Research Part B：Applied Biomaterials，2009，90B（2）：752-775.

第5章 水凝胶关节软骨的力学性能

5.1 水凝胶力学行为的基本理论

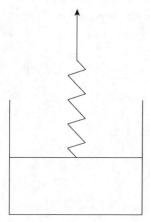

图 5.1 Maxwell 模型

外力作用于聚合物固体使其形变，所做功的一部分以热的形式耗散掉，另一部分以弹性能的形式存储于材料的内部，且能回收，这种行为就是人们熟知的黏弹性。当聚合物承受正弦振荡应力时，应变既不是与应力严格同相，也不是相位相差 90°，而是处于两者之间。黏弹特性的力学行为主要表现为材料的蠕变、应力松弛和动态力学行为。

关于黏弹性，目前比较经典的力学模型主要有以下 3 种形式。

（1）Maxwell 模型[1-5]。该模型如图 5.1 所示，由一个弹性系数为 E 的弹性元件和一个黏性系数为 η 的黏性元件串联而成。

若令 σ、σ_E 和 σ_η 分别为模型的总应力、弹性元件的应力和黏性元件的应力；ε、ε_E 和 ε_η 分别为总应变、弹性元件的应变和黏性元件的应变，则显然有

$$\sigma = \sigma_E = \sigma_\eta \; ; \quad \varepsilon = \varepsilon_E + \varepsilon_\eta \tag{5.1}$$

而弹性元件和黏性元件的本构方程分别为

$$\sigma_E = E\varepsilon_E \tag{5.2}$$
$$\sigma_\eta = \eta\varepsilon_\eta$$

黏性元件的应变率 $\dot{\varepsilon}_\eta = \mathrm{d}\varepsilon_\eta / \mathrm{d}t$。所以 Maxwell 模型的本构方程为

$$\frac{\dot{\sigma}}{E} + \frac{\sigma}{\eta} = \dot{\varepsilon} \tag{5.3}$$

用这个模型可以解释应力松弛现象。即令 ε = 常数，则 $\dot{\varepsilon} = 0$，设 $t = 0$ 时，$\sigma = \sigma_0$，则很容易得到：

$$\sigma = \sigma_0 \exp\frac{-E}{\eta}t = \sigma_0 \exp\left(\frac{-t}{\tau}\right) \tag{5.4}$$

式中，$\tau = \eta / E$，是由模型本身物理性质所决定的特征时间常数，即松弛时间。式（5.4）表明，在常应变下，应力将随时间以指数形式衰减。

Maxwell 模型的局限性是明显的。首先，它不能反映蠕变行为。因为应力恒定时，$\dot{\sigma}=0$。由式（5.3）得到 $\sigma=\eta\dot{\varepsilon}$。这是黏性流体的本构方程。其次，它只能在一个松弛水平上（即只能用一个指数衰减项）反映应力松弛。而实际材料的黏弹性行为有连续的松弛时间谱。

（2）Voigt Kelvin 模型[1-5]。该模型如图 5.2 所示，与 Maxwell 模型相反，它是由一个黏性元件与一个弹性元件并联而成的。

这时有

$$\sigma=\sigma_E+\sigma_\eta;\quad \varepsilon=\varepsilon_E=\varepsilon_\eta \qquad (5.5)$$

故它的本构方程为

$$\sigma=E\varepsilon+\eta\dot{\varepsilon} \qquad (5.6)$$

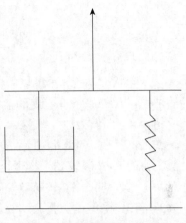

图 5.2　Voigt Kelvin 模型

Voigt Kelvin 模型可以反映蠕变行为。当应力恒定，即保持 $\sigma=\sigma_0$ 时，式（5.6）积分得

$$\varepsilon=\frac{\sigma_0}{E}\left(1-\exp\frac{-E}{\eta}t\right)=\frac{\sigma_0}{E}\left(1-\exp\frac{-t}{\tau'}\right) \qquad (5.7)$$

式中，$\tau'=\eta/E$ 为延迟时间，或不加以区别，也称松弛时间（$\tau'=\tau$）。显然，这时应变随时间以指数形式增加。

Voigt Kelvin 模型的局限性正好与 Maxwell 模型相反，即它不能反映应力松弛。因为当 $\varepsilon=$ 常数，$\dot{\varepsilon}=0$ 时，它的本构方程变成弹性方程 $\sigma=E\varepsilon$。另外，它也只能以一个松弛时间反映蠕变行为。

（3）标准线性固体模型。标准线性固体是上述两个模型的简单组合，如图 5.3 所示。采用上述类似的方法，可以导出它的本构方程：

$$(1+E_1/E_2)\sigma+(\eta/E_2)\dot{\sigma}=E_1\varepsilon+\eta\dot{\varepsilon} \qquad (5.8)$$

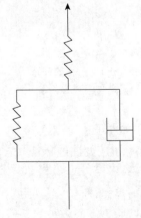

图 5.3　标准线性固体模型

容易证明，当 $\sigma=$ 常数 时，它简化为式（5.6），而当 $\varepsilon=$ 常数，它演变为式（5.3）可见，它确实既能反映蠕变，也能反映应力松弛。但也如同上述两个模型一样，它只能在一个松弛时间的水平反映材料的黏弹性行为。

5.2　水凝胶力学行为的基本特点

从形状上来看，关节软骨修复材料的应力-应变曲线与天然软骨类似，有一定的曲率，在外界条件一定的情况下，曲率的大小与材料自身性质有关。如图 5.4 所示，在一定范围内，随着冷冻-解冻循环次数的增加，应力-应变曲线的曲率逐渐增大，从图 5.4（b）所示的拉伸模量-应变图中也可以看出这一点。冷冻-解冻法制得的 PVA 凝胶属于物理交联凝胶，分子链间通过氢键和微晶区（即物理交联点）形成三维网络。冷冻-解冻次数主要影响氢键的数量，随着冷冻-解冻循环次数的增加，氢键的数量会明显增加，因为低温下分子链的运动被冻结，分子链之间可以有更充分的时间来形成氢键，因此交联度也随之增加，从而使水凝胶试样的拉伸也变得相对困难。

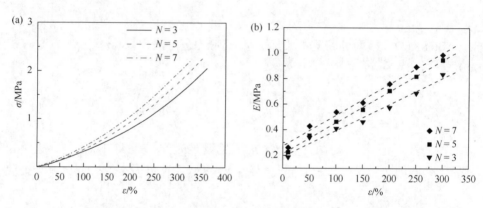

图 5.4　（a）不同冷冻-解冻循环次数下，同种 HA-PVA 复合水凝胶应力与应变的关系；（b）不同冷冻-解冻循环次数下，同种 HA-PVA 复合水凝胶拉伸模量与应变的关系[6]

除了交联度以外，应力-应变曲线的形状还与含水量、添加粒子量等因素有关。天然关节软骨和上述软骨修复材料之所以具有这样独特的应力-应变曲线特征，是因为它们自身的双相性。

本章所讨论的几种典型的关节软骨修复材料均为多孔的黏弹性材料，其组织间隙中充满着液体，均属于凝胶类软骨修复材料。在受拉伸应力下间隙扩大，液体流入，压缩时则液体被挤出，可起到润滑作用。软骨所受应力影响着其中的流体含量，而流体含量又影响着材料的力学性质，因此问题的分析就复杂了。下面以聚乙烯醇水凝胶关节软骨修复材料为例具体讨论其黏弹性力学性能。

对聚乙烯醇水凝胶进行的循环加载-卸载试验表明，它具有明显的滞后环。图 5.5 分别显示了聚乙烯醇水凝胶第一次加载-卸载及第二次加载-卸载过程中的应力-应变关系。同时，受压试验表明，它具有明显的应力松弛现象，并且能在短时间内迅速松弛，这是因为在压力下液体被迅速挤出。

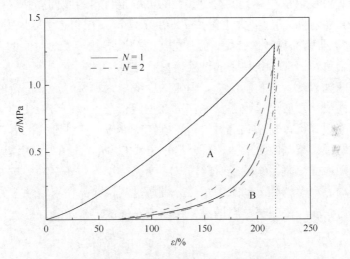

图 5.5　循环加载-卸载过程中的应力-应变关系

（1）蠕变行为。如果将一个固定的剪切应力 σ 施加于黏弹材料，其剪切应变 γ 就具有了如图 5.6 所示的时间依赖性。随时间而变化的剪切应变和施加应力的比率为蠕变柔量 $J(t)$。如果在较长时间段内测试 $J(t)$，则在较短时间和长时间内 $J(t)$ 不随时间而变化。在每一个很短的时间段内，应力作用的时标远远小于聚合物内分子运动的时标，系统仍保持在未松弛状态且蠕变柔量为 J_u。反之，在很长的时间内，完成分子重排的时间远远小于试验的时间尺度。因此，材料处于完全松弛

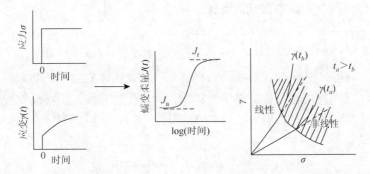

图 5.6　蠕变：当 $t=0$ 时施加恒定应力 σ，应变 γ 随时间发生变化，由此得出了蠕变柔量 $J(t)$ 随对数时间的变化情况，J_u、J_r 分别为未松弛和完全松弛状态下的蠕变柔量；从若干个等时点中，可以确定线性和非线性黏弹性行为区域，这些等时点并非从一次应力-应变试验中得到，而是从多次蠕变试验中得出的

状态，此时的蠕变柔量为 J_r。在实际中，改变温度易于改变频率。因此，在实际的试验中，通常是获得一系列等时线的数据，每条曲线代表在特定频率下所得到的数据。如果获得了一系列的等时线，则可确定材料的线性黏弹区。在线性黏弹区内，$J(t)$ 与所施加的应力大小无关 [即用于确定 $J(t)$ 的应力大小对 $J(t)$ 的值没有影响]。对于非线性黏弹性行为，施加的应力值会导致应变对时间的依赖性，这种应变只能通过在该应力条件下的试验值来确定[7]。

（2）应力松弛。对材料施加一恒定的应变，为了维持这一恒定的应变，则应力随时间而变化。应力松弛模量 $G(t)$ 为在恒定变形下应力与应变的比率。如前所述，在蠕变模式下，一系列等时线可以确定线性应力松弛行为的区域。与蠕变不同，非线性行为减慢应力松弛。在一定的区域内，$J(t)$ 和 $G(t)$ 互为倒数关系，特别是在短时间内或交联系统的长时间内[7]。

（3）动态力学特性。动态力学热分析通过测试样品在周期性应力（或应变）下变形的力学响应来获得材料的黏弹性和流变性的定量信息。总体输入和响应曲线如图 5.7 所示。在正弦测试模式下，通常的标志为动态复数模量 G^*，定义为

$$G^* = G' + \mathrm{i}G'' = \frac{\sigma^*}{\gamma} \tag{5.9}$$

式中，G' 为真实（弹性或储能）模量；G'' 为虚构（黏性或损耗）模量。这些定义用于剪切模式的测试。此时，G 为剪切模量；σ 为剪切应力；γ 为剪切应变。反之，同样的定义可用于一般的模式，此时为复数模量和复数柔量。

在动态模式测试中，如果应变为时间的周期性函数，其振幅和频率分别为 γ_m 和 ω，有

$$\gamma^* = \gamma_m \exp(\mathrm{i}\omega t) \tag{5.10}$$

同黏弹性的麦克斯韦尔元素类比，得

$$\frac{\mathrm{d}\gamma^*}{\mathrm{d}t} = \frac{1}{G}\frac{\mathrm{d}\sigma^*}{\mathrm{d}t} + \frac{\sigma^*}{G\theta} \tag{5.11}$$

式中，θ 为特征时间常数，$\theta = \eta/G$；G 与聚合物动力学有关而无实际物理意义，但是描述了类似物的模量；η 与聚合物的动力学黏度有关而无实际物理意义，但是描述了类似物的黏度。联立式（5.10）和式（5.11），可求解线性微分方程，并得到如下结果[8-11]：

$$\frac{\sigma^*}{\gamma^*} = \frac{G\omega^2\theta^2}{1+\omega^2\theta^2} + \mathrm{i}\frac{\omega\theta G}{1+\omega^2\theta^2} \tag{5.12}$$

或

$$\sigma^* = \sigma_m \exp(\mathrm{i}\omega t + \delta) \tag{5.13}$$

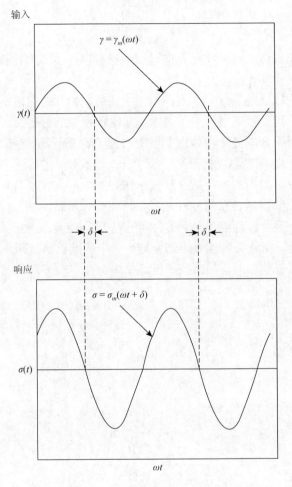

图 5.7　动态力学试验中典型的输入-响应曲线

式中，δ 为剪切应力偏移的相位角；σ_m 为应力振幅。因此，比较式（5.9）和式（5.12）有

$$G' = \frac{Gw^2\theta^2}{1-\omega^2\theta^2} \qquad (5.14)$$

和

$$G'' = \frac{Gw\theta}{1+\omega^2\theta^2} \qquad (5.15)$$

如果定义损耗模量和储能模量的比值为损耗因子（耗散因子），有

$$\frac{G''}{G'} = \frac{1}{\omega\theta} = \tan\delta \qquad\qquad (5.16)$$

式中，损耗因子 $\tan\delta$ 为在一次循环的过程中材料以热能形式耗散掉的能量和储存在材料中最大储能的比值。

　　在短时间或较低的温度下，聚合物处于玻璃态并且储能模量处于未松弛态。随着温度升高，可观察到材料的黏弹本质和储能模量的转变区。当温度进一步升高时，由于此时聚合物处于松弛态（橡胶态），又出现了储能模量 G' 的转变区。反之，损耗模量 G'' 随着温度的升高经历了一个最大值。G'' 是黏性对模量的贡献，在储能模量转变区的拐点处，黏度贡献达到最大值。

　　（4）滞后现象。试样在周期性加载-卸载下，卸载时的应力-应变曲线与加载时的这一曲线不重合，而是有一个滞后环出现（图 5.8），这种现象称为滞后现象。Kerin 等[12]认为，衡量关节软骨压缩损坏的一个标准就是：两个连续的循坏载荷下，滞后如果显著增加，说明出现了压缩损坏。

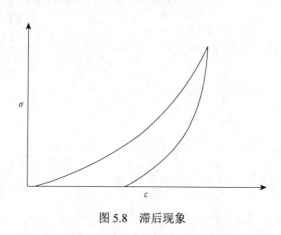

图 5.8　滞后现象

5.3　水凝胶力学性能测试

5.3.1　单向拉伸性能

　　拉伸测试通常在施加力之后的平衡状态或在恒定应变速率下进行。在恒定应变速率下进行拉伸测试，试样以恒定的应变速率变形，在某一采样率下测量拉伸应力。这一测试的应力-应变图显示一个非线性"前束"区域，此处胶原束变直。一旦胶原束全部变直，应变图进入一个接近线性的区域，表示这些胶原束的拉伸，这一线性区域的数据可用于计算拉伸杨氏模量[13-15]。用于拉伸测试的试样通常被切成厚 200~300 μm 的哑铃状，应变速率为 5 mm/min[16-18]。对于某些试样，在平衡状态或在恒定应变速率下获得的应力-应变曲线可能不是线性的［图 5.9（a）］，表明模量不是一个常数，而是应变或应力的函数［图 5.9（b）］[18, 19]。

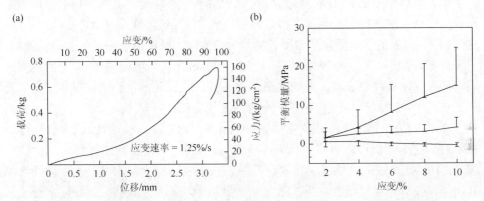

图 5.9　试样的拉伸测试数据：（a）恒定应变速率；（b）平衡模量与应变之间的关系[18, 19]

Treloar 求得的"应力-拉伸比"的关系为级数形式[20]：

$$
\begin{aligned}
f = NKT\left(\lambda - \frac{1}{\lambda^2}\right) &\left\{ 1 + \frac{3}{25n}\left(3\lambda^2 + \frac{4}{\lambda}\right) + \frac{297}{6125n^2}\left(5\lambda^4 + 8\lambda + \frac{8}{\lambda^2}\right)\right. \\
&+ \frac{12312}{2205000n^3}\left(35\lambda^6 + 60\lambda^3 + 72 + \frac{64}{\lambda^4}\right) \\
&\left.+ \frac{126117}{693(673750)n^4}\left(630\lambda^8 + 1120\lambda^5 + 1440\lambda^2 + \frac{1536}{\lambda} + \frac{1280}{\lambda^4}\right) + \cdots \right\}
\end{aligned}
\tag{5.17}
$$

黄光琳等[21]也对低温处理过的 PVA 水凝胶进行了单向拉伸试验，得到的应力-应变曲线显示，应变较大时，高斯理论曲线与试验所得曲线的偏差较大，而与 Treloar 曲线较为接近。

水凝胶的拉伸力学性能与含水量[38]、聚合物浓度、制备方式等一系列因素有关。

（1）含水量的影响。Yagi 等[22]用 DMSO 水溶液、PVA 粉末制备了混合物，并将这种混合物分别放置在-20℃和-85℃的温度下，制得两种不同的凝胶，并将这些凝胶浸泡在 0%～100%乙醇溶液中。对这些试样进行单向拉伸发现，对于同一温度，经不同乙醇溶液浸泡的试样，拉伸强度随乙醇溶液浓度的增加而增加；而对于经同样浓度的乙醇溶液浸泡后的试样，低温冷冻得到的样品的硬度比较高温度下冷冻所得样品高。而在乙醇浓度为 80%左右的区域，最大拉应力开始显著增大。将水凝胶浸泡在乙醇溶液中的最终目的是使其脱水，乙醇溶液的浓度越大，水凝胶的脱水程度就越高，因此，测定拉伸强度与浸泡水凝胶的乙醇溶液浓度的关系，实际上是为了测定水凝胶的强度与含水量之间的关系，试验结果显示，凝胶的含水量越低，强度就越高。

（2）聚合物浓度的影响。石雁[23]在对 PVA/PAAm IPN 水凝胶的单向拉伸性能测试中发现，水凝胶的拉伸强度和断裂伸长率随 AAm 含量的增加先升高后下降，这是因为 AAm 的加入提高了水凝胶的聚合物浓度，单位体积分子链的数量增加，分子链间距减小，有利于 PVA 的自交联及 PAAm 上的酰胺基与 PVA 上的羟基之间形成氢键，交联度提高，因此 PVA/PAAm IPN 水凝胶的拉伸强度升高。在引发剂的作用下，PVA 链与已发生聚合的 PAAm 发生部分共聚反应，在一定程度上增长了 PVA 的分子链，有利于提高 PVA/PAAm IPN 水凝胶的延展性，增大断裂伸长率。但 PAAm 水凝胶本身脆性较大，当 AAm 含量过高时，预聚合的 PAAm 浓度增加，IPN 水凝胶的脆性增大，从而降低了 PVA/PAAm IPN 水凝胶的拉伸强度，其断裂伸长率也明显减小。图 5.10 显示了 AAm 含量对 PVA/PAAm IPN 水凝胶的拉伸强度和断裂伸长率的影响。

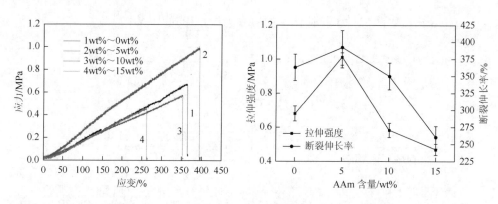

图 5.10　AAm 含量对 PVA/PAAm IPN 水凝胶的拉伸强度（a）和断裂伸长率（b）的影响

（3）水凝胶的拉伸性能除了与浓度有关之外，还与水凝胶的制备方式有关。毛立江等[24]对两种以不同方式制备的相同浓度的 PVA 水凝胶医用导管进行了拉伸试验，他们发现，加入 DMSO 后的水凝胶弹性模量较大，断裂功也增大，且两条应力-应变曲线的斜率变化趋势也显著不同：加入 DMSO 后的水凝胶曲线斜率随应变率的增加而减小，类似于橡胶的应力-应变曲线，而纯 PVA 水凝胶的曲线斜率则是随应变率的增大而增大，类似于天然关节软骨。由于 PVA-DMSO-H_2O 三元体系中，DMSO 对 PVA 有很好的溶解性，因此通过调节 DMSO 含量可以提高 PVA-DMSO 中 PVA 的含量，从而有效地提高弹性体的弹性模量。但是，DMSO 具有一定的毒性，因此不适于制备人工软骨。

5.3.2　单向压缩性能

压缩力学性能通常用三种方法测量：围限压缩、压凹和非围限压缩（图 5.11）。

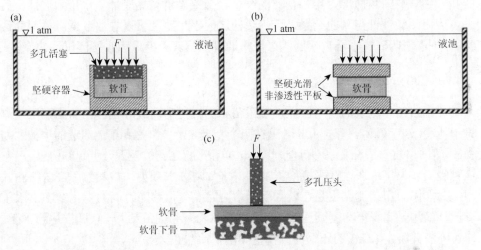

图 5.11　压缩测试类型示意图：（a）围限压缩；（b）非围限压缩；（c）压凹

1. 围限压缩

围限压缩测试通常用于软骨试样的体外性能，如水压渗透性和聚集（平衡）模量的测量（体外测试）[25-27]。围限压缩将圆柱形软骨试样置于管状容器内（其内径理论上与试样的直径一样）以阻止横向膨胀 [图 5.11（a）]。测试中软骨受到递增加载并测量随时间变化的位移（蠕变）及应力（应力松弛）。平衡位移/应力是软骨聚集模量的函数[28]。软骨达到平衡位移/应力所需时间受其水压渗透性、聚集模量和试样厚度影响。有许多因素可能影响这些力学性能。首先，软骨或人工软骨试样可能不完全符合围限压缩室的内径，导致初始的非线性[29, 30]。其次，多孔活塞的使用在压缩期间可以增加组织的抗性，导致测量的材料性能不同于真实情况[28]。最后，试样和室之间的摩擦也会影响测量结果[31]。

2. 压凹

另一种常用的压缩测试方法是压凹[32, 33]。压凹测试 [图 5.11（c）] 在仍与骨连接的软骨上原位进行，这种方法有应用于活体模型的潜力。在这一测试中，用多孔压头在软骨上施加递增载荷，测量位移随时间变化的情况。然后通过非线性最小二乘法用一个先验模型[33]拟合位移-时间数据。由此可以估算一系列参数如聚集模量、水压渗透性和泊松比。但是，压凹测试中大量的假设可能与实际情况不符，多孔压头可能增加组织抗性，软骨渗透率不是常数，且软骨不是均匀和各向同性的。

在 Mow 等于 1980 年发展两相理论[29]之前，通常使用一个弹性模型来拟合压凹测试中获得的数据[33]，用泊松比的一个近似值确定聚集模量和水压渗透性。后来，应用两相理论得到的结果显示，泊松比的不完整性可以导致数据降低差高达 200%[33]，表明需要小心考察这些来自早期研究的聚集模量和水压渗透性的值。

3. 非围限压缩

非围限压缩测试的使用已经不如压凹和围限压缩测试广泛。在非围限压缩测试中［图 5.11（b）］，理想上软骨是在两个完全光滑、刚性和不能渗透的平板之间受压。但是，这一情况几乎不可能，因为试样和平板之间的吸力会引起剪切应力[34]。这种吸力效果可以通过在平板间添加润滑剂如滑液来减小。与其他两类压缩测试相似，非围限压缩测试也是在软骨受递增力时测量位移随时间的变化情况。水压渗透性的测量和表征与围限压缩相似，间隙水沿着径向流动。一旦试样达到平衡，即可测量并确定 ECM 的压缩杨氏模量和泊松比[34]。

Jason A. Stammen 等对两组含水量分别为 75%和 80%的 PVA 水凝胶压缩样品，在应变率分别在 100%/min 和 1000%/min 的情况下进行单向压缩测试，在应变量为 10%～60%时，压缩弹性模量近似地由 1 MPa 增大到 18 MPa，在关节软骨的压缩模量范围之内[35]。随着 PVA 水凝胶应变量的增大，曲线的斜率也越来越大，这可能与水凝胶的类橡胶性有关。水凝胶较软，弹性很大，易于变形，因此压缩不会使其产生如同金属一样的断裂，而只会使其产生很大的形变。

马如银[36]对辐照交联的 n-HA/PVA 复合水凝胶材料进行了非围限压缩试验，应变率约为 30%/min，采用有限差分法分别计算复合水凝胶材料在应变量为 10%、20%、30%、40%、50%和 60%处的压缩切线模量，计算公式为

$$E_\varepsilon = \frac{\sigma_{\varepsilon+\Delta\varepsilon} - \sigma_{\varepsilon-\Delta\varepsilon}}{2\Delta\varepsilon} \tag{5.18}$$

式中，E_ε 为复合材料在应变量为 ε 时的拉伸模量；$\Delta\varepsilon$ 取 2%。

测试结果显示，所制得的 n-HA/PVA 复合水凝胶材料的压缩强度具有明显的应变相关性，服从指数函数的变化关系，体现出非线性力学行为。表 5.1 所示为 n-HA/PVA 复合水凝胶和天然关节软骨的压缩特征参数，应变量从 10%增大到 60%，压缩模量在 0.58～25.5 MPa 之间变化，部分处于天然关节软骨的模量范围之内，通过选择合适的制备工艺参数，可以获得与天然软骨压缩性能更为接近的复合水凝胶材料，弹性模量的匹配可以避免应力遮挡问题。

表 5.1　n-HA/PVA 复合凝胶材料与天然关节软骨的压缩切线模量、破坏应变和破坏应力的比较

材料	压缩模量/MPa	破坏应变/%	破坏应力/MPa
Blend hydrogel A[a]	0.58～11.9[f]	>60	>1.82
Blend hydrogel B[b]	0.92～20.6[f]	>60	>3.17
Blend hydrogel C[c]	1.05～23.8[f]	>60	>4.08
Blend hydrogel D[d]	1.15～30.2[f]	>60	>4.17
Blend hydrogel E[e]	1.01～25.5[f]	>60	>3.44
人体关节软骨	1.9～14.4[37]	30[38]	—

a. 0wt% n-HA, 0 kGy; b. 6wt% n-HA, 0 kGy; c. 6wt% n-HA, 50 kGy; d. 6wt% n-HA, 100 kGy; e. 6wt% n-HA, 150 kGy; f. 应变（mm/mm）：10%～60%。

5.3.3　剪切性能

剪切测试中，圆柱形软骨试样遭受扭转位移。对于小的扭转位移，试样体积和软骨内压力驱动的流体流动的变化均可以忽略，便于实现对人工软骨黏弹性的测量[39]。在平衡剪切测试中，试样遭受突然的恒定位移，剪切应力可以达到平衡值。此外，由于缺乏流体流动，达到这种平衡所需时间比拉伸和压缩测试（1000 s）短得多（10 s）。这一测试给出的归一化的应力松弛函数是瞬时剪切力与 $t = 0^+$ 时的初始剪切力之比，这被用于拟线性黏弹性（QLV）理论，以确定一定应变下软骨中出现的应力随时间的变化[40]。如果试样遭受连续位移，这一测试则用于通过计算平衡应力-应变图的斜率来确定平衡剪切模量［图 5.12（a）］。对于 0.03 及以上的剪切应变，应力应变数据是高度线性的；而为了推断 0.03 以下的应力-应变关系，使用二次方程比线性方程更加合适[41]。

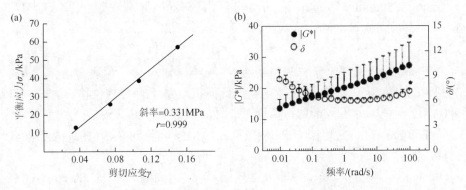

图 5.12　（a）平衡应力对剪切应变的影响；（b）复变剪切模量和损耗角随频率的变化

复变（动态）剪切模量表示剪切应力下人工软骨的综合刚度。这一参数可

以通过使试样产生一个足够小的正弦应变（0.00003～0.005，没有产生流体流动）来测量[42,43]。复变剪切模量有一个实部（即储能模量）和虚部（即损耗模量）（图 5.13）[40]。一方面，储能模量与正弦位移同相，与储存在 ECM 中应变能的数量成正比。另一方面，损耗模量与位移无关，与每次循环中消耗的应变能的数量成正比。复变剪切模量更合适表示动态活动如跑步和步行期间实际看到的剪切性能。重要的是，复变剪切模量是一个依赖于频率的量［图 5.12（b）］，文献报道的给定频率下的剪切模量值通常在 0.01～100 rad/s 的范围内[44,45]。

损耗角（图 5.13）描述了有多少复变模量归因于损耗模量，以及有多少归因于储能模量。90°的损耗角表示一种完全的黏性材料，而完全的弹性材料损耗角为0°。主要由胶原组成的材料的损耗角约 3.6°，表明胶原为一种非常有弹性的物质。同时，富含 PG 的材料有约 70°的损耗角[44]，表明 PG 主要负责软骨复变剪切模量的黏性部分。关节软骨的损耗角约为 15°，表明弹性胶原网络提供 ECM 大部分的剪切硬度。

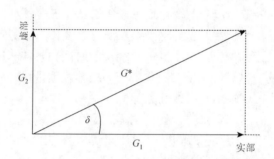

图 5.13　储能模量 G_1、损耗模量 G_2、复变剪切模量 G^* 和损耗角 δ 之间的关系

Jason A. Stammen 等研究了含水量分别为 75%和 80%的 PVA 水凝胶的剪切性能，关于其剪切模量，他们推导出了以下公式[35]：

$$G = \frac{\tau}{\gamma} = \frac{F_{\text{parallel}}}{A[\tan^{-1}(\Delta L / L)]} \qquad (5.19)$$

式中，F_{parallel} 为所记录的力；A 为剪切面的面积；ΔL 为相应的位移。从式（5.19）中可以看出，PVA 水凝胶的剪切模量不是固定不变的，而是随应变的增大而增大。应变量在 10%～60%之间时，剪切模量从 0.10 MPa 变化到 0.45 MPa，与天然软骨的剪切模量接近。

Bostan 等[46]制备了聚（甲基丙烯酸羟乙酯-co-丙烯酸）[P(HEMA-co-AA)]水凝胶，采用流变仪测量其动态剪切性能（图 5.14），并与天然关节软骨相比较，希望研制能够替代损伤关节软骨的材料。该材料的剪切性能测试结果如图 5.15 所示，HEMA 水凝胶的力学行为与天然软骨相差较大，但是 HEMA 5%AA 和 HEMA

25%AA 水凝胶的黏弹性行为与天然软骨类似。tanδ 小于 1，表明这种水凝胶是由永久性的网状结构构成的。

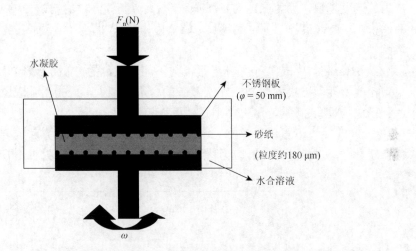

图 5.14　宏观剪切性能测试装置示意图

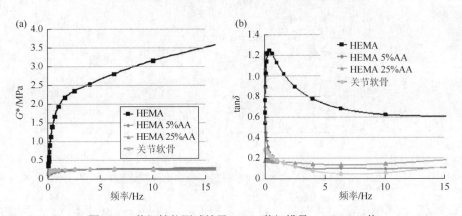

图 5.15　剪切性能测试结果：（a）剪切模量；（b）tanδ 值

5.3.4　应力松弛

对材料进行应力松弛试验是将材料试件置于应力松弛试验仪上，使试件产生一恒定的变形，测定试件所受应力随时间的衰减，研究材料的流变性能，也可以计算材料松弛时间的频谱。研究凝胶关节软骨修复材料的力学松弛行为，可以了解修复材料在拉伸和压缩情况下作为冲击载荷的吸收体的能量消耗方式，有助于分析凝胶修复材料的力的传导作用。这种试验也可在弯曲流变仪、扭转流变仪、压缩流变仪上进行。

　　冀冰等[45]认为，PVA 水凝胶髓核假体的应力松弛特性主要与溶胀比和初始 PVA 含量有关。试样的溶胀比越大，初始松弛模量越低，松弛时间越短，消散冲击力的速度越快，而溶胀比对 σ_∞ 的影响不大；髓核假体的初始 PVA 含量越大，初始松弛模量越高，松弛时间越长，髓体假体的 σ_∞ 越小，消散冲击力的速度和总量就越小。

　　Kobayashi 等[47]比较了人体半月板与不同含水量的 PVA 水凝胶人工半月板的应力松弛特性，结果发现，PVA 水凝胶的含水量越大，应力松弛现象越明显（即达到松弛的时间越短），与人体半月板更加相似。

　　Pan 等[6, 48-50]将 n-HA 与 PVA 水凝胶复合，利用不同的配方和工艺制得了一批关节软骨修复材料，并对其应力松弛性能作了对比，结果如图 5.16 所示。

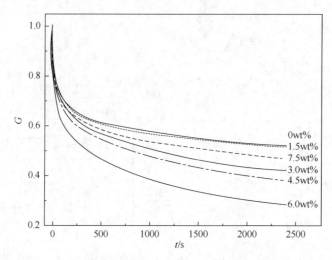

图 5.16　不同 HA 含量对复合材料归一化松弛模量的影响[51]

　　结果表明应力松弛与 n-HA 的含量有关，当初始应变量相同时，水凝胶复合材料的弛豫速率随复合凝胶中 n-HA 含量的增加呈现出先上升后下降的趋势，在 n-HA 含量为 6wt%时达到最大值；而归一化平衡松弛模量随 n-HA 含量的增加表现出先下降后上升的趋势，当 n-HA 含量为 6wt%对，归一化平衡松弛模量达到最小值。该水凝胶的应力松弛机理主要由以下两方面共同作用决定：①在初始松弛阶段，在拉伸和压缩应力的作用下，一方面复合材料的三维网格发生变形，导致网格内部大量的水分被迅速挤出，使得应力在短时间内迅速下降，另一方面 PVA 高分子链键长和键角的改变所引起的普通弹性形变在松弛初始阶段迅速恢复，导致模量快速下降，从而使得复合材料的松弛应力在较短时间内迅速下降；②在松弛的中后期阶段，一方面复合材料网格内部的自由水重新分配直至达到新平衡状态，另一方面 PVA 高分子链段发生相对运动和重排，这会导致复合材料的应力在较长时间内持续缓慢下降。

5.3.5　蠕变

蠕变试验的方法一般有以下几种：对材料试件施加恒定的拉力，以研究材料的拉伸蠕变性能；在专门的剪力仪中对材料施加恒定的剪力，研究材料的剪切蠕变性能；利用三轴仪，对材料试件施加轴向应力和静水压力，研究材料的单向或三向压缩蠕变性能；利用扭转流变仪，对材料试件施加恒定的扭力，研究材料的扭转蠕变性能；在梁形试件上施加恒定的弯矩，研究材料挠度蠕变性能等。

Silva 等[52]用 PVA 水凝胶制备了一种椎间盘假体，这种假体的内核部分为 PVA 含量为 30% 的水凝胶，外圈部分为 PVA 含量为 35% 的水凝胶。他们比较了这两个不同部分的压缩蠕变行为，结果显示[53]，液体损失和轴向形变具有良好的再现性，并且对渗透性建立了有限元模型，这个模型所得的曲线与蠕变应变较小时的试验结果几乎没有差别，而在应变较大时有些差别，但基本相似。Stammen 等[54]认为，水凝胶蠕变行为是由内部的液体从固体基质中流出造成的，这种材料黏弹性的产生机制是液体流动，而非固体基质，这与关节软骨相同。Machado 等[55]分别用辐射交联法和化学交联法制备了两组 PVAL 水凝胶，他们发现，对于同一浓度的辐射交联水凝胶，辐射剂量越大，水凝胶的蠕变模量越高；而对于同一浓度的化学交联水凝胶，交联剂用量越大，蠕变模量越高；且比较两种水凝胶制备方法，发现辐射交联水凝胶的蠕变模量普遍比化学交联水凝胶高。

曹翼[56]利用 PVA 水凝胶优良的力学性能和摩擦学性能及 PLGA 材料优良的生物活性，使用冷冻-解冻和盐滤的方法制备了多孔半降解 PVA/PLGA 水凝胶，使其除了具有良好的力学性能和摩擦学性能外，还具有一定的生物活性。他系统研究了该水凝胶的蠕变性能，得出以下结论：致孔剂量的增多会导致半降解水凝胶抗蠕变性能下降，体外培养 4 周后仍然表现相同规律；PLGA 微球的增多会增大水凝胶的抗蠕变性，但是经历 4 周的体外培养后出现相反的规律。

5.3.6　动态力学性能

Krumova 等[57]利用环己二异氰酸酯溶液对 PVA 进行交联，得到了一系列交联度的 PVA 水凝胶。他们对不同交联度的 PVA 水凝胶进行了动态力学性能测试，分别得到了 E'、E'' 和 tanδ 的温度图谱，如图 5.17 所示。

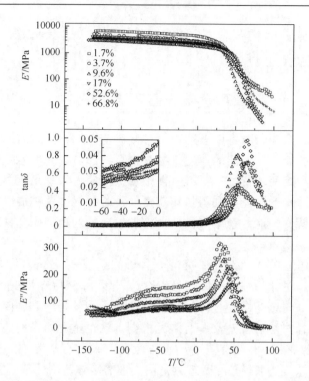

图 5.17　不同交联度的 PVA 水凝胶的储能模量、损耗模量、损耗正切值的温度图谱

从图 5.17 中的 tanδ-温度图谱中，可以在各条曲线中明显地看到强烈的 α 峰，而在–40℃左右还可以看到微弱的 β 峰。从损耗模量-温度图谱中，可以较明显地看到 β 松弛。Krumova 等[57]认为水凝胶的这种 β 松弛是由于水分子的存在促进了羟基的运动。而 α 松弛则与玻璃化转变温度有着密切的关系：随着温度的升高，分子链的微布朗运动解冻，聚合物开始发生玻璃化转变，同时产生了 α 松弛。

凝胶的动态力学性能是非常敏感的，会受到一些因素如交联等的影响。而对于凝胶复合材料来说，动态力学性能不仅与结晶度有关，而且和与其复合的材料也有着很大的关系。

（1）交联度对凝胶动态力学性能的影响。Krumova 等[57]在对他们交联得到的 PVA 水凝胶进行的动态力学性能的测试中，还得到了在 tanδ-温度图谱中，α 松弛的强度与交联度之间的关系。他们发现，损耗正切值随着 PVA 交联的增大而增大，当交联度达到 55%左右时损耗正切值达到一个最大值，随后发生回落。

梁国眉等[58]用动态黏弹仪（DVE）测量交联 PVA 的动态力学性能，发现非晶链段运动（玻璃化转变）所引起的损耗峰（α 峰）随着交联度的增大向高温方向移动；同时，tanδ-温度图谱还存在晶区内链段运动或晶相缺陷区局部运动的 β 损耗峰，其峰高也是先升高再降低。

虽然产生 α 松弛和 β 松弛的原因有所不同,但是 Krumova 等[57]和梁国眉等[58]对于这两种峰相似的变化趋势却有着相似的解释。Krumova 等认为交联度的增大可能引起了结晶度的下降,进而使无定形相发生均化,使得网络中的聚合体链能够更好地排列,而当交联度增大到一定程度时,反而限制了聚合体链的运动,使得松弛强度减小。梁国眉等同样认为上述两种因素对晶区内链段运动状态的复合作用造成了 β 峰强度随交联度的变化趋势。

在很多文献中提到[59-63],用增加交联剂浓度的方法来提高水凝胶的交联度。交联剂的增加,可以提高材料的机械强度、提高网络的玻璃化转变温度。但是交联剂的增加同时也会产生小规模的不均匀性,从而导致交联度下降。

(2)填充物对凝胶动态力学性能的影响。为了提高水凝胶的力学性能,经常在其中加入一些无机填充物。在 PVA 水凝胶中,就曾添加过 CDs[64]、黏土[65]等无机填充物,形成了 PVA 基的纳米复合水凝胶。

Peng 等[66]制备了一种 PVA/SiO$_2$ 纳米复合材料,并用 DMA 测得了不同 SiO$_2$ 含量的凝胶的动态力学性能。他们发现,在 PVA 水凝胶的储能模量-温度曲线中,有两个下降阶段,一个是在玻璃化转变温度附近,另一个则是在 115℃ 附近。第一个下降阶段与玻璃化转变有关,而第二个下降阶段则涉及 PVA 的软化过程。加入 SiO$_2$ 之后,随着所加 SiO$_2$ 量的增加,第二个下降阶段的降幅逐渐变弱,直至没有降幅。Peng 等认为,这是因为在 SiO$_2$ 含量较低时,复合 PVA 水凝胶的力学性能主要依赖于 PVA 水凝胶(以弹性为主),而在 SiO$_2$ 含量较高时,其力学性能则主要依赖于 SiO$_2$(以刚性为主)。

他们还发现,PVA 的 tanδ 曲线中存在着一个主峰和一个侧峰。主峰的产生是由于玻璃化转变,而侧峰的产生是由于分子链的滑动。随着 SiO$_2$ 含量的增加,对分子链滑动的阻碍作用也会增加,因此侧峰的强度越来越小。

Pan 等[49]研究了 n-HA/PVA 凝胶复合材料在振动频率为 1 Hz 时的储能模量和损耗模量随 n-HA 含量的变化规律。他们发现该复合材料的储能模量和损耗模量随 n-HA 含量的增加均呈现出先上升后下降的趋势,当复合材料中 n-HA 的含量达到 6%时,凝胶复合材料的储能模量和损耗模量达到最大值。与此同时,在所有不同 n-HA 含量的复合材料中,储能模量远远大于损耗模量,二者之间大约相差 1～2 个数量级。这表明在复合材料的结构中,材料的弹性特性处于主导地位。

由此可见,复合粒子的加入,对水凝胶动态力学性能的影响是非常大的。一方面,复合粒子自身的力学性能,在很大程度上影响着复合水凝胶的力学性能;另一方面,复合粒子对水凝胶分子链运动的影响,也对其动态力学性能有着一定的影响。

另外,Hernández 等[67]还测得了 T = 20℃时不同浓度 PVA 水凝胶的储能模量-

频率谱，如图 5.18 所示。频率谱显示，随着频率的升高，PVA 水凝胶的储能模量有微弱的增大趋势。而且可以明显看出，储能模量随着 PVA 含量增加而显著增大。

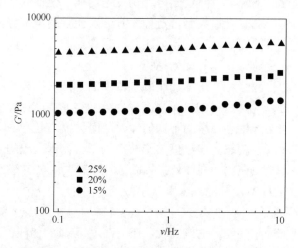

图 5.18　不同 PVA 含量的水凝胶的储能模量-频率谱

5.4　增强水凝胶关节软骨力学性能的方法

用于软骨修复的人工软骨的力学性能应该与天然关节软骨相匹配。如上所述，软骨的力学性能差别很大，且依赖于供体物种和年龄，以及关节位置和试样方向。同样地，人工软骨的力学性能应该根据特定的植入位置进行不同定义和确定。另外，人工软骨的力学性能在治愈过程中并不是恒定的，而是随着组织的再生和支架的降解动态变化。因此，开发能匹配天然关节软骨力学性能的工程功能性软骨极为艰难，迄今，工程软骨的机械性能在很大程度上都不如天然软骨[51]。以下介绍几种提高工程软骨力学性能的方法或技术。

1. 纳米复合水凝胶

纳米复合改性主要指将 GO[68-70]、黏土[71, 72]、HA[73, 74]、碳纳米管[75]、微凝胶[76]等纳米片状材料或纳米颗粒分散在水凝胶基体中形成纳米复合材料，以改善水凝胶的性能。纳米复合物可以与基体共混形成，也可以原子聚合形成，这些纳米材料表面与水凝胶中的高分子链发生吸附作用或者直接化学键合来增强水凝胶强度。纳米颗粒拥有很强的表面活性和很大的比表面积，容易聚集成团，很难在基体中分散均匀，从而达不到改性的效果，因此该类复合材料的制备方法是复合的关键。

　　图 5.19 为 PVA/GO 复合水凝胶的结构示意图，从图 5.19 中可以看出，GO 片层上存在着大量的含氧官能团，如羟基、羧基和环氧基等，这些官能团很容易与 PVA 链上的羟基形成氢键。在反复冷冻-解冻凝胶化的过程中，分散在 PVA 基质中的 GO 片层可以充当物理交联点，促进 PVA 分子链之间的交联，从而增大水凝胶的力学强度。如图 5.20 所示，随着 GO 含量的增加，PVA/GO 复合水凝胶的拉伸强度和压缩强度均呈出先升高后下降的趋势，这是由于 GO 片层表面或边缘的亲水含氧基团大大增加了 PVA/GO 复合水凝胶的亲水性，导致水凝胶含水量增加，一定程度上会降低其力学强度。

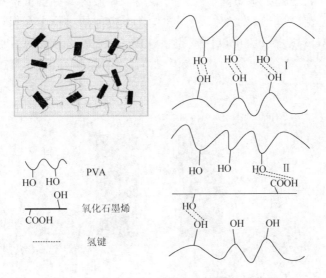

图 5.19　PVA/GO 复合水凝胶的结构示意图[68]

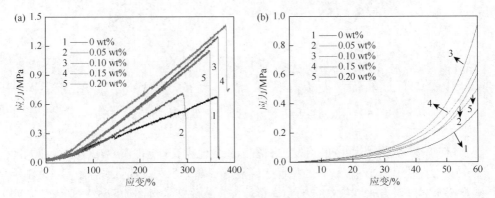

图 5.20　（a）PVA/GO 复合水凝胶的拉伸应力-应变曲线；
（b）PVA/GO 复合水凝胶的非围限压缩应力-应变曲线

2. 双网络水凝胶

2003 年，北海道大学的龚剑萍教授首次报道了一种双网络高强度水凝胶[77]，在制备过程中先合成聚电解质网络聚（2-丙烯酰胺基-2-甲基丙磺酸）（PAMPS），然后在 AAm 溶液中浸泡吸收形成第二层网络的聚合单体，最后引发第二层网络的聚合反应形成双网络水凝胶。第一层网络为高化学交联度的脆的水凝胶网络，第二层网络为低化学交联度的柔软的水凝胶网络。图 5.21 所示为双网络水凝胶拉伸过程中能量耗散的示意图，从图 5.21 中可以看出，由于第一层网络的脆性，在拉伸的过程中该层网络会发生破裂以耗散外界施加的能量，而第二层网络由于化学交联度低，网络柔软可拉伸，在拉伸的过程中会保持完好，这样从宏观上看双网络水凝胶可以保持完整。PAMPS/PAAm 双网络水凝胶的含水量为 60%～90%，断裂应力为几到数十兆帕，并表现出极低的摩擦系数和优异的耐磨性。

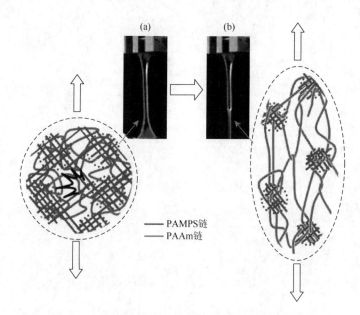

图 5.21　双网络水凝胶拉伸过程中能量耗散的示意图[78]

Li 等[79]受双网络凝胶的启发，制备了包含化学交联的 PVA/PEG 水凝胶。随着 PEG 含量的增加，水凝胶的拉伸强度显著提高。另外，引入化学交联 PEG 网络使得水凝胶具有形状记忆行为和自愈性能，其原理示意图如图 5.22 所示。双网络水凝胶的自愈能力来自于 PVA 侧链上羟基之间的链间氢键。在 PVA/PEG 水凝胶发生形变时对其进行冷冻-解冻处理，水凝胶的变形状态可以被固定，因为 PVA

发生结晶，形成的微晶区充当交联点，从而使得物理网络结构增强；加热水凝胶，使得微晶区融化，破坏网络结构，水凝胶就可以恢复初始形状。

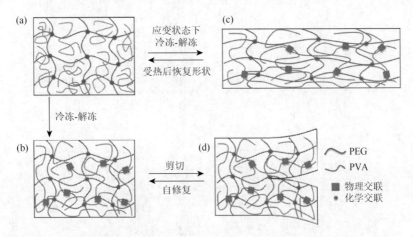

图 5.22　PVA/PEG 双网络水凝胶形状记忆行为和自愈性能的原理示意图

3. 离子交联水凝胶

尽管双网络水凝胶很好地解决了水凝胶的力学性能问题，但是第一层网络是化学交联，其破裂耗散能量的过程是不可逆的，第一次耗散能量后强度有很大的降低，耐疲劳性能较差[77]。为了解决这一问题，引入了离子交联水凝胶，即在水凝胶网络中存在离子与配体之间的配位键交联区域，配位交联点在遭受外界施加的应力后发生断裂来耗散能量从而大大提高水凝胶的力学性能。由于这种离子交联是动态可逆的，水凝胶的耐疲劳性能得到显著改善。配位键类型很多，近年来研究比较多的主要是钙离子-羧酸根[80]、铁离子-羧酸根[81]等，而羧酸根的来源也基本上以海藻酸钠及丙烯酸类聚合物为主。

2012 年，哈佛大学的锁志刚教授报道了一种含"拉链键"的高拉伸、高韧性的杂化水凝胶，其示意图如图 5.23 所示[80]。这种水凝胶可以看成是由离子和共价交联的藻酸盐/聚丙烯酰胺双网络水凝胶，其特点在于钙离子和羧酸根离子之间形成动态可逆的配位交联，在水凝胶受到拉伸作用时，海藻酸盐网络逐渐断裂，而聚丙烯酰胺网络保持完整，卸载后离子交联可以重新形成，使得内部损伤能够愈合。尽管含水量高达约 90%，但这种双网络水凝胶可以拉伸至超过其原始长度的 20 倍，且断裂能为约 9000 J/m^3，比天然软骨高 9 倍，并且还有对缺口的不敏感性，表现出优异的力学性能。

Lin 等[81]利用铁离子与羧酸根离子形成的配位键来充当能量耗散机制，设计了一种具有超高力学强度及优异耐疲劳性的聚丙烯酸/聚丙烯酰胺水凝胶，其增韧

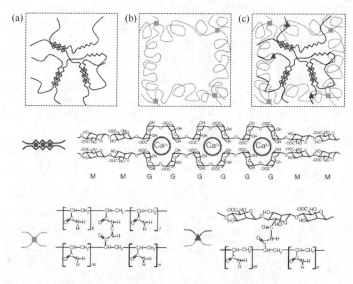

图 5.23　藻酸盐/聚丙烯酰胺水凝胶示意图

机理如图 5.24 所示。当水凝胶受到外界的应力后，水凝胶网络中的物理交联位点会发生断裂从而耗散能量，大大提高了水凝胶的强度；同时这种物理交联位点的断裂是可逆的，断裂后还会重新形成，从而赋予该水凝胶材料优异的室温自恢复性能。

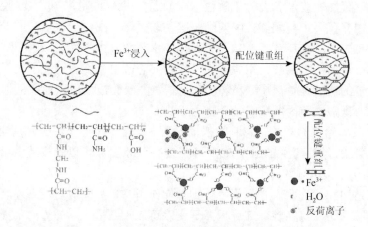

图 5.24　聚丙烯酸/聚丙烯酰胺水凝胶的增韧机理示意图

4. 物理交联水凝胶

在传统的水凝胶研究领域，通常需要用化学交联剂来构建空间网络结构。化学键是不可逆的，并且添加过多化学交联剂会使凝胶脆性增大，所以近年来用物理交联方法制备水凝胶材料的思路也慢慢受到关注。这种物理交联水凝胶不含任何化学交联剂，仅利用物理相互作用就能成功制备出高强度水凝胶。涉及的物理相互作用主要包括疏水相互作用、氢键、静电相互作用及配位键等，这些相互作用有一个很优异的特性就是可逆性，基于这种特性，物理水凝胶通过合理的设计很容易获得自修复及耐疲劳的特性。

　　Sun 等[82]在 2013 年报道了一种由带正负电荷的聚电解质组成的水凝胶，其原理如图 5.25 所示。这种水凝胶由正负电荷间的静电作用交联形成，由于离子随机分散，离子键之间有强弱之分。较强的离子键提供稳定的交联以保持凝胶的形状，并传递弹性，而弱键可逆地断裂和再形成，耗散能量。除了具有非常优异的拉伸性能外，该水凝胶还具有非常快速的室温下自恢复性能及一定的自修复特性，如图 5.26 所示，在第一次加载-去加载测试后发生非常明显的疲劳并且有很大的残余应变存在，但是在室温下静置 30 min 后水凝胶的残余应变与耗散掉的能量都得到了很大程度的恢复，表现出非常优异的耐疲劳性能。将水凝胶片对半切开，然后在 50℃的热水中将两片水凝胶重新贴合在一起，由于静电相互作用具有可逆性，几分钟后凝胶即可自愈，并具有一定的拉伸性能。全物理交联水凝胶同时具备优异的力学性能、耐疲劳及自修复等性能，将会成为未来高强度水凝胶研究领域的一个重要的研究方向。

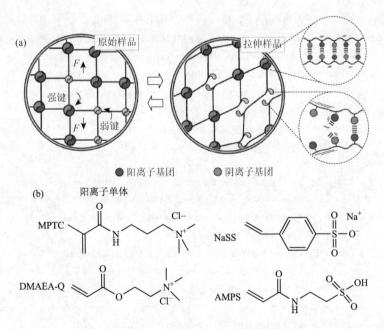

图 5.25　聚电解质水凝胶示意图

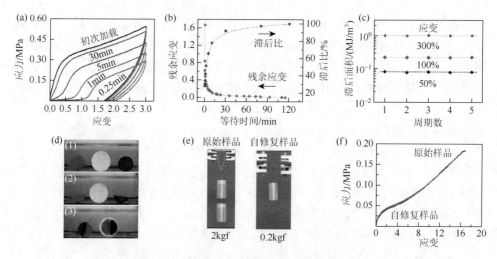

图 5.26　聚电解质水凝胶的自恢复及自修复性能

参　考　文　献

[1]　Zheng P，Ling X K，Si D L. Dynamic mechanical analysis of polyvinylalcohol/silica nanocomposite[J]. Synthetic Metals，2005，152（1-3）：25-28.

[2]　Chang D H. Rheology in Polymer，Processin[M]. New York：Academic Press，1976.

[3]　Ritchie P D. Physics of Plastic[M]. London：Iliffe Books Ltd，1965.

[4]　Leaderman H，Eirich F R. Rheology[M]. New York：Academic Press，1960.

[5]　Bernhardt E C. Processing of Thermoplastic Materials[M]. New Jersey：Van Nostrand Reinhold Press，1959.

[6]　Pan Y S，Xiong D S，Chen X L. Mechanical properties of nanohydroxyapatite reinforced poly（vinyl alcohol）gel composites as biomaterial[J]. Journal of Materials Science，2007，42（13）：5129-5134.

[7]　Anseth K S，Bowman C N，Brannon-Peppas L. Mechanical properties of hydrogels and their experimental determination[J]. Biomaterials，1996，17（17）：1647-1657.

[8]　Aklonis J H，MacKnight W J. Introduction to Polymer Viscoelasticity[M]. New York：Wiley-Insterscience，1983.

[9]　Ward I M，Sweeney J. An Introduction to the Mechanical Properties of Solid Polymers[M]. New York：Wiley-Insterscience，2005.

[10]　Sperling L H. Introduction to Physical Polymer Science[M]. New York：Wiley-Insterscience，2015.

[11]　Ferry J D. Viscoelastic Properties of Polymers[M]. New York：Wiley-Insterscience，1980.

[12]　Kerin A J，Wisnom M R，Adams M A. The compressive strength of articular cartilage[J]. Proceedings of the Institution of Mechanical Engineers Part H，1998，212（4）：273.

[13]　Gu W Y，Chen F H. Structure and function of articular cartilage and meniscus[A]. In：Basic Orthopaedic Biomechanics and Mechano-Biology[M]. Philadelphia：Lippencott Williams and Wilkins，2005：181-258.

[14]　Williamson A K，Chen A C，Masuda K，et al. Tensile mechanical properties of bovine articular cartilage：Variations with growth and relationships to collagen network components[J]. Journal of Orthopaedic Research：Official Publication of the Orthopaedic Research Society，2003，21（5）：872-880.

[15]　Kempson G E. Relationship between the tensile properties of articular cartilage from the human knee and age[J].

Annals of the Rheumatic Diseases，1982，41（5）：508.

[16] Kempson G E. Age-related changes in the tensile properties of human articular cartilage: A comparative study between the femoral head of the hip joint and the talus of the ankle joint[J]. Biochim Biophys Acta，1991，1075（3）：223-230.

[17] Williamson A K，Masuda K，Thonar E J, et al. Growth of immature articular cartilage *in vitro*: Correlated variation in tensile biomechanical and collagen network properties[J]. Tissue Engineering Part A，2003，9（4）：625-634.

[18] Woo L Y，Akeson W H，Jemmott G F. Measurements of nonhomogeneous，directional mechanical properties of articular cartilage in tension[J]. Journal of Biomechanics，1976，9（12）：785-791.

[19] Charlebois M，Mckee M D，Buschmann M D. Nonlinear tensile properties of bovine articular cartilage and their variation with age and depth[J]. Journal of Biomechanical Engineering，2004，126（2）：129-137.

[20] Flory P J. Principle of Polymer Chemistry[M]. New York: Irhaca Press，1953.

[21] 黄光琳，冯雨丁，贺建业，等. 低温水凝胶力学性能的研究[J]. 高等学校化学学报，1991，12（4）：564-567.

[22] Yagi K，Tokuda M，Nishimoto K. Compounding to new functional PVA gel and evaluation of its material properties[C]. International Symposium on Micromechatronics and Human Science IEEE，2003：181-187.

[23] 石雁. PVA 基水凝胶关节软骨材料增强改性研究[D]. 南京：南京理工大学，2016.

[24] 毛立江，胡元洁，朴东旭，等. 表面润滑型聚乙烯醇水凝胶医用导管的力学性能研究[J]. 中国康复理论与实践，1999，5（4）：145-149.

[25] Buschmann M D，Soulhat J，Shiraziadl A, et al. Confined compression of articular cartilage: Linearity in ramp and sinusoidal tests and the importance of interdigitation and incomplete confinement[J]. Journal of Biomechanics，1997，31（2）：171-178.

[26] Vunjaknovakovic G，Martin I，Obradovic B, et al. Bioreactor cultivation conditions modulate the composition and mechanical properties of tissue-engineered cartilage[J]. Journal of Orthopaedic Research，1999，17（1）：130-138.

[27] Ma P X，Schloo B，Mooney D，et al. Development of biomechanical properties and morphogenesis of *in vitro* tissue engineered cartilage[J]. Journal of Biomedical Materials Research Part A，1995，29（12）.

[28] Armstrong C G，Mow V C. Variations in the intrinsic mechanical properties of human articular cartilage with age，degeneration，and water content[J]. Journal of Bone & Joint Surgery American Volume，1982，64（1）：88.

[29] Mow V C，Kuei S C，Lai W M，et al. Biphasic creep and stress relaxation of articular cartilage in compression? Theory and experiments[J]. Journal of Biomechanical Engineering，1980，102（1）：73.

[30] Woo S L，Mow V C，Lai W M. Biomechanical properties of articular cartilage[A]. In: Handbook of Bioengineering[M]. New York: Mcgraw-Hill，1987.

[31] DiSilvestro M R，Suh J K. A cross-validation of the biphasic poroviscoelastic model of articular cartilage in unconfined compression，indentation，and confined compression[J]. Journal of Biomechanics，2001，34（4）：519-525.

[32] Hayes W C，Keer L M，Herrmann G，et al. A mathematical analysis for indentation tests of articular cartilage[J]. Journal of Biomechanics，1972，5（5）：541-551.

[33] Mow V C，Gibbs M C，Lai W M，et al. Biphasic indentation of articular cartilage—II. A numerical algorithm and an experimental study[J]. Journal of Biomechanics，1989，22（8）：853-861.

[34] Armstrong C G，Lai W M，Mow V C. An analysis of the unconfined compression of articular cartilage[J]. Journal of Biomechanical Engineering，1984，106（2）：165-173.

[35] Stammen J A，WilliamS S，Ku D N，et al. Mechanical properties of a novel PVA hydrogel in shear and unconfined compression[J]. Biomaterials，2001，22（8）：799-806.

[36] 马如银. 水凝胶仿生关节软骨材料的制备与性能评价[D]. 南京：南京理工大学，2010.

[37]　Gu Z Q，Xiao J M，Zhang X H. The development of artificial articular cartilage-PVA-hydrogel[J]. Bio-medical Materials and Engineering，1999，8（2）：75-81.

[38]　Bray J C，Merrill E W. Poly(vinyl alcohol) hydrogels for synthetic articular cartilage material[J]. Journal of Biomedical Materials Research Part A，1973，7（5）：431.

[39]　Hayes W C，Bodine A J. Flow-independent viscoelastic properties of articular cartilage matrix[J]. Journal of Biomechanics，1978，11（8）：407-419.

[40]　Woo S L，Simon B R，Kuei S C，et al. Quasi-linear viscoelastic properties of normal articular cartilage[J]. Journal of Biomechanical Engineering，1980，102（2）：85-90.

[41]　Spirt A A，Mak A F，Wassell R P. Nonlinear viscoelastic properties of articular cartilage in shear[J]. Journal of Orthopaedic Research：Official Publication of the Orthopaedic Research Society，1989，7（1）：43.

[42]　Kwan M K，Coutts R D，Woo S L，et al. Morphological and biomechanical evaluations of neocartilage from the repair of full-thickness articular cartilage defects using rib perichondrium autografts：A long-term study[J]. Journal of Biomechanics，1989，22（8）：921，929-927，930.

[43]　Setton L A，Mow V C，Howell D S. Mechanical behavior of articular cartilage in shear is altered by transection of the anterior cruciate ligament[J]. Journal of Orthopaedic Research，1995，13（4）：473-482.

[44]　Mow V C，Mak A F，Lai W M，et al. Viscoelastic properties of proteoglycan subunits and aggregates in varying solution concentrations[J]. Journal of Biomechanics，1984，17（5）：325-338.

[45]　冀冰，高瑾，马远征，等. 髓核假体的制备及应力松弛特性的影响分析[J]. 工程科学学报，2005，27（5）：589-592.

[46]　Bostan L，Trunfio-Sfarghiu A M，Verestiuc L，et al. Mechanical and tribological properties of poly（hydroxyethyl methacrylate）hydrogels as articular cartilage substitutes[J]. Tribology International，2012，46（1）：215-224.

[47]　Kobayashi M，Toguchida J，Oka M. Development of an artificial meniscus using polyvinyl alcohol-hydrogel for early return to，and continuance of，athletic life in sportspersons with severe meniscus injury. II. Animal experiments[J]. Knee，2003，10（1）：47-51.

[48]　Pan Y S，Xiong D S，Ma R Y. Preparation and swelling behavior of polyvinyl alcohol physiological saline gel[J]. Journal of Central South University，2006，13（1）：27-31.

[49]　Pan Y S，Xiong D S，Gao F. Viscoelastic behavior of nano-hydroxyapatite reinforced poly（vinyl alcohol）gel biocomposites as an articular cartilage[J]. Journal of Materials Science Materials in Medicine，2008，19（5）：1963-1969.

[50]　Pan Y S，Xiong D S. Study on compressive mechanical properties of nanohydroxyapatite reinforced poly（vinyl alcohol）gel composites as biomaterial[J]. Journal of Materials Science Materials in Medicine，2009，20（6）：1291-1297.

[51]　潘育松. n-HA/PVA 凝胶关节软骨修复材料制备与性能研究[D]. 南京：南京理工大学，2008.

[52]　Silva P，Crozier S，Veidt M，et al. An experimental and finite element poroelastic creep response analysis of an intervertebral hydrogel disc model in axial compression[J]. Journal of Materials Science Materials in Medicine，2005，16（7）：663-669.

[53]　Gong J P，Kagata G，Iwasaki Y，et al. Surface friction of polymer gels.1. Effect of interfacial interaction[J]. Wear，2001，251（1）：1183-1187.

[54]　Stammen J A，Williams S，Ku D N，et al. Mechanical properties of a novel PVA hydrogel in shear and unconfined compression[J]. Biomaterials，2001，22（8）：799-806.

[55]　Machado L D B，Bavaresco V P，Pino E S，et al. TA of pval hydrogel cross-linked by chemical and EB irradiation

process used as artificial articular cartilage[J]. Journal of Thermal Analysis & Calorimetry, 2004, 75（2）: 445-451.

[56]　曹翼. 多孔半降解 PVA/PLGA 关节软骨修复水凝胶的制备和性能研究[D]. 南京：南京理工大学，2013.

[57]　Krumova M, López D, Benavente R, et al. Effect of crosslinking on the mechanical and thermal properties of poly（vinyl alcohol）[J]. Polymer, 2000, 41（26）: 9265-9272.

[58]　梁国眉，莫彬，林木良，等. 交联聚乙烯醇膜的热性能、动态力学性能和水凝胶性质[J]. 高分子材料科学与工程，1989，（1）: 42-47.

[59]　Moussaid A, Candau S J, Joosten J G H. Structural and dynamic properties of partially charged poly（acrylic acid）gels: Nonergodicity and inhomogeneities[J]. Macromolecules, 2002, 27（8）: 2102-2110.

[60]　Cohen Y, Ramon O, Kopelman I J, et al. Characterization of inhomogeneous polyacrylamide hydrogels[J]. Journal of Polymer Science Part B: Polymer Physics, 1992, 30（9）: 1055-1067.

[61]　Greenberg A R, Kusy R P. Viscoelastic behavior of highly crosslinked poly（acrylic acid）[J]. Journal of Applied Polymer Science, 2010, 25（12）: 2795-2805.

[62]　Yoshinobu M, Morita M, Sakata I. Porous structure and rheological properties of hydrogels of highly water-absorptive cellulose graft copolymers[J]. Journal of Applied Polymer Science, 2010, 45（5）: 805-812.

[63]　Buyanov A, Revel'skaya L G, Petropavlovskii G A. Mechanism of formation and structural features of highly swollen acrylate hydrogels crosslinked with cellulose allyl ethers[J]. Journal of Applied Chemistry, 1989, 62: 1723-1728.

[64]　El-Tantawya F, Kaneko F, Sung Y K. Physical properties of CdS-poly（vinyl alcohol）nanoconducting composite synthesized by organosol techniques and novel application potential[J]. European Polymer Journal, 2004, 40（2）: 415-430.

[65]　Yu Y H, Lin C Y, Yeh J M, et al. Preparation and properties of poly（vinyl alcohol）-clay nanocomposite materials[J]. Polymer, 2003, 44（12）: 3553-3560.

[66]　Peng Z, Kong L X, Li S D. Thermal properties and morphology of a poly（vinyl alcohol）/silica nanocomposite prepared with a self-assembled monolayer technique[J]. Journal of Applied Polymer Science, 2005, 96（4）: 1436-1442.

[67]　Hernández R, Sarafian A, López D, et al. Viscoelastic properties of poly（vinyl alcohol）hydrogels and ferrogels obtained through freezing-thawing cycles[J]. Polymer, 2004, 45（16）: 5543-5549.

[68]　Shi Y, Xiong D, Li J, et al. The water-locking and cross-linking effects of graphene oxide on the load-bearing capacity of poly（vinyl alcohol）hydrogel[J]. Rsc Advances, 2016, 6（86）.

[69]　Liu R, Liang S, Tang X Z, et al. Tough and highly stretchable graphene oxide/polyacrylamide nanocomposite hydrogels[J]. Journal of Materials Chemistry, 2012, 22（28）: 14160-14167.

[70]　Liu Y T, Zhong M, Xie X M. Self-healable, super tough graphene oxide/poly（acrylic acid）nanocomposite hydrogels facilitated by dual cross-linking effects through dynamic ionic interactions[J]. Journal of Materials Chemistry B, 2015, 3（19）: 4001-4008.

[71]　Hu Y, Du Z, Deng X, et al. Dual physically cross-linked hydrogels with high stretchability, toughness, and good self-recoverability[J]. Macromolecules, 2016, 49（15）: 5660-5668.

[72]　Gao G, Du G, Cheng Y, et al. Tough nanocomposite double network hydrogels reinforced with clay nanorods through covalent bonding and reversible chain adsorption[J]. Journal of Materials Chemistry B, 2014, 2（11）: 1539-1548.

[73]　Ma Y, Bai T, Wang F. The physical and chemical properties of the polyvinylalcohol/polyvinylpyrrolidone/hydroxyapatite composite hydrogel[J]. Materials Science & Engineering C—Materials for Biological Applications, 2016, 59: 948.

[74]　Liu H, Peng H, Wu Y, et al. The promotion of bone regeneration by nanofibrous hydroxyapatite/chitosan scaffolds

　　　　by effects on integrin-BMP/Smad signaling pathway in BMSCs[J]. Biomaterials, 2013, 34 (18): 4404-4417.

[75]　Spitalsky Z, Tasis D, Papagelis K, et al. Carbon nanotube-polymer composites: Chemistry, processing, mechanical and electrical properties[J]. Progress in Polymer Science, 2010, 35 (3): 357-401.

[76]　Xia L W, Xie R, Ju X J, et al. Nano-structured smart hydrogels with rapid response and high elasticity[J]. Nature Communications, 2013, 4 (7): 2226.

[77]　Gong J P, Katsuyama Y, Kurokawa T, et al. Double-network hydrogels with extremely high mechanical strength[J]. Advanced Materials, 2003, 15 (14): 1155-1158.

[78]　Gong J P. Why are double network hydrogels so tough?[J]. Soft Matter, 2010, 6 (12): 2583-2590.

[79]　Li G, Zhang H, Fortin D, et al. Poly (vinyl alcohol)-poly (ethylene glycol) double-network hydrogel: A general approach to shape memory and self-healing functionalities[J]. Langmuir, 2015, 31 (42): 11709-11716.

[80]　Sun J Y, Zhao X, Illeperuma W R K, et al. Highly stretchable and tough hydrogels[J]. Nature, 2012, 489 (7414): 133-136.

[81]　Lin P, Ma S, Wang X, et al. Molecularly Engineered dual-crosslinked hydrogel with ultrahigh mechanical strength, toughness, and good self-recovery[J]. Advanced Materials, 2015, 27 (12): 2054-2059.

[82]　Sun T L, Kurokawa T, Kuroda S, et al. Physical hydrogels composed of polyampholytes demonstrate high toughness and viscoelasticity[J]. Nature Materials, 2013, 12 (10): 932-937.

第6章　水凝胶关节软骨的摩擦学行为

6.1　水凝胶摩擦学理论模型

目前常用的软骨修复材料主要有硅橡胶、聚氨酯等，然而这些材料存在易磨损、界面润滑性差和易老化等不足，难以应用于关节软骨修复。聚合体凝胶由交联的弹性高分子网络构成，网络间隙中填充液体，这些液体被网络间的相互作用力所束缚，因此不能自由流动。凝胶在外观上看是固体，实际上却是一种介于固体和液体之间的物质。凝胶的网络结构使其具有多孔性，在外力的作用下能够将液体挤出和吸入。凝胶的这些特殊结构与天然关节软骨十分相似，是一种非常有前途的人工关节软骨材料。关节软骨能够支撑和传递大的力学负载，并在关节运动期间提供一个几乎无摩擦的表面，因此，关节软骨修复材料不仅应具有优良的生物力学性能，更要具有优良的生物摩擦学性能。首先介绍凝胶摩擦学的理论模型——排斥吸附模型[1]。

凝胶与固体表面对磨时所产生的摩擦力同两固体表面对磨所产生的摩擦力有着显著的不同。根据 Amonton 定律，两固体表面所产生的摩擦力 F 与垂直载荷 W 成正比，即 $F = \mu W$。摩擦系数 μ 与滑动速度及两表面的接触面积无关，仅与运动的材料有关。μ 的大小通常在 $0.5 \sim 1.0$ 的范围内。

为了描述凝胶的摩擦学行为，从聚合物-固体界面间相互作用的观点出发，建立热力学模型，如图 6.1 所示[1]。模型的主要观点如下：当聚合物溶液和固体界面相接触时，聚合物链要么被固体界面所排斥，要么被吸附，这主要取决于聚合物和固体界面间的相互作用与聚合物溶液内部相互作用的相对大小。假设滑动面是一个理想的平面，则滑动界面相互作用起着主要的作用。当凝胶和固体表面相接触时，交联的凝胶表面的行为和聚合物溶液相似。如果界面相互排斥，凝胶表面的聚合物网络将被排斥而远离固体表面；反之，聚合物网络将会被吸附在固体表面上。前一种情况下，摩擦力主要是由固体表面和聚合物网络间液体层的黏性流动产生的。对于后一种情况，当固体表面相对于凝胶发生相对运动时，凝胶的吸附链将会伸展，凝胶的弹力将会随着高分子链变形的增加而增加，吸附在基体表面上的凝胶网络最终会远离吸附界面并表现为摩擦力的形式。因此，凝胶的摩擦学行为可以从理论上得到解释。

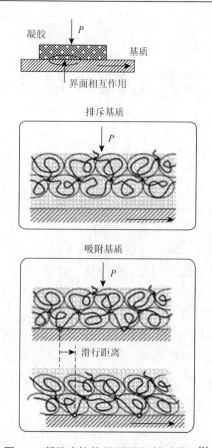

图 6.1　凝胶摩擦的界面吸附-排斥模型[1]

　　基于这些考虑，推导出含有试验参数如载荷、速度、聚合物体积分数和凝胶弹性模量的摩擦力表达式。为了对问题进行简化，给出了如下限制条件：

　　（1）系统浸没在溶剂之中。溶剂对聚合物绝热，这意味着被聚合物排开的溶剂体积正比于聚合物单体长度的三次方。这个条件使得我们可以对不同大小的聚合物进行研究。

　　（2）凝胶和固体界面在高分子水平上接触。

　　（3）忽略交联作用对凝胶界面相互作用的影响，凝胶同聚合物溶液具有相同的表面排斥和吸附能力。

　　（4）界面运动时无聚合物链断裂或分离现象发生，即在吸附情况下不考虑由解吸附作用而引起的运动。

　　（5）标度理论描述凝胶是由半径为 R_F 的无数相邻无定形块状物聚集而成，每一块状物连有一个聚合物链并且具有与单线形链相似的构象。考虑排斥体积的影响，R_F 等于在绝热溶剂中柔性聚合物链的半径。

$$R_F = aN^{3/5} \tag{6.1}$$

式中，a 为单体的有效长度；N 为聚合度。对于凝胶而言，N 为两交联点间单体单元的数量。因此，我们可以按照溶剂化聚合物的方式来处理凝胶中的单链，并将标度理论结果应用于聚合物-固体界面来推导凝胶的摩擦行为。

1. 在排斥性固体上的摩擦

当界面间相互排斥时，即使在有限的法向载荷作用下，界面间也会形成溶剂层。溶剂层的黏性流动在界面上所引起的摩擦力必然遵循牛顿定律。凝胶对溶剂具有不完全渗透性，因此可以引入一个边界，该边界在凝胶内部，与凝胶表面平行且无相对运动，该边界与凝胶表面的距离为 D。那么排斥性固体表面和凝胶之间的流体动力润滑关系可表示为[1]

$$f = \frac{\eta v}{l + D} \tag{6.2}$$

式中，η 为溶剂的黏度；v 为滑动速度；l 为溶剂层的厚度或在法向载荷 P 下由排斥作用导致的凝胶与固体表面间的距离。

对于非离子型聚合体凝胶，l 值可根据标度理论的结果由界面自由能决定。c^* 定律将凝胶描述为由无数半径为 R_F 的相邻无定形小液滴聚集而成，每个小液滴由一条聚合物支链相连，并具有与单线形链相似的构象。R_F 相当于绝热溶剂中柔性聚合物链的半径。因此，可以按照类似于处理可溶性聚合物的方式来处理凝胶中的支链，并将标度理论结果应用于聚合物-固体界面来推导凝胶的摩擦行为。

固体表面为抵抗法向压力而排斥凝胶时，所做的功应等于界面自由能 A 的增量，即

$$A - A_0 \approx Pl \tag{6.3}$$

式中，A_0 为固体基体和纯溶液间的界面能。假定凝胶和固体基体间的界面自由能等于相应浓度的聚合物溶液和固体基体间的界面自由能，根据标度理论[2]：

$$A - A_0 \approx \Pi_0 \xi \tag{6.4}$$

式中，Π_0 为渗透压；ξ 为聚合物溶液的相关长度。在 c^* 浓度处，$\xi = R_F$。式（6.3）和式（6.4）表明在凝胶和固体界面间形成的溶剂层的厚度与所施加的法向压力成反比。如果假定溶剂的渗透深度 D 等于相关长度 ξ，则排斥性基体的摩擦力可表示为

$$f \approx \frac{\eta v P}{E^{2/3} T^{1/3}} \cdot \frac{1}{1 + (P/E)/(1 + P/E)^{1/3}} \tag{6.5}$$

式中，E 为凝胶的压缩模量。考虑到在法向压力 P 的作用下凝胶的变形，当 $P/E \ll 1$ 时，

$$f \approx \eta v \left(\frac{E}{T} \right)^{1/3} \left(\frac{P}{E} \right) \tag{6.6}$$

式（6.6）表明，凝胶的摩擦力随法向压力和滑动速度的增大而呈线性增加。

2. 在排斥性带电凝胶上的摩擦

当具有相同电荷的两块聚电解质凝胶在水中相对滑动时，界面间存在着强烈的静电排斥作用，此时两凝胶表面的范德华力可忽略不计。在此种情况下，溶剂层的厚度可通过求解泊松-玻尔兹曼方程得到。假设聚离子在凝胶内部和表面均匀分布，可得到平均表面电荷密度。对于每个单体单元带有一个电荷的均聚物凝胶，表面电荷密度 σ（电子数/m^2）为

$$\sigma = (1000cN_A)^{2/3} = \left(\frac{10^6 N_A}{qM_w}\right)^{2/3} \tag{6.7}$$

式中，c 为凝胶的体电荷密度或单体浓度（mol/L）；N_A 为阿伏伽德罗常量。

如图 6.2 所示，两凝胶表面间的溶剂层厚度为 $2l$，凝胶的厚度为 L，选定坐标系的原点位于两凝胶表面的中点，x 轴平行于凝胶表面，y 轴垂直于凝胶表面。此处，$L \gg l$。因此，两凝胶表面的电势 $\psi(z)$ 分布可由泊松方程表示：

$$\nabla \psi(z) = -\frac{\rho(z)}{\varepsilon} \quad -l < z < l \tag{6.8}$$

式中，ε 为水的介电常数，$\rho(z)$ 为在 z 位置处反电子密度，由玻尔兹曼分布函数求得。带正电的反离子与聚阴离子凝胶相对应：

$$\rho(z) = en_0 \exp\left[\frac{-e\psi(z)}{kT}\right] \tag{6.9}$$

式中，n_0 为在 $\psi = 0$ 位置处的反电子密度；e 为基本电荷单位；k 为玻尔兹曼常数；T 为热力学温度。为了计算简化，此处只考虑单价电子的情况。联立式（6.8）和式（6.9），有

$$\frac{d^2\psi}{dz^2} = -\frac{en_0}{\varepsilon}\exp\left(\frac{-e\psi}{kT}\right) \tag{6.10}$$

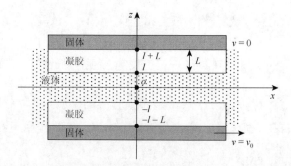

图 6.2　互相接近的两块同种聚电解质凝胶在水中的几何学。由于静电排斥，在法向压力 P 的作用下形成了厚度为 $2l$ 的液体层。其中一块凝胶以 v_0 的速度做平移运动[3]

在凝胶表面处，有

$$\left(\frac{\mathrm{d}\psi}{\mathrm{d}z}\right)_{z=\pm l} = \mp\frac{e\sigma}{\varepsilon} \qquad (6.11)$$

在坐标原点处，有

$$\left(\frac{\mathrm{d}\psi}{\mathrm{d}z}\right)_{z=0} = 0 \qquad (6.12)$$

考虑电中性，有

$$\sigma = n_0\int_0^l \exp\left(\frac{-e\psi}{kT}\right)\mathrm{d}z \qquad (6.13)$$

式（6.10）可求其分析解。选择 $\psi_{z=0}=0$，有

$$\frac{e\psi}{kT} = 2\ln\cos\left(\sqrt{n_0 r_0/2z}\right) \qquad (6.14)$$

式中，n_0 为表面电荷密度的函数，可由下式求得：

$$\sigma = \sqrt{2n_0/r_0}\,\tan\left(l\sqrt{n_0 r_0/2}\right) \qquad (6.15)$$

式中，$r_0 = e^2/\varepsilon kT$ 为具有长度量纲的常数。两相互接近凝胶带电表面间的渗透压 Π 可由 $z=0$ 处微电子密度决定，由于 $\mathrm{d}\psi/\mathrm{d}z_{z=0}=0$，所以 $z=0$ 处微电子间的静电吸引力为 0，于是有

$$\Pi = n_0 kT \qquad (6.16)$$

当处于平衡状态时，渗透压的大小等于所施加的压力 P，方向相反，即 $P=\Pi$。联立式（6.15）、式（6.16）和条件 $P=\Pi$，可求得在法向压力 P 作用下溶剂层的厚度：

$$2l = 2\sqrt{2kT/Pr_0}\,\arctan\left(\sigma\sqrt{kTr_0/2P}\right) \qquad (6.17)$$

当 σ 较小而 P 很大时，有 $\sigma\sqrt{kTr_0/2P}\ll 1$，$\arctan\left(\sigma\sqrt{kTr_0/2P}\right)\approx\sigma\sqrt{kTr_0/2P}$。相应地，$2l\propto P^{-1}$。这种溶剂层的厚度和压力之间的反比关系同标度理论推得的式（6.3）的结果相一致。当 σ 很大而 P 不是很大时，$\sigma\sqrt{kTr_0/2P}\gg 1$，$\arctan\left(\sigma\sqrt{kTr_0/2P}\right)\approx\pi/2$。相应地，$2l\propto P^{-1/2}$。这表明高度带电的表面能承受更大的压力。

图 6.3 给出了理论计算所得的凝胶在不同溶胀度下法向压力 P 和溶剂层厚度之间的关系。在高度带电的凝胶表面（对应于低溶胀度），当压力不是很大时，排斥距离 $2l$ 对压力不敏感。

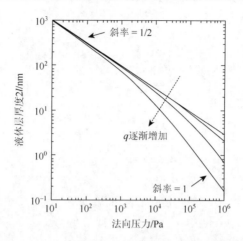

图 6.3　不同溶胀度的带电荷凝胶的溶剂层厚度随法向压力的变化关系。沿着图中箭头的方向，水凝胶溶胀度 q 分别为 1、100、1000 和 10000。计算中所用到的参数分别为：$\varepsilon = 78\varepsilon_0$，$T = 300\,\text{K}$，$M_\text{w} = 229$（NaAMPS）[3]

当在系统中加入盐时，泊松方程不能求其分析解。另外，对于较高的盐浓度，静电排斥作用被屏蔽，此时聚合物链可互相接触。因此，范德华力逐渐加强，凝胶的摩擦机制将会从流体动力润滑转变为聚合物链的分离。

当凝胶和固体间有一定厚度的液体层时，两者可发生相对运动，由于液体层的剪切流动，施加在凝胶表面的剪切力导致了摩擦。由于凝胶含有聚合物网络和黏性水，而水可在剪切力的作用下流动，所以，无滑动边界条件不在凝胶的表面，而在离凝胶表面渗透深度为 D 的位置处。当法向压力不是很大时（$P/E \ll 1$），D 可近似等于聚合物链的半径或网络尺寸 ξ。为了严格计算渗透深度值，必须知道凝胶内部溶剂的速度分布情况。为了简化，此处只考虑具有如图 6.2 所示几何形状的两块凝胶在相应坐标轴下的平移运动。假设下部凝胶以 v_0 的速度沿 x 轴方向运动而上部凝胶固定。则流体层的速度分布为

$$\frac{\mathrm{d}^2 v}{\mathrm{d}z^2} = 0 \quad -l \ll z \ll l \tag{6.18}$$

聚合物网络内部溶剂的流动可用 Debye-Brinkman 方程描述，聚合物网络的影响可用分布的体应力 $-\eta v / K_\text{gel}$ 来表示[4-6]。此处，η 和 $\sqrt{K_\text{gel}}$ 分别为溶剂的黏度和渗透能力。利用 Debye-Brinkman 模型，两凝胶区域内的控制方程为

$$\frac{\mathrm{d}^2 v}{\mathrm{d}z^2} = \frac{v - v_0}{K_\text{gel}} \quad -l - L \leqslant z \leqslant -l \tag{6.19}$$

$$\frac{\mathrm{d}^2 v}{\mathrm{d}z^2} = \frac{v}{K_\text{gel}} \quad l \leqslant z \leqslant l + L \tag{6.20}$$

在流体-凝胶的界面上，有速度连续和剪切力连续的条件，即

$$v_{z=\pm l}\ \text{连续} \tag{6.21}$$

$$\left(\frac{\mathrm{d}v}{\mathrm{d}z}\right)_{z=\pm l}\ \text{连续} \tag{6.22}$$

联立边界条件，式（6.18）～式（6.20）的解如下：

$$v=\frac{-v_0 z}{2\left(l+\sqrt{K_{\mathrm{gel}}}\right)}+\frac{v_0}{2} \qquad -l\leqslant z\leqslant l\ \text{（流体区）} \tag{6.23}$$

$$v=v_0-\frac{v_0}{2\left(1+l\big/\sqrt{K_{\mathrm{gel}}}\right)}\exp\left(\frac{l+z}{\sqrt{K_{\mathrm{gel}}}}\right) \qquad -l-L\leqslant z\leqslant -l\ \text{（凝胶区）} \tag{6.24}$$

$$v=v_0-\frac{v_0}{2\left(1+l\big/\sqrt{K_{\mathrm{gel}}}\right)}\exp\left(\frac{l-z}{\sqrt{K_{\mathrm{gel}}}}\right) \qquad l\leqslant z\leqslant L+l\ \text{（凝胶区）} \tag{6.25}$$

式（6.24）、式（6.25）表明速度从凝胶表面以 $\sqrt{K_{\mathrm{gel}}}$ 特征衰减长度呈指数关系衰减。于是在凝胶表面剪切应力可表示为

$$f=-\eta\left(\frac{\mathrm{d}v}{\mathrm{d}z}\right)_{z=\pm l}=\frac{\eta v_0}{2\left(l+\sqrt{K_{\mathrm{gel}}}\right)} \tag{6.26}$$

此结果表明剪切流动可渗透至凝胶内部 $\sqrt{K_{\mathrm{gel}}}$ 处，或者说相应的凝胶无滑动边界位于离凝胶表面深度为 $\sqrt{K_{\mathrm{gel}}}$ 处。因为可渗透深度等于子链链端间的距离或凝胶的网络尺寸 ξ，因此式（6.26）和式（6.2）的结果相一致。

式（6.26）表明摩擦力反比于 $l+\sqrt{K_{\mathrm{gel}}}$。$\sqrt{K_{\mathrm{gel}}}\approx\xi$，随聚合物网络密度的增加而下降。同时，$l$ 随聚合物网络密度的增加而增加。于是参数 ξ/l 对溶胀度和压力的依赖性对决定凝胶的摩擦行为起着重要的作用。对于强聚电解质，当在水中处于溶胀平衡状态时，链充分伸展。于是有 $\xi=aN$。式中，a 为单体单元的长度；N 为两交联点间单体单元的数目。N 与凝胶聚合物网络的浓度有关，而聚合物网络浓度对应于聚合物溶液的交叠浓度[1]：

$$c^*=\frac{N}{\xi^3}=a^{-3}N^{-2} \tag{6.27}$$

于是有

$$\xi=a\phi^{-1/2}=aq^{1/2} \tag{6.28}$$

由于 $\phi=c^*a^3$ 和 $q=1/\phi$，式中，ϕ 为聚合物网络密度的体积分数。此处忽略了聚合物网络在压力 P 作用下的变形。当压力较大并和凝胶的压缩弹性模量 E 可比时，$\xi\approx\xi_0\big/(1+P/E)^{1/3}$。式中，$\xi_0$ 为无压力时凝胶的网络尺寸。对于完全离

子化的聚电解质凝胶[5, 6]：

$$E \approx \frac{kT}{a^3 q} \tag{6.29}$$

图 6.4 给出了在压力一定条件下 ξ/l 随 q 的变化规律。当 q 不是很大时，有 $\xi/l \ll 1$。此时 ξ 的影响可忽略不计。而 q 值很大时，ξ 的影响越来越大，此时必须考虑 ξ 的影响。

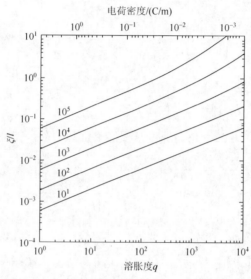

图 6.4　不同垂直压力下 ξ/l 与溶胀度及电荷密度的关系，图中的数字表示法向载荷，单位是 Pa。计算中所用到的参数分别为：$\varepsilon = 78\varepsilon_0$，$T = 300$ K，$M_w = 229$（NaAMPS），$a = 0.3$ nm[1]

图 6.5 给出了在不同溶胀比下法向压力对摩擦的影响。在不同的溶胀比下，摩擦系数均随法向压力的增加而下降，且近似遵从指数定律 $\mu \sim P^{-3/5}$。

3. 界面间的相互吸附作用

在这种情况下的摩擦机制同橡胶在硬质基体上滑动时的情况相似。即摩擦主要由聚合物链的分离产生。可以按照 Shallamach 为描述橡胶的摩擦行为而提出的模型来描述凝胶的摩擦[7]。吸附作用在单位面积上产生的动摩擦力可表示为[8]

$$f \approx \frac{Tv\tau_f}{R_F^4} \frac{(\tau_b/\tau_f)^2}{(\tau_b/\tau_f+1)} \tag{6.30}$$

式中，τ_b 和 τ_f 分别为聚合物链处于吸附态和自由态的平均寿命时间；T 为以焦耳为单位的热力学温度；R_F 为聚合物链的半径。热振动作用引起了聚合物链的吸附和解吸附。链的伸展有利于解吸附，即能够将吸附态和自由态之间的能量差值降低

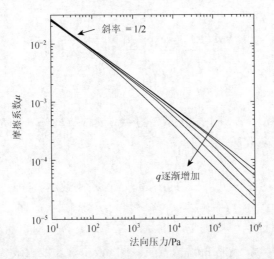

图 6.5　两带电荷凝胶进行相对转动时法向压力与摩擦系数之间的关系。沿图中箭头方向，q 分别为 1、10、100、1000 和 10000。计算中所用到的参数与图 6.4 相同[1]

F_{gel}，此值代表一个伸展链的弹性能量。因此从吸附态到自由态的转化速率为

$$\rho = \tau_f^{-1} \exp[-(F_{ads} - F_{el})/T] \tag{6.31}$$

式（6.31）表明，吸附时间 τ_b 是变形速度或滑动速度的函数。τ_f 可从 Kirkwood 近似得到[9]：

$$\tau_f \approx \frac{\eta R_F^3}{T} \tag{6.32}$$

由于凝胶的弹性模量 $E \approx TR_F^{-3}$，于是有

$$\tau_f \approx \eta/E \tag{6.33}$$

对于典型的水凝胶 $E = 10^5 \text{Pa}$，$\eta = 10^{-3} \text{N·s/m}^2$，则 $\tau_f = 10^{-8}$ s。

τ_b 可根据 Schallamach 方法求得：

$$\mathrm{d}m/\mathrm{d}t = -\rho m \tag{6.34}$$

积分上述方程，得

$$m/m_{t=0} = \exp\left[-\int_0^t \tau_f^{-1} u \exp(3v^2 t^2/2R_F^2)\mathrm{d}t\right] \tag{6.35}$$

式中，$u = \exp(-F_{ads}/T)$。τ_b 可由积分求得：

$$\tau_b = \frac{1}{m_{t=0}} \int_0^\infty m\mathrm{d}t \tag{6.36}$$

式（6.36）只能求其数值解，当 $3v^2 t^2/2R_F^2 \ll 1$ 时，

$$m / m_{t=0} = \exp\left[-\tau_{\mathrm{f}}^{-1} u\left(t + \frac{v^2 t^3}{2R_{\mathrm{F}}^2}\right)\right] \tag{6.37}$$

$$u\tau_{\mathrm{b}}/\tau_{\mathrm{f}} = \int_0^\infty \exp\left(-x - \frac{v^2 \tau_{\mathrm{f}}^2}{2u^2 R_{\mathrm{F}}^2} x^3\right) \mathrm{d}x \tag{6.38}$$

式（6.38）表明 $u\tau_{\mathrm{b}}/\tau_{\mathrm{f}}$ 只由参数 $v\tau_{\mathrm{f}}/uR_{\mathrm{F}}$ 决定。如果令 $\alpha = v\tau_{\mathrm{f}}/R_{\mathrm{F}}$ 并积分式（6.35），表示为 $\varphi(\alpha/u)$ 的函数形式：

$$u\tau_{\mathrm{b}}/\tau_{\mathrm{f}} = \varphi(\alpha/u) \tag{6.39}$$

对于固定的 u 值，$\tau_{\mathrm{b}}/\tau_{\mathrm{f}}$ 是 α 的函数，只与滑动速度有关。α 的物理意义可理解为聚合物随机缠绕速度下滑动速度的归一化。如图 6.6 所示，当 $\alpha/u \to 0$ 时，$\varphi(\alpha/u) \to 1$，这对应于 $v = 0$ 时的平衡状态。当 $\alpha/u \to \infty$ 时，$\varphi(\alpha/u) \to 0$。这表明当滑动速度非常大时，无吸附现象发生。图 6.6 中的虚线由式（6.38）计算所得。当 $\alpha/u > 0.1$ 时，虚线开始偏离准确值。

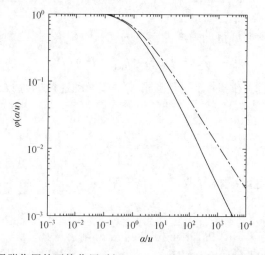

图 6.6　聚合物吸附作用的平均作用时间 $u\tau_{\mathrm{b}}/\tau_{\mathrm{f}} = \varphi(\alpha/u)$ 与 α/u 的关系，其中 $\alpha = v\tau_{\mathrm{f}}/R_{\mathrm{F}} = \eta v/\mu E^{2/3} T^{1/3}$ 为标准化滑动速度。虚线是由式（6.38）的近似等式计算出的曲线[9]

对于有限值 u，当 $\alpha \to 0$ 时，$f/E \to \alpha/u(u+1)$，当 $\alpha \to \infty$ 时，$f/E \to 0$。图 6.7 给出了当 u 固定时 f/E 和 α 的关系。当 $\alpha/u < 0.1$ 时，f/E 和 α 均保持线性关系。从橡胶摩擦试验的结果可知，对于某一固定的 α，f/E 具有最大值；对于固定的速度，f/E 随吸附能的增加而增加。

由式（6.36），可将式（6.30）改写成如下形式：

$$f/E = \frac{\alpha\varphi^2(\alpha/u)}{u[u + \varphi(\alpha/u)]} \tag{6.40}$$

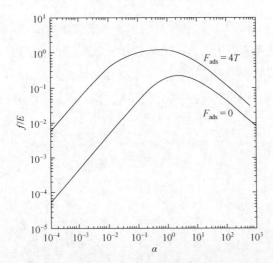

图 6.7　不同吸附能 F_{ads} 的作用下，由吸附作用产生的标准化摩擦力 f/E 与
标准化滑动速度 α 的关系[9]

无量纲参数 $\alpha = v\tau_f / R_F$ 可用试验可测试验参数 τ_f 的结果来表示：

$$\alpha = v\eta / E^{2/3} T^{1/3} \tag{6.41}$$

因此，在式（6.40）中唯一需要决定的参数为 $u = \exp(-F_{ads} / T)$，它受施加到凝胶上的外界压力 P 的影响。

为了计算 F_{ads}，首先来考虑单聚合物链的情况。当一个自由半径为 R_F 的聚合物链吸附到固体表面上时，在垂直于表面方向上的变形尺度为 D。由于吸附而产生的能量为

$$F_{ads} \approx TN\delta f_b \tag{6.42}$$

式中，$T\delta$ 为单体单元和相对于溶剂表面间的有效吸附能。在吸附状态下聚合物链的自由能为[1]

$$F \approx TN\left(\frac{a}{D}\right)^{5/3} - TN\delta f_b \tag{6.43}$$

假定标度关系对于属于网络的聚合物链同样适用。在平衡状态下，根据自由能最小原理，有

$$\frac{(P+\Pi_0)a^3}{T}\left(\frac{D}{a}\right)^3 + \frac{3\delta}{5}\left(\frac{D}{a}\right)^{2/3} = 1 \tag{6.44}$$

将 Π_0 表示为 ϕ 的形式，可知当 $\delta \ll \phi^{1/2}$ 时，式（6.44）中的第二项可忽略不计，这表明当吸附能很小时，变形主要由外界压力引起，而由吸附引起的变形可忽略不计。图 6.8 给出了在不同 P/E 下，计算所得 F_{ads}/T 和 $\delta\phi^{-1/2}$ 之间的关系。

由图 6.8 可知，对于弱吸附，当压力 P 远大于凝胶的渗透压时，由于 $E \approx T\phi^{9/4}/a^3$，一个聚合物链的吸附能同压力的关系为 $F_{ads} \propto P^{1/3}$。对于强吸附，F_{ads} 对压力不敏感。值得指出的是，评判弱吸附的标准不是由 $\delta \ll 1$ 的条件决定，而是由 $\delta\phi^{-1/2} \ll 1$ 的条件决定。图 6.9 给出了凝胶在排斥性基底（虚线）上滑动时（速度 $v = 10^{-4}$ m/s）

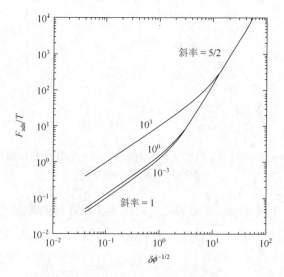

图 6.8　不同的法向压力下，聚合物链的吸附能 F_{ads}/T 与 $\delta\phi^{-1/2}$ 的关系

图中所用的数均为 P/E[9]

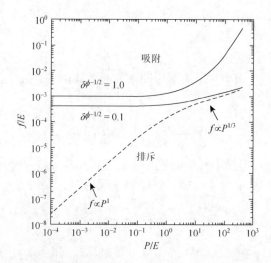

图 6.9　凝胶在排斥性基底（虚线）上以及在 $\delta\phi^{-1/2}$ 不同时在吸附性基底（实线）上滑动时摩擦力与压力之间的关系

摩擦力与压力之间的关系。当 $P/E \ll 1$ 时，$f \propto P$，排斥性基底摩擦系数 $\mu = f/P$ 为常数。在 $v = 10^{-4}$ m/s 时，$\mu = 1$。当 $P/E \gg 1$ 时，$f \propto P^{1/3}$。

6.2　水凝胶摩擦学的试验研究

6.2.1　摩擦试验装置

1. 振子式

顾正秋等[10]为了研究关节软骨类材料的摩擦学性能，自行研制了振子式摩擦仪。图 6.10 为振子式摩擦仪的结构示意图。其工作原理为：根据振子摆幅衰减原理，单摆在自由振动时如不受任何阻力，其振幅将大小恒定，忽略空气阻力，则振子支点与摆轴之间的摩擦阻力成为振子振幅衰减的主要因素。在一定载荷下，当振幅小于 0.1 rad 时，振子衰减曲线大致重合，且与初始摆幅无关。摩擦系数可由式（6.45）求得：

$$\mu = L(\theta_{n-1} - \theta_n) / 4R, \quad \theta < 15° \tag{6.45}$$

式中，μ 为摩擦系数；L 为振子式摩擦仪摆长；R 为摆轴半径；θ_{n-1}、θ_n 分别为测得的第 $n-1$ 次与第 n 次的摆动偏角。

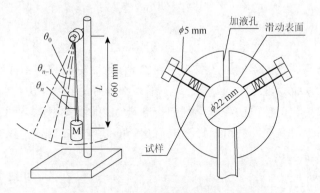

图 6.10　振子式摩擦仪的结构示意图

2. 旋转式

图 6.11 为测试关节软骨摩擦学性能的旋转式摩擦试验机示意图[11]。该试验机主要由加载系统、样品台、环境室和测力系统等几部分组成。关节软骨由于含水量高，所以强度较低。在摩擦试验中，氰基丙烯酸盐黏合剂在潮湿的环境中具有很好的黏合能力，因此，关节软骨通常采用这种黏合剂进行固定。环境室主要用

于存储各种润滑液，便于研究关节软骨在不同润滑条件下的摩擦学特性。

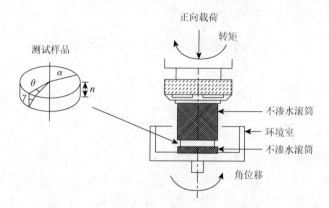

图 6.11　旋转式关节软骨摩擦试验机

假设摩擦试验中给试验机的下转盘施加 ω 的角速度，则将产生大小为 M 的力矩。假设单位面积的摩擦剪切力 f 和角速度 ω 及旋转半径 r 之间的关系为 $f \propto (\omega r)^{\alpha}$，$\alpha$ 为常数（$0 < \alpha < 1$），则总摩擦力 F 和力矩 M 之间的关系为

$$F = \frac{(3+\alpha)(r_0^3 - r_i^3)}{(2+\alpha)(r_0^4 - r_i^4)} M \qquad (6.46)$$

3. 往复式

往复式摩擦试验机结构示意图如图 6.12 所示[1]。试验装置由样品台、环境室、加载台和测力系统等部分组成。样品台的下半部分可沿着水平方向做往复式运动。运动速度的大小和位移可由预先编制的程序进行控制。环境室内可放置各种不同的润滑剂，用于研究不同润滑条件下关节软骨的摩擦学性能。

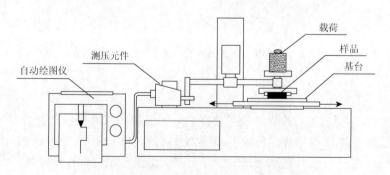

图 6.12　往复式摩擦试验机结构示意图

4. 多向运动式

多向运动式摩擦试验机是在往复式运动的同时附加旋转运动而构成的，其结构示意图如图 6.13 所示[12]。试验机由能够往复运动的样品台、环境室、加载装置和测力系统等部分组成。样品台在电机的驱动下可同时沿水平方向平动并垂直于水平的方向转动。环境室内可存储润滑剂。同时，样品台置于环境室内，样品可浸没在各种润滑剂中，从而研究各种润滑条件对关节软骨摩擦学性能的影响。

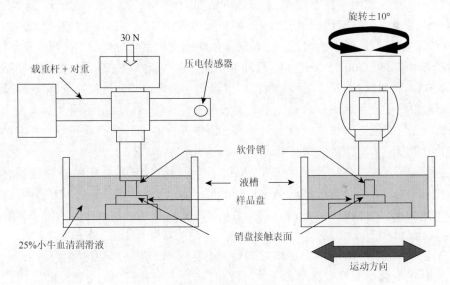

图 6.13　多向运动式摩擦试验机结构示意图

6.2.2　润滑液

1. 人工滑液的物理性能

关节滑液是一种透明的黏性液体，在关节软骨表面起到润滑剂和吸收振荡的作用[13]。关节滑液的主要成分为透明质酸、蛋白多糖、表面活性磷脂等分子，分子之间互相聚合，聚合体之间又由氢键结合，从而形成立体网，由此使得滑液具有黏弹性性质[14]。滑液中各成分之间的协同作用使它成为这样一种理想的关节润滑剂。已有许多课题组研究报道了各个滑液成分组成的复合人工滑液的物理性能。

李久青等[15]研究了透明质酸的润滑性能，测定了不同质量分数的透明质酸溶液的流变性质。结果表明，透明质酸溶液在一定程度上具有天然滑液的流变性质，并有效降低了摩擦副的摩擦磨损，且 0.75wt%透明质酸溶液的润滑性能优于

30wt%的小牛血清。同时，透明质酸溶液的黏度随透明质酸质量分数的增加而增加，随着剪切速度的增大而减小。

虞路清等[16]分析了含 γ-球蛋白和 Lα-DPPC 磷脂透明质酸复合人工滑液的流变性能。结果表明，复合人工滑液在剪切速度较低时剪切黏度变化不大，随着剪切速度的增加，剪切黏度迅速减小，呈明显剪切稀化特性。这说明以透明质酸为基础的复合人工滑液是典型的非牛顿流体，在一定程度上类似于天然滑液的流变性能。当分别或同时添加 γ-球蛋白和 Lα-DPPC 磷脂后，复合人工滑液的剪切黏度均有所下降，透明质酸溶液的最大剪切黏度约为 0.8 Pa·s，而复合人工滑液为 0.4 Pa·s 左右。振荡剪切试验表明，透明质酸溶液和复合人工滑液具有典型的黏弹性特征，随着振荡频率的增加，两者相移角曲线变化趋势也相似。在低频振荡区，两者的相移角在 700～900 之间，且均以黏性为主；在高频振荡区，相移角则下降到 200 以下，且均为弹性液体。添加剂主要是一种弹性流体，尤其在高频振荡区，其相移角几乎近于 0。复合人工滑液的润滑性能优于透明质酸溶液主要是因为添加剂对复合滑液的弹性性能有显著提高，流体弹性增大有助于增强润滑时的承载和缓冲能力，从而改善润滑性能。

Kitano 等[17]考察了透明质酸钠溶液、透明质酸钠 + 清蛋白溶液、透明质酸钠 + γ-球蛋白溶液及透明质酸钠 + Lα-DPPC 磷脂四种润滑剂在不同的剪切速度下，pH 的变化对其黏度的影响。结果表明，在透明质酸钠溶液中，当剪切速度为中、高速（$\gamma > 0.754\ s^{-1}$）时，pH 的变化对润滑剂的黏度有影响；在透明质酸钠 + 清蛋白溶液和透明质酸钠 + Lα-DPPC 磷脂混合溶液中，在高剪切速度（$\gamma > 7.54\ s^{-1}$）下，pH 的变化对黏度有影响。同时，在 pH 的所有变化范围内，黏度随剪切速度的增加而下降；在透明质酸钠 + γ-球蛋白溶液中，pH 的变化对黏度的影响随剪切速度的变化而变化。当 $\gamma < 0.30\ s^{-1}$ 时，黏度随 pH 的增加而下降，当 $\gamma > 3.00\ s^{-1}$ 时，黏度随 pH 的增加而上升。

2. 人工滑液的润滑性能

虞路清等[16]在以透明质酸为主要成分的人工关节润滑剂中添加 γ-球蛋白和 Lα-DPPC 磷脂，配制成复合人工滑液，并利用不同的磨损试验机对其润滑性能进行了测试。研究结果表明：与纯透明质酸溶液相比，复合人工滑液的润滑性能显著提高。其润滑机制研究表明：复合人工滑液中，透明质酸、γ-球蛋白和 Lα-DPPC 磷脂的共存在摩擦材料表面上将可能形成一层较稳固的类似于生物膜结构的磷脂膜，这种双层结构的磷脂膜在人工关节苛刻接触状态下将提供类似边界膜的润滑效应，因此从整体上显著改善了摩擦副的润滑性能。

Kitano 等[17]选用 UHMWPE 和不锈钢为摩擦副材料，系统研究了透明质酸钠溶液（L1）、透明质酸钠 + 清蛋白溶液（L2）、透明质酸钠 + γ-球蛋白溶液（L3）

及透明质酸钠 + Lα-DPPC 磷酯（L4）四种润滑剂的润滑性能及润滑剂的 pH 对润滑性能的影响。结果表明，四种润滑剂的润滑性能均依赖于摩擦速度和 pH。当摩擦速度从 0.024 rad/s 增至 9.55 rad/s 时，在 L2 和 L3 中，摩擦系数在 0.035～0.070 之间变化。在 L2 中，当摩擦速度较低（ω＜1.51 rad/s）时，pH 的变化对摩擦系数影响显著。在 L3 中，当摩擦速度较低（ω＜1.51 rad/s）时，pH 的变化对摩擦系数的影响不大，而在中、高速（ω＞1.51 rad/s）时，pH 的变化对摩擦系数的影响较大；在 L1 和 L4 中，摩擦系数在 0.023～0.045 之间变化。在 L1 中，当摩擦度较高（ω＞6.03 rad/s）时，pH 的变化对摩擦系数有影响。在 L4 中，pH 的变化在不同速度下均对摩擦系数有影响。在透明质酸钠中同时加入清蛋白和 γ-球蛋白，对润滑剂润滑性能影响非常大，当加入 Lα-DPPC 磷酯时，在低速下对透明质酸钠润滑性能的影响不大。

　　Bell 等[18]利用关节模拟试验机研究了含蛋白质的润滑剂中卵磷脂浓度对 UHMWPE 人工髋关节摩擦磨损性能的影响，并将其与含 25%（v/v）小牛血清蛋白润滑剂的影响相比较。结果表明，当 UHWMPE 分别与光滑和粗糙关节头对磨时，在含 25%（v/v）小牛血清蛋白润滑下，UHWMPE 的磨损量分别为 55mm³/10⁶ 圈和 115 mm³/10⁶ 圈。随着卵磷脂浓度的增加，UHWMPE 的磨损量显著下降。当蛋白质润滑剂中卵磷脂的浓度达到 5%（w/v）时，UHWMPE 的磨损量小于 2 mm³/10⁶ 圈。即使在较低卵磷脂浓度［0.05%（w/v）］下，与小牛血清蛋白润滑下相比，UHMWPE 的磨损率也至少下降 3 倍。

3. 润滑膜厚的评价方法

　　关节软骨在摩擦磨损过程中所形成润滑膜的厚度对其摩擦学性能有着重要的影响。众所周知，在摩擦配副中，随着润滑膜厚度的增加，摩擦配副的润滑机理可能由边界润滑或半膜润滑转变为全膜润滑，从而有效改善摩擦配副的润滑状态，提高摩擦性能。目前对关节软骨润滑膜厚度的评价主要有理论计算和试验测试两种方法。

1）理论计算法

　　关于天然关节的润滑机理，国内外学者曾先后提出了许多学说。比较著名的有流体动力润滑理论、边界润滑理论、弹性流体动力润滑理论、挤压膜润滑理论和增压润滑理论等。目前较普遍用于理论计算中的模型为弹性流体动力润滑理论模型。Dowson 和 Jin[19]认为天然关节软骨之间的润滑机制主要为弹性流体动力润滑。根据此模型，建立了弹性流体动力润滑的润滑膜最小厚度的计算公式：

$$\frac{h_{\min}}{R} = 2.798\left(\frac{\eta\mu}{ER}\right)^{0.65}\left(\frac{F}{ER^2}\right)^{-0.21} \tag{6.47}$$

$$E = \left(\frac{1-\nu_1^2}{E_1} + \frac{1-\nu_2^2}{E_2} \right)^{-1} \qquad (6.48)$$

$$\frac{1}{R} = \frac{1}{R_1} + \frac{1}{R_2} \qquad (6.49)$$

式中，h_{min} 为润滑膜的最小厚度；E 和 R 分别为摩擦配副间的当量弹性模量和当量曲率半径；E_1、E_2 和 R_1、R_2 分别为摩擦配副的弹性模量和曲率半径；ν_1 和 ν_2 为泊松比；η 和 μ 分别为润滑液的黏度和滑动速度。

2）试验测试法

受抑全反射（frustrated total reflection）润滑膜厚测试[20]如图 6.14 所示，入射光由光密介质到光疏介质时，由折射定律可得

$$n_1 \sin\theta_1 = n_2 \sin\theta_2 \qquad (6.50)$$

式中，n_1、n_2 分别为光密介质和光疏介质的折射率，且 $n_1 > n_2$。如果 $\theta_2 = 90°$，则 $\sin\theta_1 = n_2/n_1$，此时的入射角称为临界角，以 θ_c 表示。

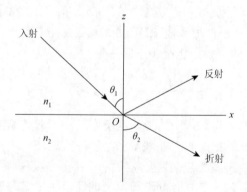

图 6.14　光反射原理

当入射角大于临界角，即 $\theta_1 > \theta_c$ 时，折射角将不再存在，入射波全部返回光密介质，这种情况称为全反射（total reflection）。

由波动光学可知，当发生全反射时，根据界面的连续条件，光疏介质中存在一个非均匀的瞬逝波（evanescent wave），它在光疏介质中的穿透深度大约是一个波长的量级。

在光疏介质中不存在扰动影响的条件下，瞬逝波全都返回光密介质，即发生全反射。如果有第三介质从光疏介质的一侧逐渐靠近分界面，而且靠近的距离在穿透深度范围内时，全反射条件受到抑制，此时的光能量不能够全部返回到光密

介质。这种受到扰动的全反射称为受抑全反射。

在受抑全反射中，反射到光密介质的反射率的大小与第三介质靠近分界面的距离（实际上就是光疏介质的厚度）存在确定的定量关系。如果能够在受抑全反射条件下测得反射率的大小，就可以求得光疏介质的厚度。这就是受抑全反射方法测量润滑膜厚度的工作原理。

图 6.15 为 Naka 等[21]根据受抑全反射原理测试关节软骨润滑膜厚度的示意图。图 6.16 为测试关节软骨润滑膜厚的试验装置。瞬逝波是一种沿反射方向传播的电磁波，且波强随界面距离的增加而呈指数规律下降。虽然瞬逝波传输的平均能量为零，但置于界面附近的物质［如图 6.15（b）所示，物质的折射率为 n_3］可以干扰瞬逝波电场且反射光强度随之衰减［图 6.15（b）］。产生受抑全反射必须要求在介质 1 和介质 3 之间具有最小的间隙（δ），对于可见光而言，最小间隙厚度处于纳米量级。另外，间隙的折射率必须小于处于它下部和上部介质的折射率（n_1 和 n_3）。当满足这两种条件时，在界面上即可发生受抑全反射。其主要特征为反射光强度随界面距离呈指数规律衰减［图 6.15（b）］。同时，当改变介质 2 的折射率时，也可发生受抑全反射。对于平行于入射面和垂直于入射面的偏振光的反射系数的理论计算公式分别为

$$R_{\mathrm{p}} = \left(\frac{\cos\theta - \sqrt{(n_2 / n_1)^2 - \sin^2\theta}}{\cos\theta + \sqrt{(n_2 / n_1)^2 - \sin^2\theta}} \right)^2 \tag{6.51}$$

$$R_{\mathrm{s}} = \left(\frac{(n_2 / n_1)^2 \cos\theta - \sqrt{(n_2 / n_1)^2 - \sin^2\theta}}{(n_2 / n_1)^2 \cos\theta + \sqrt{(n_2 / n_1)^2 - \sin^2\theta}} \right)^2 \tag{6.52}$$

式中，n_1 和 n_2 分别为介质 1 和介质 2 的折射率（图 6.15）；θ 为入射角。

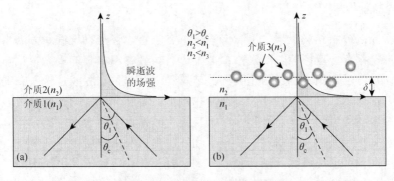

图 6.15 受抑全反射原理示意图

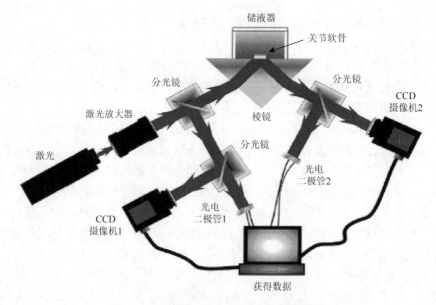

图 6.16　　测试关节软骨润滑膜厚的试验装置

6.3　影响水凝胶摩擦学性能的因素

众所周知，当凝胶同自身或固体表面摩擦时，其摩擦学行为不遵从牛顿定律。凝胶的摩擦系数具有较大的变化范围，其最低值可达到 0.001，这是一般固体材料对磨时难以达到的。载荷和速度对凝胶的摩擦力有着很大的影响。同时，凝胶的摩擦力还受其应用环境、摩擦副和润滑剂性能等因素的影响。以下介绍一些主要的影响因素。

6.3.1　水凝胶自身特性对摩擦学行为的影响

1. 凝胶材料特性

水凝胶的分子结构、聚合度、结晶度、含水量、自身物理性质等因素对其摩擦磨损性能都有一定影响。PVA 水凝胶是一种柔性材料，它的机械特性与天然软骨类似，被广泛应用于制备仿生人工关节软骨中。这种水凝胶是橡胶态的，表面易产生弹性变形，接触面积增大，缓冲作用力，并产生更好的几何一致性，更利于形成较厚的液膜，实现显微弹性流体润滑。PVA 水凝胶含水量高，且具有渗透性，这对其作为人工软骨材料，实现生物体内良好润滑有着重要的意义。即使接触压力很低也会造成极高的压力梯度。当受到载荷作用后，其中的水能从人工软骨中挤压到关节缝隙中，这有助于保持较低的接触压力，因此在混合润滑条件下，PVA 水凝胶中的水能起到润滑关节表面并降低接触压力的作用。

郭兴林和李福绵[22]采用冷冻-解冻技术制备了不同结晶度的 PVA 水凝胶及交联的（甲基）丙烯酸-β-羟乙酯水凝胶，凝胶达到溶胀平衡后，在低负载条件下研究载荷、交联度、结晶度及在空气中暴露的时间对水凝胶试样的摩擦系数的影响。结果表明，用相同浓度的 PVA 水溶液制备水凝胶，凝胶的摩擦系数随结晶度的增大而增大。但是当水凝胶试样在空气中暴露 30 min 之后，不同结晶度水凝胶的摩擦系数之间的差别已经不再明显。Osada 等[23]认为水凝胶中含有大量的水，增大施加的载荷时，从水凝胶表面挤压出来的水量也随之增加，这些水在玻璃-凝胶摩擦体系中起润滑作用，从而使摩擦系数随施加载荷的增加而减小。随着水凝胶样品在空气中暴露的时间延长，即使在相同的载荷条件下，摩擦系数也会增大，这是因为表层水分蒸发掉后形成皮膜阻碍深处的水分逸出。

Suciu 等[24, 25]系统研究了水凝胶中含水量、聚合度和水凝胶的厚度对 PVA 水凝胶摩擦性能的影响。在相同的聚合度下，水凝胶的磨损率随含水量的增加而增加；PVA 水凝胶的聚合度对磨损率具有显著影响；在含水量和聚合度相同的条件下，PVA 水凝胶的磨损率随厚度的增加而减小。这主要是因为较厚的水凝胶层有较长的加压时间，在加压过程中，水凝胶中的液体承受大部分的压力，从而可以在基体骨架材料上保持较低的摩擦力，结果导致磨损率减小。Covert 等[26]的研究结果表明，PVA 水凝胶的硬度和表面粗糙度对其静态和动态摩擦系数有显著的影响，随着 PVA 的硬度和表面粗糙度的增加，材料的静、动摩擦系数均增大。

细菌纤维素（BC）拥有独一无二的性能，包括含水量高、结晶度高、具有超细纤维网络、在含水状态拥有高拉伸强度，以及在生物合成期间可能变成三维结构。Lopes 等[27]选用细菌纤维素制备水凝胶作为关节软骨修复材料，在销盘往复滑动摩擦试验机上将其与牛关节软骨对磨进行摩擦学测试，结果发现，在往复滑动初期，水凝胶的摩擦突然增加产生一个启动峰，摩擦系数值达到约 0.10 [图 6.17（a）]，之后随着滑动的继续，摩擦系数不断降低直至达到一个非常小的稳定值 [约0.05，图 6.17（b）]。

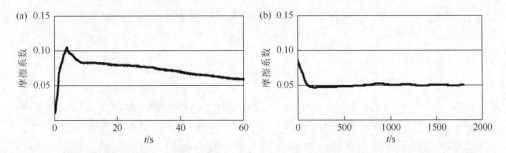

图 6.17　滑动期间 BC 凝胶摩擦系数的变化：（a）第一个往复运动循环；（b）整个测试期间

2. 水凝胶的制备工艺

随着科研水平的提高及市场上仿生关节软骨需求量的增大，对仿生关节软骨水凝胶的研究日益广泛、完善。在不同的研究中，水凝胶的制备方法也各不相同。采用不同工艺制得的水凝胶，通常形成各异的结构，材料的摩擦学行为和润滑原理便有所差异。因此，探究不同制备工艺对水凝胶摩擦性能的影响对改善水凝胶制备方法有重要的指导作用。以下简介几种具有代表性的制备工艺。

Choi 等[28]将聚丙烯酸（PAA）混入 PVA 溶液并通过冷冻-解冻法制备水凝胶，再将预制水凝胶浸泡在 100% PEG 溶液中直至溶胀平衡，随后真空干燥水凝胶至恒重后在氮气或者空气气氛中退火，再将退火水凝胶浸泡在去离子水中溶胀制得 PVA/PAA 水凝胶。采用 AR2000ex 流变仪对 PVA/PAA 水凝胶进行摩擦系数测试，研究 PEG 的加入、退火条件和润滑液 pH 对水凝胶摩擦系数的影响。研究对比发现，直接对预制水凝胶进行退火处理，会导致水凝胶的孔隙塌陷，含水量降低，因而增加了摩擦系数；而低分子量 PEG 的加入可以在退火期间保护水凝胶的孔隙，使得水凝胶能在退火后保留较高的吸水能力和良好的润滑能力，所测得的摩擦系数比未添加 PEG 直接退火的情况要低 0.39±0.11。如表 6.1 所示，退火时间越长，水凝胶的平衡含水量损失越严重，水凝胶的摩擦系数越高，而退火温度对水凝胶的摩擦系数基本上没有影响。相同条件下，PVA/PAA 水凝胶在空气中退火所测得的摩擦系数（0.03±0.00）要比在氮气中退火所测得的值（0.18±0.01）低一个数量级。PEG 在空气中热降解，其热降解产物或衍生物如甲酸盐端基可以导致亲水基团如羧酸的形成[29]，这可能是空气中退火的 PVA/PAA 水凝胶表面润滑能力改善的原因。

表 6.1　PVA/PAA 90/10 水凝胶在不同退火条件下测得的平衡含水量和摩擦系数

退火条件	平衡含水量/%	摩擦系数
160℃，1 h，氮气	69.28±1.20	0.18±0.01
160℃，1 h，空气	65.38±1.30	0.03±0.00
160℃，16 h，氮气	38.42±0.48	0.26±0.04
200℃，1 h，氮气	45.43±1.30	0.16±0.07

张金凤[30]将冷冻-解冻后的 PVA/PVP 水凝胶用 γ 射线辐照，然后用自制的球盘摩擦试验机研究了冷冻-解冻水凝胶及冷冻-解冻后再辐照水凝胶的摩擦性能。辐照交联过程中高能射线将能量传递给被照射聚合物，产生大量的反应活性很强的过渡态粒子，如离子、激发分子、自由基、离子基等，在链上打开若干游离基

团，将两个或几个线形分子交叉连接在一起，提高聚合物材料的物理化学性能，从而达到使用目的。近年来，辐照交联 PVA 水凝胶在生物医学领域得到了广泛应用，如乳房假体、下颚缺损修复、鼓膜置换等。试验结果发现随着辐照剂量的增加，摩擦系数先增大后减小，继而又增大。在辐照剂量为 100 kGy 时，摩擦系数最小（图 6.18）。辐照后水凝胶的三维网络中形成很多化学交联点，增加了经冷冻-解冻后水凝胶的网络致密性，使得网络中的含水量减少，在与摩擦副对磨时，从网络中挤出的润滑液相对较少，从而导致摩擦系数增大。当辐照剂量进一步增大时，网络变得更加致密，网络中水分进一步减少，与摩擦副接触时形成的挤压润滑膜也变少；但同时致密的网络结构可使水凝胶的弹性模量变大，摩擦作用下接触面积变小，从而降低了摩擦阻力。两者作用最终导致在 100 kGy 时，摩擦系数降低了。当辐照剂量增大到 150 kGy 时，摩擦系数增加，原因是辐照剂量过大，造成了水凝胶中高分子链发生了部分降解，化学交联点变少，弹性模量降低，发生摩擦作用时，接触面积增大，导致摩擦阻力增大，从而摩擦系数变大。

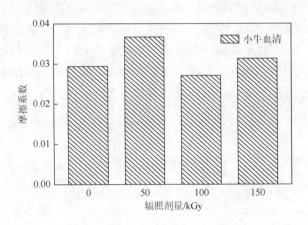

图 6.18　辐照剂量对摩擦系数的影响

　　Zhang 等[31]受关节软骨微观结构的启发，采用盐浸法制备出一种具有双层结构的多孔水凝胶，其制备过程及凝胶结构如图 6.19 所示。首先，将聚合物单体、引发剂和化学交联剂加入饱和 NaCl 溶液中。在氮气气氛中搅拌 1 min 后，随着单体的溶解，试管底部沉淀出大量的 NaCl。然后将悬浮液转移到培养皿中，在高温下通过自由基聚合过程制备单交联水凝胶。随后在室温下将水凝胶浸入 Fe^{3+} 溶液中，再用足量去离子水洗涤，最终形成均匀的双交联双层多孔水凝胶。制得的水凝胶具有双层结构，且有清晰的边界，其中表面是互连的多孔网络，基底是紧密结构。多孔结构可以起到储存润滑剂的作用，即使在高载条件下也能实现良好的润滑；底部紧密结构则具有超高的机械强度，起到承载作用。该研究利用一种简便的方法制备出同时具有高承载力和低摩擦力的双层多孔水凝胶，为仿生软骨关节材料的开发提供了有价值的指导。

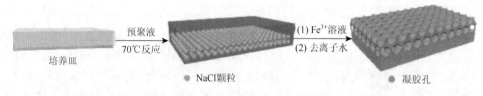

图 6.19　双层水凝胶制备流程图

聚醚醚酮（PEEK）是一种常用的人工关节软骨材料。Zhao 等[32]在处理后的多孔 PEEK 表面上浇铸 PVA 水凝胶层，制造出一种"软硬结合"的仿生结构，其制备过程如图 6.20 所示。在 PEEK 样品表面上进行磺化以获得三维网络多孔结构。随后通过紫外光引发将丙烯酸（AA）接枝到 PEEK 表面上。最后通过冷冻-解冻方法在 PEEK 表面制备交联的 PVA 水凝胶，将顶部凝胶层剥离后，便得到软相凝胶层和硬质基底复合结构。顶部水凝胶层可以提供优异的水合润滑，硬质基底则提供高承载能力。摩擦测试结果表明，与未处理的 PEEK 表面相比，复合结构的摩擦系数可以从 0.292 降低到 0.021。此外，PVA 水凝胶层下部的多孔层可以储存凝胶，在表面层剪切后，储存的水凝胶将被释放，获得可再生的润滑状态。

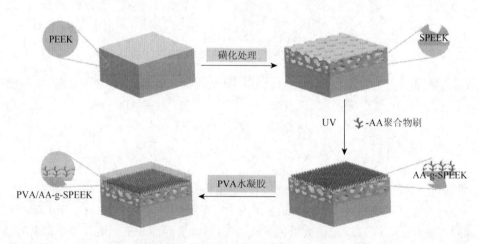

图 6.20　"软硬结合"结构制备流程图

3. 复合水凝胶组分

马如银[33]研究了不同 n-HA 含量对 n-HA/PVA 复合水凝胶摩擦学行为的影响，

如图 6.21 所示。可以看出，n-HA 含量从 0wt%增大到 2wt%及从 2wt%增大到 4wt%时，摩擦系数都有明显降低，变化具有统计学意义（$p<0.05$）；而当 n-HA 添加量由 4wt%继续增大到 6wt%时，摩擦系数的变化不具有统计学意义（$p>0.05$）。由此可以看出，n-HA 含量在 4wt%以内时，纳米颗粒的添加对复合材料摩擦学行为的影响较为明显，n-HA 含量继续增加，复合材料的摩擦学性能变化不大。n-HA 颗粒与 PVA 大分子之间的键合作用一定程度上弥补了界面结合的不足，而且"纳米效应"使得陶瓷颗粒与聚合物基体之间相容性较好，提高了基体的致密度，起到增强、增韧的作用。受外力作用时，复合水凝胶中的液体从接触区被挤出，颗粒增强相的存在阻碍分子链的运动，束缚液相在聚合物中的流动，提高了液相的承载能力，从而在一定程度上提高了复合水凝胶材料的润滑性能。载荷作用一定时间后，摩擦机制由两相润滑转为边界润滑，纳米陶瓷颗粒的增强、增韧作用使得受力状态下材料的弹性变形减小，从而减小了摩擦副边缘的摩擦阻力，直接反映是摩擦系数变小。随着 n-HA 含量的继续增加，纳米粒子发生团聚，造成基体结构不均一，对材料的强度和韧性产生不利影响，复合物材料的摩擦和润滑性能开始降低。

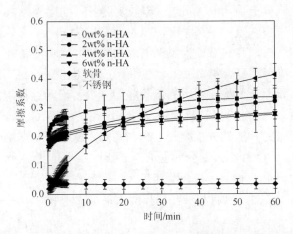

图 6.21　n-HA 含量对 n-HA/PVA 复合水凝胶摩擦系数的影响

马如银等[34]还研究了不同 PVP 含量对 PVA/PVP 复合水凝胶软骨修复材料摩擦系数的影响，结果发现随着 PVP 含量的增加，复合水凝胶的摩擦系数降低（图 6.22）。据报道，水凝胶的表面水由平衡水和自由水组成[35]，其中平衡水在润滑过程中起主要作用，因为平衡水与聚合物表面相互作用更显著。随着 PVP 含量的增加，酰胺基团的数量增加，这会导致平衡水增多，进而改善润滑条件，降低摩擦系数。

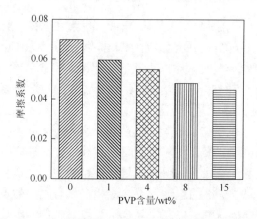

图 6.22　PVP 含量对 PVA/PVP 水凝胶摩擦系数的影响

GO 也是一种性能优异的填充料，填充 GO 的水凝胶材料也受到了广泛的研究。Shi 等[36]将 GO 填充入 PVA 水凝胶中，用冷冻-解冻法制得 PVA/GO 复合水凝胶，并评价了 GO 含量对材料机械性能和摩擦学性能的影响。结果表明，纯 PVA 水凝胶的摩擦系数在最初的 500 s 内保持稳定。随着时间的延长，摩擦系数显著增加，样品很快就被磨损。PVA/GO 水凝胶复合材料的摩擦系数随 GO 含量增加而降低且在整个摩擦试验中保持稳定。PVA 水凝胶为具有大量水的多孔结构，因此被认为是双相材料，其润滑行为表现出双相和边界润滑的特征[37]。基于双相理论，GO 的加入改善了复合材料的亲水性并形成了更密集的网络结构，这有助于提高材料的锁水能力及承载能力。高承载能力减少了滑动过程中的接触面积，这有助于减少摩擦。此外，GO 转移膜的优异润滑也是 PVA/GO 水凝胶摩擦减少的原因。将载荷施加到 PVA/GO 水凝胶上时，间隙水从聚合物网络中被挤出到摩擦界面以提供润滑。GO 片均匀地分散在 PVA 基质中，因此嵌入水凝胶中的摩擦副将与 GO 片接触。由于 GO 片材表面存在大量含氧官能团，因而润滑剂中的分子链容易附着在 GO 表面，这有利于在球界面上形成润滑膜。

6.3.2　影响摩擦学性能的外在因素

1. 摩擦运动方式和摩擦接触方式

水凝胶材料摩擦测试的运动方式通常分为旋转式［图 6.23（a）］和往复式［图 6.23（b）］[38, 39]，摩擦接触方式通常分为动态接触和静态接触[40]［图 6.23（c）］。对于动态接触条件，水凝胶位于下方，在摩擦测试过程中，水凝胶处于不断运动状态；对于静态接触条件，水凝胶样品固定在不锈钢球上，作为压头，摩擦配副板位于下方，在摩擦测试过程中，水凝胶处于固定静止状态。

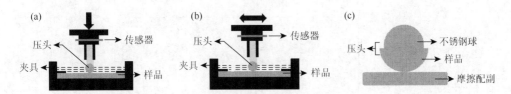

图 6.23　（a）旋转运动、动态接触示意图；（b）往复运动、动态接触示意图；
（c）静态接触示意图

石雁[41]采用不同的运动方式和接触方式测试了 PVA/PAAm 水凝胶的摩擦系数。表 6.2 为不同摩擦条件下 PVA/PAAm 水凝胶的平均摩擦系数。图 6.24 给出了不同 AAm 含量的 PVA/PAAm 水凝胶在动态接触条件下的往复摩擦系数随时间的变化规律。在往复摩擦条件下，所有 PVA/PAAm 水凝胶试样的起始摩擦系数相对较小；随着时间的延长，摩擦系数逐渐增大，并逐渐趋于一个相对稳定的值。两相润滑机制可以很好地诠释这一现象。摩擦起始阶段，大部分载荷由水凝胶内的液相承担，因而摩擦系数相对较小；随着滑动时间的延长，间隙水被不断挤出，而在往复摩擦运动条件下，水凝胶的非接触部分来不及完全水合，导致载荷逐渐转为由水凝胶的固体基质承担，增加两摩擦表面间的固相接触面积，导致摩擦增大，并逐渐达到相对稳定的状态。这与水凝胶在动态接触条件下的旋转摩擦系数随时间基本保持稳定的规律不同，且相同 AAm 含量的 PVA/PAAm 水凝胶的往复摩擦系数比旋转摩擦系数高得多（表 6.2）。这主要是因为在往复摩擦过程中，摩擦副在行程两端均会有一个停顿，之后折返，在折返点会产生一个启动摩擦 [图 6.25（a）]。由于载荷始终施加在试样上，在折返点处，试样的变形会加大，导致摩擦副与水凝胶的接触面积增大，使得摩擦副在折返点重新启动时需要克服较大的摩擦阻力，产生一个较大的启动摩擦系数值，进而增大整个测试的平均摩擦系数。相比之下，旋转摩擦运动产生的摩擦系数随时间的变化极小 [图 6.25（b）]。

表 6.2　不同摩擦条件下 PVA/PAAm 水凝胶的平均摩擦系数

AAm 含量/wt%	动态接触/旋转模式	静态接触/旋转模式	动态接触/往复模式
0	—	0.184±0.042	0.296±0.024
5	0.076±0.014	0.074±0.018	0.102±0.027
10	0.092±0.021	0.085±0.021	0.135±0.031
15	0.113±0.028	0.095±0.022	0.175±0.035

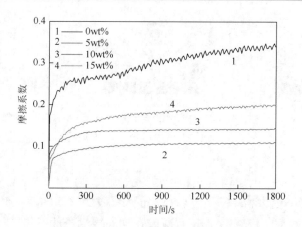

图 6.24　PVA/PAAm 水凝胶的往复摩擦系数随时间的变化（动态接触）

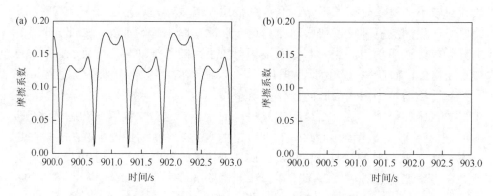

图 6.25　往复摩擦（a）和旋转摩擦（b）测试期间典型的摩擦系数变化曲线

　　动态接触和静态接触条件下，PVA/PAAm 水凝胶的旋转摩擦系数随时间的变化规律如图 6.26 所示。从图 6.26 中可以看出，在动态接触条件下，PVA/PAAm 水凝胶试样的摩擦系数在整个摩擦测试期间并未随滑动时间的延长而有明显的变化。而在静态接触条件下，水凝胶试样的起始摩擦系数较低并在短时间内快速下降（<50 s），随后随着滑动时间的延长快速增加（<600 s），然后缓慢增加直至达到一个相对稳定的值。在动态接触条件下，CoCrMo-水凝胶摩擦体系的接触点沿着水凝胶不断地移动，水凝胶的局部遭受周期性的载荷。水凝胶是一种黏弹性材料，当摩擦副滑过后，其变形区域可以迅速回弹，并通过再水合从外部润滑液中补充间隙水，所以当摩擦副再次滑过时，又有足够的液相增压来承担载荷。因此，在动态接触条件下，两相润滑机制可以使 PVA/PAAm 水凝胶在整个摩擦测试期间维持相对稳定的摩擦系数。而在静态接触条件下，CoCrMo-水凝胶摩擦体系的接触点沿着 CoCrMo 不断地移动，但在水凝胶上保持同一位

置，水凝胶处于持续的加载下。在摩擦的起始阶段，间隙水快速挤出，产生很
大的液相增压承担大部分的载荷，导致短期内摩擦系数快速下降；而持续的加
载阻碍了水凝胶接触区域的再水合，随着间隙水从接触区域的不断挤出，液相
增压效果很快消退，转而由固相承担大部分的载荷，导致摩擦系数的快速升高；
之后，水凝胶被不断压缩，CoCrMo-水凝胶摩擦体系的接触区域逐渐转为水凝胶
的固体基质与 CoCrMo 的刚性接触，因此，摩擦系数缓慢升高，当载荷全部由
水凝胶的固相承担时，摩擦机制由两相润滑转为边界润滑，摩擦系数达到相对
平衡的状态。但值得注意的是，对于 AAm 含量相同的 PVA/PAAm 水凝胶试样，
在静态接触条件下获得的摩擦系数值均小于在动态接触条件下获得的值。这是
因为动态接触条件下，摩擦配副球陷入水凝胶中，接触面积较大，摩擦副的滑
动阻力增大；而静态接触条件下，接触面积小，沿着滑动方向所受到的摩擦阻
力小。

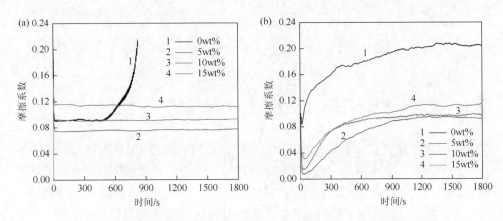

图 6.26　在动态接触（a）和静态接触（b）条件下 PVA/PAAm 水凝胶的
旋转摩擦系数随时间的变化

2. 润滑介质及润滑机制

不同润滑剂和润滑剂成分都会影响水凝胶材料的生物摩擦特性。利用振子
式摩擦仪[42]，顾正秋等[10]发现，无论是硅橡胶，聚氨酯，还是 PVA-H 水凝胶，
振幅按照干摩擦、0.9% NaCl 溶液、人工滑液、人关节滑液的顺序，衰减得更
慢。这说明润滑条件可以降低偏角衰减速度。根据以下公式求摩擦系数[42]：
$\mu = L(\theta_{n-1}-\theta_n)/4R(\theta_0 < 15℃)$，式中，$\mu$ 为摩擦系数；L 为振子式摩擦仪摆长；R 为
摆轴半径；θ_{n-1} 为测得的第 $n-1$ 次摆动的偏角振幅；θ_n 为第 n 次摆动的偏角振幅。
由此可知，在有液体润滑的条件下，各摩擦体系的摩擦系数都是按照 0.9% NaCl
溶液、人工滑液、人关节滑液的顺序依次递减。图 6.27 是不同润滑机制下的 Stribeck

曲线，根据摩擦系数随 $\eta U/P$（Sommerfeld 数，η 为润滑剂黏度；U 为滑动速度；P 为单位面积载荷）的变化规律来判别其润滑状态。试验结果表明，硅橡胶和聚氨酯与 316L 不锈钢组成的两种体系在不同润滑条件下的摩擦系数几乎不随 $\eta U/P$ 的变化而变化，根据 Stribeck 曲线可知，其润滑制度为边界润滑。PVA-H/316L 不锈钢摩擦体系在人工滑液和人关节滑液作润滑剂时，摩擦系数均随 $\eta U/P$ 的增大而减小，其润滑制度为混合润滑。

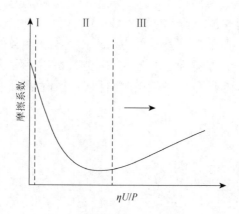

图 6.27　Stribeck 曲线：Ⅰ. 边界润滑；Ⅱ. 混合润滑；Ⅲ. 液体动压润滑

　　王丽等[43]探究了以不同组分透明质酸溶液为润滑剂对 PVA 水凝胶的摩擦磨损性能的影响（图 6.28 给出了 PVA 水凝胶在不同组分透明质酸溶液中的摩擦系数）。他们发现含 Lα-DPPC 磷脂的透明质酸溶液可以降低 PVA 水凝胶的摩擦系数，而仅含 γ-球蛋白的透明质酸溶液难以改善 PVA 水凝胶的摩擦磨损性能。但是，同时加入 Lα-DPPC 磷脂和 γ-球蛋白添加剂后，透明质酸润滑体系的润滑性能大幅提高，PVA 水凝胶的摩擦系数下降约 50%。由于 Lα-DPPC 磷脂是两性分子，能显著降低透明质酸溶液的表面张力，并且能够在 PVA 水凝胶的表面形成稳定的磷脂分子双层膜结构。单纯的 γ-球蛋白虽不能明显提高透明质酸体系的润滑性，但当其与 Lα-DPPC 磷脂同时加入透明质酸溶液中时，将会发生协同作用，减少磷脂分子双层膜结构的缺陷，增加膜的稳定性，提高透明质酸滑液的润滑性能，从而改善 PVA 水凝胶的摩擦磨损性能。Nakashima 等[44, 45]研究表明，润滑剂中添加适量的蛋白质可以在材料的摩擦界面形成蛋白质边界膜，从而有效减小 PVA 水凝胶的磨损，特别是在润滑剂中同时加入清蛋白和球蛋白，对减小 PVA 水凝胶磨损尤为有效，而润滑剂的黏度对其摩擦磨损性能影响不大。Covert 等[26]通过在生理盐溶液中加入不同含量的牛血清来改变润滑液的黏度，发现润滑剂的黏度对其摩擦磨损性能影响不大。

Katta 等[46]研究了不同润滑液对 PVA/PVP 复合水凝胶摩擦性能的影响。发现在生理润滑液润滑下复合水凝胶的摩擦磨损性能明显优于牛血清中的摩擦磨损性能。Choi 等[28]采用冷冻-解冻和热退火相结合的方法制备 PVA/PAA 水凝胶，以 pH = 6 的去离子水和 pH = 1 的酸性溶液为润滑液，研究润滑液 pH 对水凝胶摩擦系数的影响。结果表明，pH = 1 时测得的水凝胶的摩擦系数明显高于 pH = 6 时测得的（图 6.29）。这是因为在酸性条件下，羧基将失去电离的能力[47]。

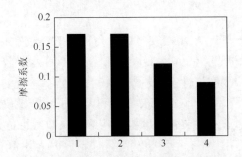

图 6.28　不同组分透明质酸溶液的摩擦系数

1. 单纯透明质酸溶液；2. 透明质酸＋γ-球蛋白溶液；3. 透明质酸＋Lα-DPPC 磷脂溶液；
4. 透明质酸溶液＋Lα-DPPC 磷脂＋γ-球蛋白溶液

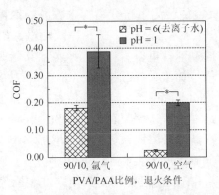

图 6.29　润滑液 pH 对 PVA/PAA 水凝胶摩擦系数的影响

*表示 $p < 0.05$

Xiong 和 Ge[48]选用 UHMWPE/Al$_2$O$_3$ 摩擦副，在自制的销-盘摩擦磨损试验机上评价了摩擦副分别在干摩擦和生理盐水、蒸馏水、新鲜人血浆等润滑方式下的摩擦磨损性能。结果发现，摩擦副的初始摩擦系数在干摩擦、生理盐水及蒸馏水润滑条件下较高并且接近，在新鲜人血浆润滑下最低。摩擦副的稳态摩擦系数在干摩擦下最高，是生理盐水和新鲜人血浆润滑下的 2 倍多，是蒸馏水润滑下的 3～4 倍。干摩擦下磨损率最高，基本上接近生理盐水润滑下的 2 倍，蒸馏水润滑下的 2～3 倍，新鲜人血浆润滑下的 4 倍多。蒋松等[49]考察了不同含量的小牛血清溶液和生理盐水的润滑性能。结果表明：生理盐水的减摩抗磨性能较差，而小牛血清具有优异的减摩抗磨性能，滑液的减摩抗磨性能随小牛血清体积分数增加而逐步提高。滑液具有优良减摩抗磨性能的原因在于，血清在摩擦过程中发生摩擦化学反应，生成蛋白质吸附膜、$CaCO_3$ 沉积膜及 $FePO_4$ 化学反应膜等组成的边界润滑膜。

3. 摩擦副材料

不同摩擦副材料与 PVA 水凝胶对磨，会导致 PVA 水凝胶的摩擦磨损性能不同。Covert 和 Ku[50]研究了 PVA 水凝胶/不锈钢、PVA 水凝胶/水凝胶和 PVA 水凝胶/天然软骨之间的摩擦磨损性能，发现 PVA 水凝胶/不锈钢的磨损率最大，而 PVA 水凝胶/天然软骨的磨损率最小。李永等[51]利用振子式摩擦仪测定了 PVA 水凝胶自摩擦副、PVA 水凝胶/人关节软骨摩擦副的摩擦系数，并对其摩擦润滑机理进行了初步探讨。结果表明，在透明质酸润滑条件下，PVA 水凝胶自摩擦副的摩擦系数略小于 PVA 水凝胶/人关节软骨，其润滑机制为液膜润滑。

Lin 等[52]制备了一种生物模拟水凝胶，其为顶部薄多孔层覆盖底部紧密坚韧的水凝胶块体的双层结构。顶部多孔层确保了凝胶的超低摩擦力，而底部水凝胶块体则具有高的承载性能。为了研究所得水凝胶的摩擦磨损性能，分别采用钢球和软质 PDMS 球作为摩擦副，对其进行摩擦测试，如图 6.30 所示。对于弹性模量高达 200 GPa 的钢球，可以看作在与水凝胶接触时不变形，因此在法向载荷为 20 N 时会产生较大的最大赫兹接触应力（约 3.21 MPa）。图 6.30（a）所示的摩擦试验表明，在 6000 次循环之前，摩擦系数保持在低水平，但在 6000～8000 次循环之间增加到约 0.045，在 8000～10000 次循环之间增加到约 0.051，最后为 0.08。12 000 次循环后摩擦系数的快速增加归因于润滑表面的磨损。如图 6.30（d）所示，与原始水凝胶表面［图 6.30（c）］相比，与钢球对磨后，甚至没有多孔结构，表明润滑表面已经完全磨损。PDMS 摩擦副相当柔软，弹性模量约为 2 MPa，在法向载荷为 20 N 时，会发生较大的变形，导致最大赫兹接触应力小得多，约 1.2 MPa。这就解释了为什么摩擦系数在 72 000 次循环测试后仍保持<0.03［图 6.30（b）］。此外，即使在 72 000 个循环之后，表面也保持残留的多孔结构［图 6.30（e）］。该试验结果表明，所得到的水凝胶在 PDMS 球下可以维持更长的润滑周期。

另外，PVA 水凝胶的摩擦磨损性能还与摩擦副的结构和表面状态有关。Suciu 等[53]分析了不锈钢摩擦副表面孔隙率和孔深度对摩擦性能的影响。结果表明，与表面有微孔的不锈钢摩擦副对磨时，PVA 水凝胶的磨损率明显低于光滑不锈钢摩擦副摩擦时的磨损率。Murakami 等[54]研究表明，在模拟人体行走的条件下，圆柱

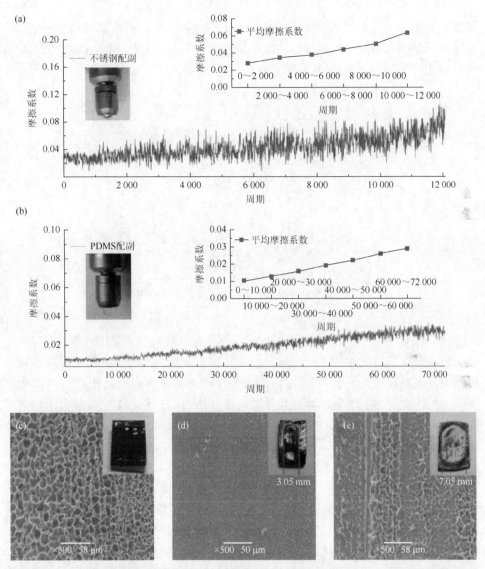

图 6.30　水凝胶与不同摩擦配副对磨所得的摩擦磨损结果示意图。（a）与不锈钢球对磨所得的摩擦系数-周期曲线；（b）与 PDMS 球对磨所得的摩擦系数-周期曲线；（c）原始润滑表面 SEM 图像；（d）不锈钢球磨痕 SEM 图像；（e）PDMS 球磨痕 SEM 图像

型股骨构件和带有 PVA 水凝胶涂层的平板型胫骨之间的磨损大于圆柱型股骨构件和带有 PVA 水凝胶涂层的凹型胫骨之间的磨损。

4. 滑动速度的影响

Pan 等[55]利用销-盘摩擦磨损试验机使 PVA 水凝胶与不锈钢球之间产生滑动

摩擦，并测得了它们在 5 种不同滑动速度下的摩擦系数。结果发现，摩擦副的滑动摩擦系数随滑动速度的增加而明显下降（图 6.31），可见，滑动速度对 PVA 水凝胶/不锈钢球摩擦副的摩擦系数影响较大。

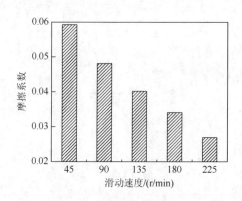

图 6.31　摩擦系数随滑动速度的变化规律

潘育松等[56, 57]认为，这是由于 PVA 水凝胶是一种典型的黏弹性材料，其弹性模量较小，在载荷的作用下，材料的表面易发生变形。同时，PVA 水凝胶这类双相性材料还存在应变滞后现象。当滑动速度较低时，摩擦副接触界面上 PVA 水凝胶表面的应变速率与不锈钢球的相对滑动速度相当，使得 PVA 水凝胶与不锈钢球的接触界面有较深的凹坑，从而增大了界面间的接触面积和摩擦副的摩擦阻力，最终导致摩擦副的摩擦系数较大；当摩擦副做高速滑动时，材料表面的形变速率滞后于不锈钢球在水凝胶表面的相对滑动速度，使得水凝胶与不锈钢球的接触界面来不及发生较大的形变，不锈钢球就已从形变处滑过。因此，与低速滑动时相比，摩擦副之间的接触面积和接触深度都相对较小，使得摩擦副在滑动速度较大时所受到的摩擦阻力也相对较小，从而导致摩擦副的摩擦系数随滑动速度的增加而下降。

Shi 和 Xiong[58]采用不锈钢球作为摩擦副，设定法向载荷为 7.5 N，分别在滑动速度为 0.06 m/s 和 0.12 m/s 的条件下测试了 PVA/PVP 水凝胶的摩擦系数，结果如图 6.32 所示。从图 6.32 中可以看出，滑动速度增大时，水凝胶的摩擦系数有所降低（约 0.005）。

5. 载荷的影响

Katta 等[46]的研究表明，载荷对 PVA/PVP 复合水凝胶的摩擦性能影响较为复杂。当载荷从 100 N 增加至 125 N 时，随着载荷的增加，材料的摩擦系数呈上升趋势，而磨损率呈下降趋势；当载荷继续从 125 N 增加到 150 N 时，材料的摩擦

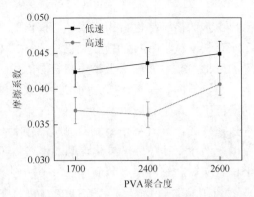

图 6.32　滑动速度对 PVA/PVP 水凝胶摩擦系数影响示意图

系数减小，而磨损率增大。在较高的载荷下，水凝胶表面的变形有助于在摩擦界面形成液膜润滑，从而导致复合水凝胶的摩擦系数随载荷的增加而降低。Covert 和 Ku[50]则发现静摩擦系数随载荷的增加呈下降趋势。

潘育松[59]给出了 n-HA 含量为 4.5%的凝胶复合材料在滑动速度为 0.12 m/s、不锈钢球直径为 15 mm 及三种不同润滑状态下的摩擦系数随载荷的变化规律。由图 6.33 可知，在三种不同的润滑状态下，凝胶复合材料的摩擦系数均随载荷的增加而显著增大，同时，低载荷区（5～10 N）对 n-HA/PVA 凝胶复合材料摩擦系数的影响程度明显大于高载荷区（10～15 N）的影响。

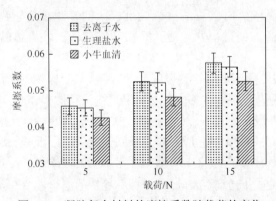

图 6.33　凝胶复合材料的摩擦系数随载荷的变化

n-HA/PVA 凝胶复合材料是一种典型的黏弹性材料，内部含有大量的自由水，因此材料的硬度不高，易于变形。载荷的增加将从两个方面影响复合材料的摩擦系数：一方面，随着载荷的增加，不锈钢球与凝胶复合材料表面的接触面积增大，接触的深度也随之加深，从而将导致不锈钢球在 n-HA/PVA 凝胶复合材料表面的滑动阻力增大，最终导致摩擦副摩擦系数增大；另一方面，随着载荷的增加，凝胶复合材料网络内部自由水的挤出量也会相应增加，挤出的自由水会对摩擦副起到良好的润滑作用，这有利于减小 n-HA/PVA 凝胶复合材料的摩擦系数。由以上的分析可知，摩擦副的摩擦系数主要取决于摩擦副表面的接触面积和摩擦副表面的润滑状态两种因素。在较低的载荷区，压力的增加导致材料的变形加大，接触面积的增加所产生的摩擦阻力占主导地位，而自由水的挤出导致的润滑状态改变占次要地位，从而导致在低载荷区摩擦副摩擦系数增幅较大；在高载荷区，凝胶复合材料内部大量自由水的挤出使得摩擦副表面的润滑状态得到一定的改善，在一定程度上抵消了由接触面积和接触深度的增加而导致的摩擦系数上升。此时，摩擦副表面的润滑状态对凝胶复合材料/不锈钢球摩擦副的摩擦系数所起的作用逐渐增大，从而导致 n-HA/PVA 凝胶复合材料的摩擦系数在高载荷区增加量较小。

6.4　水凝胶的磨损

正常情况下，天然关节和关节软骨的磨损是非常低的，几乎能达到零磨损，因此虽然软骨层仅有 3～7 mm 厚，却能在人体内维持一生而不被损坏失效。但是如果有关节炎等病变发生，在载荷的作用下，会引起关节软骨的组成和生物化学成分的持续退变，最终将导致软骨内固态物质逐渐丢失，表现为软骨内局部或弥漫的小囊状病灶及局限于软骨表面的磨损、纤维化，软骨出现部分甚至全层的缺损。同时软骨表面的应力分布也会出现异常高应力、异常低应力和应力分布不均等，其中高应力对软骨的破坏性是极大的，会直接导致软骨产生严重磨损，而一旦严重的磨损过程开始后，磨损量迅速增大，人体软骨会在很短的时间内失效。

使 PVA 和碘之间形成络合物以量化 PVA 水凝胶磨损的方法由 Herrmann 和 Haehnel 第一个提出[60]，并已经被广泛使用[61-64]。具体操作是：将 PVA 水溶液与硼酸、碘和碘化钾混合，使溶液变为蓝色，PVA 与碘的络合反应取决于聚合物的形成，归因于 PVA 中羟基侧基形成的分子间氢键。碘分子进入这些聚合物之间的空隙，通过与 PVA 中残留的自由羟基相互作用变为高聚碘（I_3^- 和 I_5^-）[60]。硼酸的功能是作为 PVA 链之间的连接，形成一种更稳定的络合物[61]，结果表明，即使在非常低的 PVA 浓度下，也可测量 UV-Vis 吸光度[65]。络合物形成的量和蓝色的深度都受 PVA 和碘浓度、温度及试剂添加顺序的影响[64]。最近，Macias 等[66]发展并改良了这一方法，将其用于量化去离子水、盐溶液和小牛血清中 PVA 的溶解量，并用这些方法量化 PVA/PEG 水凝胶的溶解。正如所预期的，PVA 浓度和 UV-Vis 吸收之间存在线性关系。先前的研究显示 PVA-碘络合物在较低的温度下有较高的 UV-Vis 吸收，试验结果也观察到温度的降低导致形成的碘络合物增加。因此选择在 0℃进行碘络合反应，使得在更稀释的溶液中能够检测出 PVA，这对在体外磨损测试期间确定磨损程度和 PVA 承载材料的溶解来说尤为重要。研究建立了用于量化小牛血清中 PVA 溶解量的校准曲线，以模拟水凝胶的体外磨损测试条件。试验研究发现该方法能够检测溶液中浓度在 10^{-5} g/mL 数量级的 PVA，有望用于未来量化 PVA 水凝胶磨损的研究中。

虽然目前有一些研究者们尝试对水凝胶的磨损进行测量，但由于水凝胶的特殊性质，很难精确地测量其磨损量。

参 考 文 献

[1] Gong J P，Osada Y. The surface friction of polymer gel[J]. Progress in Polymer Science，2001，27（1）：3-38.

[2] de Gennes P G. Scaling concepts in polymer physics[M]. Ithaca：Cornell University Press，1979.

[3] Gong J P，Kagata G，Osada Y. Friction of gels. 4. friction on charged gels[J]. Journal of Physical Chemistry B，1999，103（29）：6007-6014.

[4] Brinkman H C. A calculation of the viscosity and the sedimentation constant for solutions of large chain molecules taking into account the hampered flow of the solvent through these molecules[J]. Physica, 1947, 13（8）：447-448.

[5] Wiegel F W. Fluid flow through porous macromolecular systems[J]. Lecture Notes in Physics，1980，121（1）：60-61.

[6] Ethier C R，Kamm R D，Johnson M，et al. Further studies on the flow of aqueous humor through microporous filters[J]. Investigative Ophthalmology & Visual Science，1989，30（4）：739-46.

[7] Oka M，Ushio K，Kumar P，et al. Development of artificial articular cartilage[J]. Journal of Biomechanics, 2000，23（4）：59-68.

[8] Rubinstein M，Colby R H，Dobrynin A V. Dynamics of semidilute polyelectrolyte solutions[J]. Physical Review Letters，1994，73（20）：2776-2779.

[9] Gong J P，Osada Y. Gel friction：A model based on surface repulsion and adsorption[J]. Journal of Chemical Physics，1998，109（18）：8062-8068.

[10] 顾正秋，张湘虹，肖久梅. 人工软骨材料摩擦学特性[J]. 工程科学学报，1999，21（1）：36-39.

[11] Wang H，Ateshian G A. The normal stress effect and equilibrium friction coefficient of articular cartilage under steady frictional shear[J]. Journal of Biomechanics，1997，30（8）：771-776.

[12] Northwood E，Fisher J. A multi-directional *in vitro* investigation into friction，damage and wear of innovative chondroplasty materials against articular cartilage [J]. Clinical Biomechanics，2007，22（7）：834-842.

[13] Wathier M，Lakin B A，Bansal P N，et al. A large-molecular-weight polyanion，synthesized via ring-opening metathesis polymerization，as a lubricant for human articular cartilage[J]. Journal of the American Chemical Society，2013，135（13）：4930.

[14] 李名杨. 关节的润滑机制（文献综述）[J]. 四川解剖学杂志，1985，（3）：45-51.

[15] 李久青，顾正秋，肖久梅，等. 透明质酸对人工关节材料的润滑作用[J]. 工程科学学报，2000，22（4）：343-346.

[16] 虞路清，李久青，鲁毅强，等. 复合人工滑液的流变性能及润滑机制分析[J]. 工程科学学报，2001，23（4）：332-336.

[17] Kitano T，Ateshian G，Mow V，et al. Constituents and pH changes in protein rich hyaluronan solution affect the biotribological properties of artificial joints[J]. Journal of Biomechanics，2001，34（8）：1031-1037.

[18] Bell J，Tipper J L，Ingham E，et al. The influence of phospholipid concentration in protein-containing lubricants on

the wear of ultra-high molecular weight polyethylene in artificial hip joints[J]. Proceedings of the Institution of Mechanical Engineers Part H: Journal of Engineering in Medicine, 2001, 215 (2): 259.

[19] Dowson D, Jin Z M. Micro-elastohydrodynamic lubrication of synovial joints[J]. Engineering in Medicine, 1986, 15 (2): 63.

[20] 温诗铸. 纳米摩擦学[M]. 北京：清华大学出版社，1998.

[21] Naka M H, Hasuo M, Fuwa Y, et al. Correlation between friction of articular cartilage and reflectance intensity from superficial images[J]. Tribology International, 2007, 40 (2): 200-207.

[22] 郭兴林，李福绵. 聚乙烯醇和丙烯酸-β-羟乙酯水凝胶的摩擦学特性[J]. 高等学校化学学报，2001，22（8）：1434-1436.

[23] Osada Y, Okuzaki H, Hori H. A polymer gel with electrically driven motility[J]. Nature, 1992, 355 (6357): 242-244.

[24] Suciu A N, Iwatsubo T, Matsuda M, et al. A study upon durability of the artificial knee joint with PVA hydrogel cartilage[J]. Jsme International Journal, 2004, 47 (1): 199-208.

[25] Suciu A N, Iwatsubo T, Matsuda M. Theoretical investigation of an artificial joint with micro-pocket-covered component and biphasic cartilage on the opposite articulating surface[J]. Journal of Biomechanical Engineering, 2003, 125 (4): 425.

[26] Covert R J, Ott R D, Ku D N. Friction characteristics of a potential articular cartilage biomaterial[J]. Wear, 2003, 255 (7): 1064-1068.

[27] Lopes J L, Machado J M, Castanheira L, et al. Friction and wear behaviour of bacterial cellulose against articular cartilage[J]. Wear, 2011, 271 (9-10): 2328-2333.

[28] Choi J, Kung H J, Macias C E, et al. Highly lubricious poly（vinyl alcohol）-poly（acrylic acid）hydrogels[J]. Journal of Biomedical Materials Research Part B: Applied Biomaterials, 2012, 100B (2): 524-532.

[29] Morlat S, Gardette J L. Phototransformation of water-soluble polymers. I: photo-and thermooxidation of poly（ethylene oxide）in solid state[J]. Polymer, 2001, 42 (14): 6071-6079.

[30] 张金凤. γ辐照 PVA 基水凝胶关节软骨修复材料的制备和性能研究[D]. 南京：南京理工大学，2009.

[31] Zhang R, Lin P, Yang W F, et al. Simultaneous superior lubrication and high load bearing by the dynamic weak interaction of a lubricant with mechanically strong bilayer porous hydrogels[J]. Polymer Chemistry, 2017, 8（46）: 7102-7107.

[32] Zhao X D, Xiong D S, Liu Y T. Improving surface wettability and lubrication of polyetheretherketone（PEEK）by combining with polyvinyl alcohol（PVA）hydrogel[J]. Journal of the Mechanical Behavior of Biomedical Materials, 2018, 82: 27-34.

[33] 马如银. 水凝胶仿生关节软骨材料的制备与性能评价[D]. 南京：南京理工大学，2010.

[34] Ma R Y, Xiong D S, Miao F, et al. Friction properties of novel PVP/PVA blend hydrogels as artificial cartilage[J]. Journal of Biomedical Materials Research Part A, 2009, 93 (3): 1016-1019.

[35] Corkhill P H, Jolly A M, Ng C O, et al. Synthetic hydrogels. 1. Hydroxyalkyl acrylate and methacrylate copolymers-water binding studies[J]. Polymer, 1987, 28 (10): 1758-1766.

[36] Shi Y, Xiong D S, Li J L, et al. The water-locking and cross-linking effects of graphene oxide on the load-bearing capacity of poly（vinyl alcohol）hydrogel[J]. RSC Advances, 2016, 6 (86): 82467-82477.

[37] Blum M M, Ovaert T C. Experimental and numerical tribological studies of a boundary lubricant functionalized poro-viscoelastic PVA hydrogel in normal contact and sliding[J]. Journal of the Mechanical Behavior of Biomedical Materials, 2012, 14 (5): 248-258.

[38]　Lopes J L，Machado J M，Castanheira L，et al. Friction and wear behaviour of bacterial cellulose against articular cartilage[J]. Wear，2011，271（9-10）：2328-2333.

[39]　Mamada K，Fridrici V，Kosukegawa H，et al. Friction properties of poly(vinyl alcohol) hydrogel：Effects of degree of polymerization and saponification value[J]. Tribology Letters，2011，42（2）：241-251.

[40]　Dunn A C，Sawyer W G，Angelini T E. Gemini interfaces in aqueous lubrication with hydrogels[J]. Tribology Letters，2014，54（1）：59-66.

[41]　石雁. PVA基水凝胶关节软骨材料增强改性研究[D]. 南京：南京理工大学，2017.

[42]　Jr Y A，Kawaharada T，Sasaki S，et al. Mechanical test method on the estimation of the lubricant performance by hyaluronic acid[J]. Bio-medical Materials and Engineering，1995，5（2）：117-24.

[43]　王丽，高瑾，李久青. 聚乙烯醇水凝胶人工关节软骨润滑体系研究[J]. 云南大学学报（自然科学版），2002（S1）：305-308.

[44]　Nakashima K，Murakami T，Sawae Y. Evaluation of wear property of PVA hydrogel as artifical cartilage and effect of protein film on wear-resistant property[J]. International Journal of Materials Research，2004，70（697）：2780-2787.

[45]　Nakashima K，Murakami T，Sawae Y. Effect of protein contained in synovial fluid on reduction of wear of artificial cartilage[A]. The Proceedings of the JSME Annual Meeting，2003：111-112.

[46]　Katta J K，Marcolongo M S，Lowman A M，et al. Friction and wear characteristics of PVA/PVP hydrogels as synthetic articular cartilage[A]. Springfield，MA，2004.

[47]　Choi J，Rubner M F. Influence of the degree of ionization on weak polyelectrolyte multilayer assembly[J]. Macromolecules，2005，38（1）：116-124.

[48]　Xiong D S，Ge S R. Friction and wear properties of UHMWPE/Al$_2$O$_3$ ceramic under different lubricating conditions[J]. Wear，2001，250（1-12）：242-245.

[49]　蒋松，王成焘，程西云，等. 人工关节滑液的摩擦学性能及摩擦化学研究[J]. 摩擦学学报，2004，24（6）：527-530.

[50]　Covert R J，Ku D N. Friction and wear testing of a new biomaterial for use as an articular cartilage substitute[J]. Georgia Institute of Technology，2001，50：355-356.

[51]　李永，高瑾，刘国权，等. 聚乙烯醇水凝胶与人关节软骨摩擦特性比较[J]. 工程科学学报，2004，26（2）：156-158.

[52]　Lin P，Zhang R，Wang X，et al. Articular cartilage inspired bilayer tough hydrogel prepared by interfacial modulated polymerization showing excellent combination of high load-bearing and low friction performance[J]. ACS Macro Letters，2016，5（11）：1191-1195.

[53]　Suciu A N，Takuzo I，Mitsumasa M，et al. Wear characteristics of a novel bearing system for artificial knee joint：micro-pocket-covered femoral component and tibial poro-elastic-hydrated cartilage[J]. JSME International Journal Series C，2004，47（1）：209-217.

[54]　Murakami T，Sawae Y，Nakashima K，et al. Tribological behaviour of artificial cartilage in thin film lubrication[J]. Tribology，2000，38：317-327.

[55]　Pan Y S，Xiong D S，Ma R Y. A study on the friction properties of poly(vinyl alcohol) hydrogel as articular cartilage against titanium alloy[J]. Wear，2007，262（7-8）：1021-1025.

[56]　潘育松，熊党生，陈晓林，等. 聚乙烯醇水凝胶/不锈钢摩擦性能研究[J]. 功能材料，2006，37（12）：1974-1977.

[57]　潘育松，熊党生. 聚乙烯醇水凝胶的生物摩擦学研究进展[J]. 摩擦学学报，2006，26（2）：188-192.

[58]　Shi Y，Xiong D S. Microstructure and friction properties of PVA/PVP hydrogels for articular cartilage repair as

function of polymerization degree and polymer concentration[J]. Wear，2013，305（1-2）：280-285.

[59]　潘育松. n-HA/PVA 凝胶关节软骨修复材料制备与性能研究[D]. 南京：南京理工大学，2007.

[60]　Herrmann W O，Haehnel W. Über den oly-vinylalkohol[J]. European Journal of Inorganic Chemistry，1927，60（7）：1658-1663.

[61]　Noguchi H，Jyodai H，Matsuzawa S. Formation of poly（vinyl alcohol）-iodine complexes in solution[J]. Journal of Polymer Science Part B Polymer Physics，2008，35（11）：1701-1709.

[62]　Miyasaka K. PVA-iodine Complexes：Formation，Structure，and Properties[M]. Heidelberg：Springer，1993.

[63]　Zwick M M. Poly（vinyl alcohol）-iodine complexes[J]. Journal of Applied Polymer Science，1965，9（7）：2393-2424.

[64]　Miyazaki T，Katayama S，Funai E，et al. Role of adsorbed iodine into poly（vinyl alcohol）films drawn in KI/I$_2$ solution[J]. Polymer，2005，46（18）：7436-7442.

[65]　Finley J H. Spectrophotometric determination of polyvinyl alcohol in paper coatings[J]. Analytical Chemistry，1961，33（13）：1925-1927.

[66]　Macias C E，Bodugoz-Senturk H，Muratoglu O K. Quantification of PVA hydrogel dissolution in water and bovine serum[J]. Polymer，2013，54（2）：724-729.

第 7 章　水凝胶关节软骨的生物安全性评价

生物医用材料是一类人工或天然材料，可单独或与药物一起制成部件、器件，用于生物系统的疾病诊断、治疗、修复或替换生物体组织或器官，达到增进或恢复组织功能的目的[1]。生物材料植入体内后，必须与生物体内的组织和血液中的生化成分相容，在有效期内不会对宿主造成任何急性或慢性危害。生物医用材料的生物相容性直接关系到患者的生命安全，应该通过严格的生物学评估，以确保安全。生物材料的安全性评价涉及材料与宿主直接或间接接触时的组织接受与定向结合、应力传递与分布等一系列生物学行为，影响因素包括材料的类型、形状、成分结构及材料的物理化学性能；另外，材料与组织的接触部位、方式、状态与时间等均可影响生物材料的使用安全性。

生物学评估可按接触部位（皮肤、黏膜、组织、血液等）、接触方式（直接或间接）、接触时间（暂时、中期和长期）和用途分类，评估的生物学试验项目包括细胞毒性试验、致敏试验、刺激反应试验、亚急性毒性试验、植入试验、血液相容性试验、慢性毒性试验、致癌性试验、生殖与发育毒性试验、生物降解试验等。ISO 10993（《医疗器械生物学评价》系列标准中，共 20 个部分分别规定了一系列详细标准用来评价医用材料的生物相容性[2]。

水凝胶是一种具有三维网络结构，能在溶剂中溶胀但不溶解的高分子聚合物。水凝胶能够吸收大量的溶剂，与生物体液之间的界面张力很小，这一重要特征加上良好的渗透性和黏弹性使得水凝胶材料与生物软组织非常相似[3]。作为一个具有研究前景的理想支架材料，水凝胶被用于关节软骨组织修复，支架内含软骨细胞[4, 5]、生长因子[6]、相关基因及药物和生物基质[7-9]，希望被种植至病变部位，诱导原位细胞增殖、分化并形成软骨。成熟软骨细胞外基质由水（70%）、可溶性胶原蛋白纤维的三维交联网及其他可溶性成分（如蛋白多糖及糖蛋白）组成，其中交联网状结构主要由 II 型胶原组成，在关节运动中，它提供足够的机械强度以维持关节软骨的体积和形状。然而细胞外基质的机械强度不仅取决于胶原蛋白、蛋白多糖及其他蛋白等大分子本身，还有赖于这些大分子高度有序排列组合而成的支架结构。高分子水凝胶（交联聚合网络含水量为 60%~90%）是否能作为一种良好的支架材料被应用于软骨组织工程研究中，不仅取决于它的化学结构，更重要的是它的组成成分、生物功能、可降解性、物理特性等几个重要特性，而且这些特性可以被反复重新设计及改造，因此优于普通水凝胶[10, 11]。研究证实，已经可以成功将细胞植入天然可降解高分子水凝胶及其衍生物中，为细胞增殖及组织再生提供生长条件[12]。天然水凝胶的突出优点在于其分子结构与细胞外基质相似，且低毒、低免疫原性，能提供利于细胞黏附、增殖、分化及分泌细胞外基质的良好条件，其自身可在人体内通过水解和细胞吞噬等途径自然降解、排出。近年来，合成水凝胶用于修复关节软骨的研究得到了很大的重视，诸多学者对它的力学和摩擦学等性能进行了深入的研究，然而对生物相容性的研究很少[13, 14]。合成水凝胶作为生物医用材料，是用物理或化学的方法制造出来的高分子物质，这些外源性物质用于组织修复能否被宿主所"接受"，是否会产生毒性，这是首先必须要解决的问题。因此，研究水凝胶材料在软骨修复领域的应用，了解它与血液的相容性，在体内分解产物的毒理、病理情况，以及与周围宿主组织的相容性等一系列医学问题显得尤为重要。

7.1　溶 血 试 验

溶血试验是血液相容性评价方法中唯一国家标准方法，通过使试样材料或浸提液在体外与动物血液直接接触，根据测定红细胞释放的血红蛋白量来评价该材料是否对红细胞的功能和代谢造成不良影响，对材料是否具有溶血反应进行客观评价[15, 16]。所有试验参数符合《医疗器械生物学评价 第 4 部分：与血液相互作用试验选择》（GB/T 16886.1—1997）标准的相关规定。

熊党生课题组的马如银[15]研究了纯 PVA 水凝胶和两种 n-HA/PVA 复合水凝胶材料的溶血试验，具体操作为：取 PVA 水凝胶材料，剪成 5mm×5mm 大小，厚度约 3 mm，每种材料准备 6 个试样。经过双抗（青霉素 100 μg/mL，链毒素 100 μg/mL）生理盐水超声清洗 10 min，75%浸泡 30 min，以大量无菌生理盐水反复洗涤后，保存于无菌生理盐水中备用。试验研究中，取禁食 6 h 的健康成年雌性新西兰大白兔（体重 2.5～3 kg，南京军区南京总医院比较医学科提供，试验动物使用许可证号：SCXK（苏）2005-0003），对动物的处置参照国家科学技术部 2006 年发布的《关于善待实验动物的指导性意见》[14]。以氟哌利多（2.5 mg/kg 体重）和氯氨酮（50 mg/kg 体重）混合后臀大肌注射麻醉。麻醉成功后，将动物取仰卧位固定于木板上，从耳缘静脉取血 10 mL，立即加入 0.5 mL 20 g/L 草酸钾抗凝，再以生理盐水将兔血稀释到 30 mL，配成新鲜稀释的抗凝兔血。将 PVA 材料放入试管中，试验组试管中加入 10 mL 生理盐水，另取 2 个试管作对照，阴性对照组加入 10 mL 生理盐水，将所有试管置于 37℃恒温水浴箱中预热 30 min 后，在每个试管中加入稀释的抗凝兔血 0.2 mL，轻摇混匀后，再放入 37℃恒温水浴箱中孵育 60 min。所有试管经离心（750 r/min，5 min）后，分别取上清液，测定其于 545 nm 处的吸光度。取每种材料的 6 个试样的重复试验值的均值，按以下公式计算溶血率：

$$溶血率 = \frac{试验组吸光度值 - 阴性对照组吸光度值}{阳性对照组吸光度值 - 阴性对照组吸光度值} \times 100\% \qquad (7.1)$$

材料或其浸提液与血液接触,对血液有无破坏作用,是否导致血栓、红细胞破坏、血小板减少或功能下降,是否影响血液中多种酶的活性及电解质浓度的变化,是否引起有害的免疫反应等是用生物材料使用时必须考虑的问题之一。研究结果如表 7.1 所示,阴性对照组的吸光度小于 0.03,阳性对照组为 0.71 ± 0.001,符合国家标准。可以看出,三种材料的溶血率分别为 1.83%、1.89% 和 2.00%,均小于国家标准中规定的 5%,说明其符合标准要求,不具有急性溶血作用。试验结果一定程度上反映出溶血率随着纳米羟基磷灰石含量的增加略有增大,这与原材料的选择有关。该研究中,采用原位复合的方式在 PVA 溶液中原位合成纳米羟基磷灰石,所选材料为氢氧化钙和磷酸,这两种化学试剂在使用前未经过提纯处理,微量 Fe、Na、Mg 等的存在对溶血率造成了一定的影响。石雁[16]研究了纯 PVA 水凝胶和两种 PVA/PVP 水凝胶材料的溶血试验,研究结果如表 7.2 所示,阴性对照组的吸光度小于 0.001,阳性对照组的吸光度约 1.6,符合国家标准。从结果中可以看出,纯 PVA1700、PVA1700/PVP 和 PVA2400/PVP 三种水凝胶材料的溶血率分别为 2.81%、2.78% 和 2.67%,均小于国家标准规定的 5%,说明其符合标准要求,不具有急性溶血作用。PVP 的引入进一步提高了复合水凝胶的亲水性,从而使蛋白质与材料表面的相互作用变弱,蛋白质与血细胞不被吸附和激活,从而阻碍凝血过程的发生,试样的溶血率降低,血液相容性提高。

表 7.1 n-HA/PVA 复合水凝胶试样溶血试验结果

组别	吸光度		
	PVA	2wt% n-HA/PVA	10wt% n-HA/PVA
试验组	0.0136	0.0141	0.0148
阴性对照	0.00063	0.00069	0.00061
阳性对照	0.7097	0.7103	0.7109
溶血率/%	1.83	1.89	2.00

表 7.2 PVA/PVP 复合水凝胶试样溶血试验结果 （15wt%）

组别	吸光度		
	PVA1700	PVA1700/PVP	PVA2400/PVP
试验组	0.0508	0.0488	0.0464
阴性对照	0.00531	0.00419	0.00458
阳性对照	1.625	1.611	1.566
溶血率/%	2.81	2.78	2.67

7.2　细胞毒性试验

细胞毒性是生物材料应用时的一个重要指标，理想的载体材料应该不释放毒性物质或者在体内不产生不良反应。细胞毒性试验按照《医疗器械生物学评价第5部分：体外细胞毒性试验》（GB/T 16886.6—1997）标准进行[15]，将不同灭菌复合材料粉末加入无菌生理盐水中，按 1 g/5 mL 的比例，室温浸提 24 h，制备浸提液。取出处于对数生长期的第 4 代 L929 小鼠成纤维细胞，在转染前 24 h，用含 0.02% EDTA 和 0.25%胰蛋白酶消化以后，每孔 2.0×10^4 个细胞接种于 96 孔板，每孔体积为 200 μL。将培养板移入 37℃、5% CO_2 的孵箱中培养过夜。当细胞汇合度达到 70%时，除去培液，用 PBS 洗涤一次，每孔加入 100μL 材料浸提液或生理盐水，继续培养 16 h。接着每孔加入 20μL 5 mg/mL MTT 溶液，37℃反应 4 h。小心吸去孔内培养上清液，每孔加入 150 μL 二甲亚砜（DMSO），室温下温育 30 min。轻轻震动后通过酶标仪测定各孔在 490 nm 的吸光度，计算细胞存活率。每组试验重复 6 次，取平均值。

MTT 法即四甲基偶氮唑盐微量酶反应比色法，是用于检测细胞存活、增殖和生长的毒性检测法。MTT 是一种黄色染料，活细胞线粒体中琥珀酸脱氢酶能够代谢还原 MTT，同时在细胞色素 ConA 的作用下生成蓝色（或蓝紫色）不溶于水的甲䐶，甲䐶的多少可以用酶标仪在 570 nm 处进行测定，根据相对增殖率数值的大小对应相应的毒性分级，如表 7.3[17]所示。通常情况下，甲䐶生成量与活细胞数成正比，因此可根据光密度值推测出活细胞的数目，间接反映细胞生长及增殖活性[18, 19]。

表 7.3　细胞相对增殖率与细胞毒性分级的关系

细胞相对增殖率/%	细胞毒性分级	细胞相对增殖率/%	细胞毒性分级
≥100	0	25～49	3
75～99	1	1～24	4
50～74	2	0	5

表 7.4 给出了试验组和对照组毒性试验结果，取医用生理盐水作为阴性对照组，设阴性对照组相对增殖率为 100%，试验组的吸光度与阴性对照组吸光度的比值即为试验组细胞相对增殖率，纯 PVA 水凝胶和两种不同纳米羟基磷灰石填充量的复合水凝胶的细胞相对增殖率分别为 99.0%、96.0%和 90.1%，细胞毒性反应均为一级，说明此类材料无细胞毒性作用，符合生物材料的医用标准[20]。从表 7.4 可以看出与溶血率变化类似的规律，随着 n-HA 含量的增加，细胞相对增殖率略有降低，与原材料的选择有关。

表 7.4　PVA、n-HA/PVA 浸提液及对照组的吸光度、细胞相对增殖率及细胞毒性分级

组别	吸光度（$\bar{x}\pm s$）	细胞相对增殖率（$\bar{x}\pm s$）/%	细胞毒性分级
PVA	0.932 ± 0.045	99.0	1
2wt% n-HA/PVA	0.903 ± 0.028	96.0	1
10wt% n-HA/PVA	0.848 ± 0.035	90.1	1
阴性组	0.941 ± 0.063	100	0

袁柳[21]采用 MTT 法初步评价了不同水凝胶的细胞毒性。研究结果如图 7.1 所示，不同水凝胶的浸提液与 L929 细胞共培养 72 h 后，吸光度与不加浸提液的空白对照组无明显差异，表明了这四种水凝胶均无明显的细胞毒性。这说明了水凝胶可以为细胞的生长提供环境，可以被认为是生物相容性良好的材料；还通过 MTT 法评估了聚氨酯纳米胶束对 L929 细胞毒性的大小，没有加入纳米颗粒胶束的作为空白对照。从图 7.2 的测试结果可以看出，L929 细胞与聚氨酯纳米粒子共培养预定时间后，细胞的吸光度均比对照组高，这是由于材料中的氨基利于细胞的生长。试验组的吸光度随着时间的延长而增加，说明该材料无毒性、生物相容性良好，有潜力作为安全的药物载体。

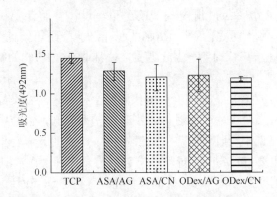

图 7.1　不同水凝胶浸提液孵育细胞 72 h 的 MTT 测试结果（TCP 为空白对照）

7.3　慢性毒性试验

丙氨酸氨基转移酶（ALT）广泛存在于肝脏的线粒体中，当各组织器官活动或病变时，就会把其中的 ALT 释放到血液中，使血清 ALT 含量增加。例如，肝脏发炎时，血清转氨酶含量一定升高，因此 ALT 是肝脏病变程度的重要指标之一。天门冬氨酸氨基转移酶（AST）在心肌细胞中含量较高，当心肌细胞受到损伤时，大量的酶释放入血液，使血清含量增加，各种肝病、肾炎、肺炎等也可使 AST 增

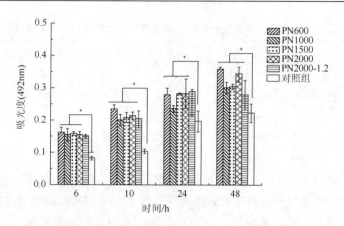

图 7.2　不同的聚氨酯纳米颗粒孵育 L929 细胞的 MTT 测试结果

高。清蛋白（ALB）又称白蛋白，由肝实质细胞合成，是血浆中含量最多的蛋白质，占血浆总蛋白的 40%～60%，当遇到肝硬变和腹水及其他肝功能严重损害时（如急性肝坏死、中毒性肝炎等），白蛋白含量降低。球蛋白（GLB）由单核-吞噬细胞系统合成，经电泳法可分为 α_1-、α_2-、β 和 γ-球蛋白，在肝脏出现炎症病变时，α_1-球蛋白增加，而 α_1-球蛋白增加显示病情较轻，如果减小常表示病情较重；α_2-球蛋白也可以反映肝炎病变的严重程度；在胆汁郁积性肝病变时，β-球蛋白多半增加，肝严重损害时，β-球蛋白降低，个别可降低到 6% 以下；γ-球蛋白几乎在所有肝胆疾病时都增加。因此，临床评价肝功能的损伤程度常以这 4 个生化指标为依据[22, 23]。

　　血清尿素氮（BUN）是人体蛋白质代谢的主要终末产物，经肾小球滤过，并随尿液排出体外。当肾实质受损时，肾小球滤过率降低，血液中血清尿素氮的浓度就会增加，主要见于肾脏疾病，如慢性肾炎、严重的肾盂肾炎等，血清尿素氮是肾功能检查的主要指标之一。肾功能检查的另一指标是血清肌酐（Cr），肾脏功能异常会引起血清肌酐浓度升高。在摄入食物及体内分解代谢比较稳定的情况下，血清肌酐和血清尿素氮的浓度取决于肾排泄能力，两者在一定程度上可反映肾小球滤过功能的损伤程度。一般情况下，血清肌酐与血清尿素氮的比值约为 10，肾缺血、血容量不足及某些急性肾小球肾炎，均可使比值升高[24]。

　　马如银还研究了 n-HA/PVA 水凝胶的慢性毒性试验[15]。试验中取健康新西兰大白兔 20 只，雌雄各半，随机分为 2 组，试验组 10 只，对照组 10 只，以氟哌利多（2.5 mg/kg 体重）和氯氨酮（50 mg/kg 体重）混合后臀大肌注射麻醉。麻醉成功后，将动物取仰卧位固定于木板上，备皮后常规消毒铺巾，取左膝关节外侧弧形切口长约 3 cm，依次切开皮肤及皮下组织，暴露股骨外髁，用低转速钻在股骨外髁上钻直径约 3 mm 的骨洞，同时用生理盐水和引液器充分灌洗，以免过热使局部组织坏死，骨洞内植入相匹配的试样。确保植入试样的稳定性，分层缝合筋膜，皮下组织和皮肤。正常饲养情况下（饲养室温度为 22℃±3℃，相对湿度为 30%～70%，无对流风，饮水及食物清洁，粪便及时清除及人工昼夜环境，且动物分笼饲养），观察兔饮食、活动情况及切口有无炎症反应及渗出。所有动物分别于术前及术后 12 周抽取静脉血 2 mL 进行肝肾功能检测。从试验结果中可以看出，术前两组肝肾功能指标无显著性差异（$p>0.05$），植入 n-HA/PVA 复合水凝胶 12 周后，与空白对照组相比各肝肾功能指标的差异无显著性意义（$p>0.05$）。所有动物肝、脾、肾等脏器的大体标本大小、色泽、形态正常，与周围组织无粘连，表面无硬化、充血等现象。肝脏和脾脏的组织病理学检查与对照组比较无显著性差异，未发现水肿、淤血、坏死等病变现象，肝细胞无肿胀，汇管区大致正常。脾脏未见明显的肿大和纤维结节现象，脾的组织学检查出现大量的巨核细胞，巨核细胞用于生成血小板，对机体的止血功能非常重要，巨核细胞的形成与炎性反应有关，在肝脏中未发现类似情况，因为脾对免疫应答更为重要[25]，如图 7.3 所示，说明植入 n-HA/PVA 水凝胶后未引起肝肾毒性。

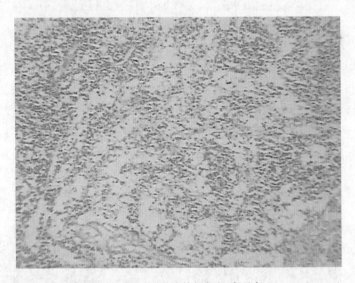

图 7.3　n-HA/PVA 植入 12 周后脾的组织切片观察（H.E.，100×）

　　肝脏是消化系统中最大的消化腺，具有解毒、代谢、分泌胆汁、免疫防御、造血、储血和调节循环血量等功能，出现毒性反应时，肝脏的毛细血管通透性升高，肝细胞变性肿胀，肝脏内出血，炎性细胞浸润会导致肝脏肿大，正常功能衰退。脾脏具有强大的血液过滤作用，含大量的免疫活性细胞和免疫因子，是机体最大的免疫器官，还含有大量的淋巴细胞和巨噬细胞，具有造血、储血、滤血和免疫功能[26]。肾脏的基本功能是清除体内代谢产物及某些废物、毒物，维持体液平衡及体内酸碱平衡，同时还具有分泌功能，肾脏的这些功能保证了机体内环境的稳定，使新陈代谢得以正常进行。体内植入材料需要与机体长时间接触，可能会对机体造成一定的毒副作用，尤其是对肝、肾、脾等重要器官，该试验的研究表明，采用原位复合、冷冻-解冻和辐照交联相结合的方式制备的羟基磷灰石增强聚乙烯醇水凝胶未引起肝、肾、脾等重要脏器的慢性毒性反应，一定程度上说明此方法制备的水凝胶材料具有良好的生物相容性。

7.4　肌肉埋植和囊内植入试验

试验研究中[15]，取健康新西兰大白兔 32 只，雌雄各半，随机分为 2 组，试验组 16 只，对照组 16 只，成功麻醉后，去除手术区毛发，消毒手术区。试验按照《医疗器械生物学评价 第 6 部分：植入后局部反应试验》（GB/T 16886.6—1997）标准进行，在脊柱两侧旁 15 mm 处肌肉内植入，分层缝合筋膜、皮下组织和皮肤。正常饲养情况下观察兔的饮食、活动和切口愈合情况及有无炎症反应及渗出。于术后第 2 周、4 周和 12 周各处死 4 只动物，取植入物周围 1 cm 处的肌肉组织，制取组织切片，常规脱蜡至水后，苏木精和伊红染色，甲苯胺蓝染色，光镜下观察试样周围炎性细胞的浸润和纤维囊形成情况，根据肌肉组织反应来评价生物材料的体内毒性。采用类似的方法将水凝胶试样植入动物的髌上囊内，观察材料对滑膜的相容性。将 n-HA/PVA 复合水凝胶材料植入动物肌肉和髌上囊内后，所有试验动物均无死亡、抽搐、瘫痪、呼吸抑制等毒性反应，活动、饮食及大小便正常，精神状态良好。肌肉埋植试验图如图 7.4 所示。观察期内，试验组与对照组动物质量均呈上升趋势，且两组质量增加比较无统计学意义。

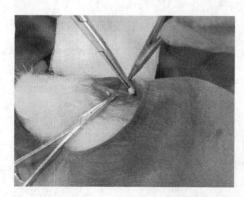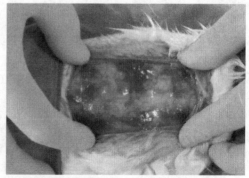

图 7.4　肌肉埋植试验图

材料植入肌内 2 周，在材料周围可见嗜中性粒细胞浸润为主的炎性反应，偶然有吞噬细胞出现，如图 7.5（a）所示。中性粒细胞是炎性反应的重要标志，在炎性反应的发生、发展和转归中起着至关重要的作用[27-29]。材料植入动物体，最普遍的反应就是炎性反应，另外，宿主会启动一系列伤口愈合机制，而炎症就是这一复杂过程中重要的一项[30]。植入后 4 周，材料周围中性粒细胞减少，疏松囊壁形成［图 7.5（b）］，肌肉组织水肿，出现一定的炎性浸润。植入后 12 周，材料周围未见淋巴细胞，囊壁变得更薄、更疏松，光镜下肌肉组织排列整齐，与正常肌肉组织形态相同[31]，如图 7.5（c）所示。研究表明，植入材料往往会引起宿主炎性反应，炎性反应持续的时间和程度直接影响植入材料的使用[30,32]。如果材料植

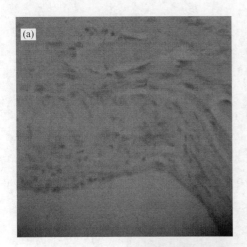
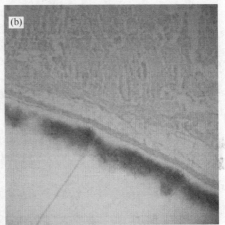
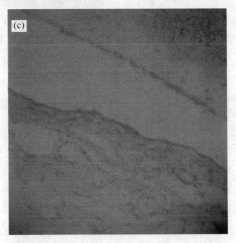

图 7.5　复合水凝胶植入肌肉 2 周（a）、4 周（b）和 12 周（c）时材料周围炎性反应观察
（苏木精-伊红染色法，100×）

入早期局部出现炎症反应，随着时间的推移，这种反应减轻或消失，则表明这种炎症反应并不是由植入材料直接引起的，可能是由手术创伤所致。若发现植入材料周围除炎性细胞外还出现异物细胞，则说明是一种异物反应[30]。

　　作为软骨替代材料，存在于关节囊内，与滑膜的关系必然很密切。本研究将水凝胶软骨修复试样植入动物的关节囊内，观察水凝胶材料对滑膜组织的毒性作用。大体观察所有动物都生长完好，切口处无炎性渗出和组织坏死等现象，材料周围组织无色泽、质地变化和瘢痕形成。植入 12 周的组织学观察可见试样周围滑膜组织无明显的炎性细胞浸润（图 7.6），与对照组相比，无统计学差异，说明植入的水凝胶材料未引起滑膜组织的毒性反应。

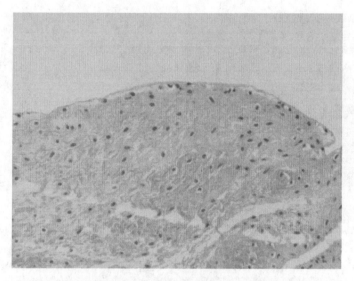

图 7.6　水凝胶材料植入髌上囊内的组织学观察（苏木精-伊红染色法，100×）

　　鲁路等[33]研究了 Alg/NMPC 复合水凝胶试样的生物相容性，取健康新西兰大白兔固定后经注射适量 3 wt%的戊巴比妥钠（30 mg/mL）麻醉，在兔模型两大腿外侧分别植入 Alg/NMPC 复合水凝胶试样，所有试验动物术后活动正常，饮食良好，伤口 1 周后愈合，无红肿、化脓及窦道形成。术后第 4 周，植入试样与周围肌肉组织界限清晰，无包膜形成，水凝胶材料与周围组织交界处可见炎症细胞，以淋巴细胞为主，但无组织变性、坏死现象［图 7.7（a）］。第 8 周浸润炎性细胞数量减少，可见大量肌纤维细胞开始与材料接触并部分融合，但分界面仍清晰可辨［图 7.7（b）］。第 12 周炎性细胞数量进一步减少，淋巴细胞的无菌性急性炎症反应已基本消失，在水凝胶与肌肉组织界面处无纤维包膜，并开始有新生血管长入材料内部［图 7.7（c）］，证明 Alg/NMPC 水凝胶具有良好的组织相容性。

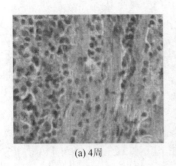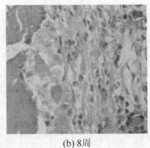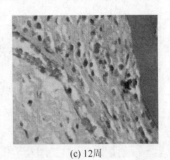

(a) 4周 　　　　　　　　 (b) 8周 　　　　　　　　 (c) 12周

图 7.7 植入材料组织切片观察

7.5 细胞植入试验

细胞植入试验也是对生物材料安全性评价的重要标准之一。Chien 等[34]使用 APS/TEMED 通过自由基聚合得到聚两性离子水凝胶，并评估了单体的细胞毒性和细胞包封过程的无毒试验。先对细胞进行包封，在前体凝胶溶液聚合的前 2 min 内，将 L929 细胞混合并悬浮在溶液中至最终接种密度为每毫升 5×10^6 个细胞，通过 LIVE/DEAD 染色检查包封后的细胞活力。将包封的细胞用 LIVE/DEAD 细胞成像试剂盒（life technologies）在 37℃在黑暗中染色 30 min。用 PBS 冲洗样品，然后在荧光显微镜下观察。存活率 = 活细胞数/总细胞数×100%。结果如图 7.8 所示，在 20% (w/v) CBMA 和 MPC 中培养 30 min 后，相对细胞存活率保持在 90%以上。与 CBMA 和 MPC 相比，SBMA 表现出更高的细胞毒作用，相对细胞活力约为 60%；而 PEGMA 表现出最高的毒性作用，相对细胞存活率低于 20%。接下来，评估聚合过程的细胞毒性。将二维电镀的 L929 细胞用引发剂 APS/TEMED 暴露于 20% (w/v) 单体溶液 30 min。由于细胞膜或蛋白质受到高能自由基的氧化损伤，结果表明在单体聚合过程中有 10%～20%的细胞死亡，并表明部分细胞可能被自由基破坏。

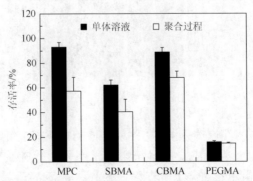

图 7.8 在各种甲基丙烯酸酯单体中以 20% (w/v)（或 200 mg/mL）培养 30 min 后的细胞存活率

7.6　两性离子水凝胶体内生物相容性评价

在使用皮下植入水凝胶的小鼠中研究了水凝胶的生物相容性[34]。将 100 μL 试验材料皮下注射到购自台湾台北实验动物中心的 4～5 周龄雄性 Balb/c 小鼠的侧腹。这些动物在台湾大学机构动物护理和使用委员会（IACUC）的动物护理指导下使用，并经台湾大学机构动物护理和使用委员会批准，在氧气中加入 1%异氟醚在氧气中。在小鼠实施安乐死，用二氧化碳在预定时间点处死小鼠。将组织在福尔马林中固定，然后在分级系列的乙醇溶液中脱水。将构建体浸泡在二甲苯中，然后包埋在石蜡中。通过切片机切口将石蜡块切成 4 μm 厚的切片。通过浸泡在二甲苯中除去石蜡然后再水化样品，使用标准苏木精和伊红染色方案对组织进行染色。通过观察周围的植入材料来检查组织反应。

通过在左侧皮下注射0.1 mL无细胞前体溶液的雄性Balb/c小鼠来测定其对两性离子水凝胶的组织反应。注射 2 天后，发现注入 PCB 水凝胶的残留物，而没有发现注入的 PMPC 和 PSB 水凝胶残留物（图 7.9）。

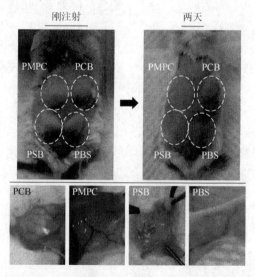

图 7.9　皮下注射两性离子水凝胶后小鼠的代表性照片

在第 2 天对小鼠实施安乐死，收集注射区域的组织用于组织学分析，如图 7.10 所示。皮下注射 2 天后，皮肤的组织病理学变化由巨噬细胞和淋巴细胞呈现轻度至中度炎症。由单核细胞（带有摄入的外来物质的巨噬细胞）和植入 PCB 水凝胶中的成纤维细胞（3 周）呈现轻微的胶囊形成。从组织学分析中，可以发现 PMPC 和 PSB 凝胶在 2 天后不存在,因此在处理后 3 周仅评估 PCBMA处理的小鼠。皮肤活组织检查显示皮下组织有轻微的巨噬细胞浸润,单核细胞（带有摄入的外来物质的巨噬细胞）形成轻微的胶囊,并且在植入的材料周围有最小的成纤维细胞增殖。在组织和植入物之间的界面处发现的最小炎性细胞可以表明 PCB 水凝胶的异物反应有所减轻。

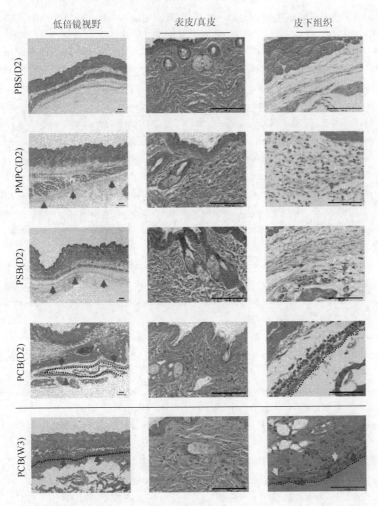

图 7.10　水凝胶和组织之间边界的苏木精和曙红（H&E）染色（比例尺 100 μm）

运动创伤、自身免疫疾病及老龄化都会导致关节损伤,患者将会承受关节肿胀和持续的痛苦。由于关节软骨的自我修复能力十分有限。近年来,水凝胶支架在关节软骨中的应用受到了研究者们的广泛关注。因此,水凝胶仿生关节软骨在生物安全性评价方面显得极其重要。

参 考 文 献

[1] 李世普. 生物医用材料导论[M]. 武汉：武汉工业大学出版社，2000.

[2] Bollen L S. Biological evaluation of medical devices[J]. Iso，2005，16（5）：10-15.

[3] Cascone M G，Laus M，Ricci D，et al. Evaluation of poly（vinyl alcohol）hydrogels as a component of hybrid artificial tissues[J]. Journal of Materials Science：Materials in Medicine，1995，6（2）：71-75.

[4] Zeng L，Yao Y C，Wang D A，et al. Effect of microcavitary alginate hydrogel with different pore sizes on chondrocyte culture for cartilage tissue engineering[J]. Materials Science and Engineering C，2014，34：168-175.

[5] Dahlin R L，Kinard L A，Lam J，et al. Articular chondrocytes and mesenchymal stem cells seeded on biodegradable scaffolds for the repair of cartilage in a rat osteochondral defect model[J]. Biomaterials，2014，35（26）：7460-7469.

[6] Hu X H，Ma L，Wang C C，et al. Gelatin hydrogel prepared by photo-initiated polymerization and loaded with TGF-β_1 for cartilage tissue engineering[J]. Macromolecular Bioscience，2009，9（12）：1194-1201.

[7] Zhu S S，Zhang B，Man C，et al. Combined effects of connective tissue growth factor-modified bone marrow-derived mesenchymal stem cells and NaOH-treated PLGA scaffolds on the repair of articular cartilage defect in rabbits[J]. Cell Transplantation，2014，23（6）：715-727.

[8] Fan W，Wu C T，Miao X G，et al. Biomaterial scaffolds in cartilage-subchondral bone defects influencing the repair of autologous articular cartilage transplants[J]. Journal of Biomaterials Applications，2013，27（8）：979-989.

[9] Zhao Q H，Wang S G，Tian J W，et al. Combination of bone marrow concentrate and PGA scaffolds enhance bone marrow stimulation in rabbit articular cartilage repair[J]. Journal of Materials Science：Materials in Medicine，2013，24（3）：793-801.

[10] Balakrishnan B，Banerjee R. Biopolymer-based hydrogels for cartilage tissue engineering[J]. Chemical Reviews，2011，111（8）：4453-4474.

[11] Shapira A，Kim D H，Dvir T. Advanced micro-and nanofabrication technologies for tissue engineering[J]. Biofabrication，2014，6（2）：020301.

[12] Mano J F，Silva G A，Azevedo H S，et al. Natural origin biodegradable systems in tissue engineering and regenerative medicine：Present status and some moving trends[J]. Journal of the Royal Society Interface，2007，4（17）：999-1030.

[13] Hernández R，Sarafian A，López D，et al. Viscoelastic properties of poly（vinyl alcohol）hydrogels and ferrogels obtained through freezing-thawing cycles[J]. Polymer，2004，45（16）：5543-5549.

[14] 孙淑建，赵建宁，王瑞，等. 两种不同关节软骨替代材料对兔肝肾功能毒性的比较[J]. 中国组织工程研究，2009，13（42）：8241-8244.

[15] 马如银. 水凝胶仿生关节软骨材料的制备与性能评价[D]. 南京：南京理工大学，2010.

[16] 石雁. PVA基水凝胶仿生关节软骨材料增强改性研究[D]. 南京：南京理工大学，2017.

[17] 杨晓芳. 生物材料生物相容性评价研究进展[J]. 生物医学工程学杂志，2001，18（1）：123-128.

[18] 关静, 高萍, 黄姝杰, 等. 聚乙烯醇水凝胶的生物相容性评价[J]. 中国组织工程研究，2009，13（12）：2227-2231.

[19] Marques A P，Reis R L，Hunt J A. The biocompatibility of novel starch-based polymers and composites：*In vitro* studies[J]. Biomaterials，2002，23（6）：1471-1478.

[20] 陈建洪，唐倩，田词，等. 新型纳米仿生骨植入材料的生物相容性的初步研究[J]. 中山大学学报（医学科学版），2008，29（5）：629-632.

[21] 袁柳. 海藻酸钠基水凝胶的制备、性能研究及在组织修复中的应用[D]. 上海：东华大学，2018.

[22]　王菲菲, 段小丽, 于云江, 等. 垃圾填埋场渗滤液对小鼠遗传毒性和肝肾功能的影响[J]. 环境科学研究, 2009, 22（7）: 847-850.

[23]　劳向明, 张海燕, 李锦清, 等. 碳包铁纳米晶急性毒性实验及其对肝肾功能和血液系统的影响[J]. 南方医科大学学报, 2007, 27（10）: 1471-1475.

[24]　汤善华, 靳安民, 王永峰, 等. 可塑性纳米羟基磷灰石/聚羟基丁酸酯-羟基戊酸酯共聚物-聚乙二醇庆大霉素释药系统研制[J]. 中国修复重建外科杂志, 2006, 20（07）: 79-82.

[25]　de Souza R, Zahedi P, Allen C J, et al. Biocompatibility of injectable chitosan-phospholipid implant systems[J]. Biomaterials, 2009, 30（23-24）: 3818-3824.

[26]　吴厚慧, 陈家林. 脾纤维化程度对免疫功能的影响分析[J]. 中华肝胆外科杂志, 2005, 11（5）: 63-64.

[27]　赵志勇, 阎志军, 赵砚丽, 等. 中性粒细胞凋亡与体外循环全身炎症反应相关性研究[J]. 中国体外循环杂志, 2008, 6（1）: 8-11.

[28]　Simon H U. Neutrophil apoptosis pathways and their modifications in inflammation[J]. Immunological Reviews, 2003, 193（1）: 101-110.

[29]　Van Dyke T E, Serhan C N. Resolution of inflammation: A new paradigm for the pathogenesis of periodontal diseases[J]. Journal of Dental Research, 2003, 82（2）: 82-90.

[30]　强巴单增. 纳米羟基磷灰石植入兔体内的炎性反应及成骨的观察[D]. 成都: 四川大学, 2006.

[31]　孟纯阳, 安洪, 蒋电明, 等. 新型纳米骨重建和修复材料羟基磷灰石/聚酰胺体内植入的生物相容性及安全性[J]. 中国组织工程研究, 2004, 8（29）: 6330-6333.

[32]　Dalu A, Blaydes B S, Lomax L G, et al. A comparison of the inflammatory response to a polydimethylsiloxane implant in male and female Balb/c mice[J]. Biomaterials, 2000, 21（19）: 1947-1957.

[33]　鲁路, 桑守山, 周长忍, 等. 可注射型海藻酸/磷酸化壳聚糖复合水凝胶的制备及其生物相容性[J]. 暨南大学学报（自然科学与医学版）, 2008, 29（1）: 81-84.

[34]　Chien H W, Yu J, Li S T, et al. An *in situ* poly（carboxybetaine）hydrogel for tissue engineering applications[J]. Biomaterials Science, 2017, 5（2）: 322-330.

第 8 章　水凝胶支架在软骨组织工程中的应用

8.1　软骨组织工程

关节软骨是无血管软骨组织，在承重活动期间承受机械应力、吸收冲击，在常规运动期间与促进柔性关节运动中发挥关键作用。这些组织的损伤通常与创伤性损伤或与年龄相关的过程有关，这往往会导致患者不适，甚至出现疼痛和残疾。这些软骨组织的无血管性质常阻碍其自然再生的能力，并因此导致持续的进行性退化。目前的医疗疗法主要集中在疼痛管理。侵入性手术治疗的目的是在患者的常规活动受到影响时用合成植入物代替退化的组织。然而，这样的常规临床策略不能恢复天然组织的生物学完整性和功能，并且可能导致进一步的并发症，这促进了当前的研究向组织工程的方向转变。

组织工程是一种多学科策略，涉及使用生物材料构建支架，用于包封/黏附适当的细胞并促进组织重建的生理化学因子。组织工程是 20 世纪 90 年代初出现的一种技术，目前已成为软骨和骨组织重建与再生最常用的方法之一。通常，组织工程由支架、种子细胞和必要的生长因子组成。组织工程的基本原理和方法是将体外扩增的自体或异体细胞种植于体外构建的细胞外基质模拟物即支架中，形成细胞/支架复合物，然后将该复合物植入受损的组织或器官部位，通过植入细胞的增殖、分化及支架相匹配的降解，形成与目标组织或器官一致的新组织或器官，通过模拟机体内环境来控制体外细胞和组织生长的环境，最终达到创伤修复和功能重建的目的[1]。作为一种再生疗法，组织工程避免了器官移植存在的供体严重不足和必须接受长期抗免疫药物治疗的缺点。

提出组织工程的概念之后，人们首先将这一想法应用于软骨组织的修复[2, 3]。软骨的组织工程化构建在临床治疗上具有非常重要的意义，它避免了"挖肉补疮"式的自体移植与潜在免疫排斥的异体移植，同时在临时支架降解后将形成与自体组织生理功能一样的活组织，是比生物惰性的人工假体更为优越的一种软骨修复方式。软骨组织工程技术已成为继外科重建后的新治疗手段，这方面的治疗技术有望为提高人类的健康水平作出积极贡献，同时也具有显著的社会效应和经济价值。

在各种已建立的支架系统中，水凝胶已被确定为支架的一种有吸引力的选择，并且早在 20 世纪 60 年代就已用于医学应用。水凝胶是三维交联聚合物链的网络结构，类似于细胞外基质和多孔骨架的结构，其具有固有的亲水性，且具有溶胀和保湿能力，可以通过特殊设计，显示出与不同生物组织相似的机械和润滑性质。此外，水凝胶的其他特征包括细胞包封均匀、易于处理的特点，以及由于其可注射性和可调节的交联性质而对软骨组织的有效微创修复。已经广泛研究了不同的天然和合成生物材料用于水凝胶制备，以提供用于稳定细胞黏附、生长和发育的仿生微环境。另外，还可以将生物活性分子和药物掺入水凝胶支架系统中，为细胞生长和发育提供必要的线索。掺入的生物活性或治疗性化合物可以在设计的控释系统中释放，用于在期望的持续时间内持续递送和保护组织再生。自水凝胶被发现以来，已经探索了各种生物材料、交联策略和控释系统，以定制出符合肌肉骨骼组织修复的生物活性、降解和机械特征，从而建立了多年来对基于水凝胶的软骨组织再生的研究。

目前，软骨组织工程在种子细胞、支架材料及细胞生长因子等方面都得到了广泛研究，且在有关组织工程的研究中所占比例最大，这主要是因为软骨的组织学结构较为简单，基本由单一种类的软骨细胞和细胞外基质构成，便于作为组织工程研究的模型。此外，软骨组织无血管、无神经，减少了排异反应的可能，相对容易实现工程化再造。

8.2　水凝胶在软骨组织工程中的应用形式

水凝胶是软骨组织工程支架材料的重要类型。水凝胶作为软骨组织工程支架具有以下优点：①微创治疗；②凝胶的水溶液环境有利于保护细胞；③水凝胶基体有利于营养物质的运输和细胞分泌物的交换。

天然软骨本身是一种高度水合的凝胶组织结构，由包埋在 II 型胶原和糖胺聚糖（glycosaminoglycan，GAG）中的软骨细胞构成。水凝胶具有与软骨相类似的结构和物性，因此水凝胶支架非常适合用于软骨的修复与再生。与传统的多孔支架材料相比，水凝胶支架材料能够为细胞的分裂与分化提供更接近于天然软骨细胞外基质的化学与物理环境，并可通过注射等微创方式将复合有种子细胞的聚合物注射到所需部位，避免了创伤性的外科手术，特别适用于微创伤的修复。水凝胶支架具有类似体内环境的特质，更有利于细胞分化和功能表达，从而实现软骨组织的再生。用于临床治疗时，水凝胶既可以直接植入体内作为组织的替代材料，也可在水凝胶交联之前将细胞悬浮于液态前驱体组分中，混合后直接注射到缺损部位，然后在体温下快速原位交联成型。所需营养由体液交换提供，细胞可渗透其中进行生长，最终修复受损的组织。

水凝胶支架材料丰富多样，主要包括天然高分子材料和合成高分子材料。这两类材料各有优缺点，通常来说，天然高分子材料为支架时，其细胞相容性较好；合成高分子材料为支架时，其机械性能较好。水凝胶支架也存在缺点，其机械强度普遍较低，并且消毒困难。迄今，已经研究了许多聚合物以开发用于软骨组织工程的水凝胶支架，报道了许多开发水凝胶的交联策略和机制。例如，交联可以通过物理机制（如温度、pH、光和自组装）、化学机制 [自由基聚合、点击化学、迈克尔（Michael）加成反应、席夫碱（Schiff base）反应] 或杂化交联策略。

水凝胶支架的首要任务是负载种子细胞[4]。水凝胶具有高度水合的三维聚合物网络，为软骨细胞的黏附、增殖和分化提供了空间。经过十多年的发展，已有多种复合有软骨细胞或干细胞的水凝胶支架被制备出来，并进行了大量的体外和体内的软骨化研究，取得了丰富的研究成果。大量体外试验从多角度研究了水凝胶支架的强度、细胞生长因子负载及支架材料本身性质对软骨细胞的影响。例如，光交联的合成高分子如 PEG 水凝胶支架具有较好的机械性能，模量通常可达到几百 kPa，此类凝胶基质使得软骨细胞保持在增殖状态，致使 II 型胶原沉积量减少。利用 PEG 水凝胶工程化软骨方面的研究很多，例如，在光交联的 PEG 水凝胶中引入黏附蛋白质和细胞生长因子，能够增加种子细胞合成胶原；进一步引入酶解位点，能够使得细胞在凝胶中迁移，并合成出更多的胶原。

水凝胶支架的另一个重要功能是传递细胞生长因子。在运输细胞的同时，水凝胶支架也为化学和生物信号修饰提供了平台。天然软骨细胞外基质中含有大量的活性大分子，这些活性大分子为软骨细胞的存活及活动提供适宜的微环境，并通过信号传导系统影响细胞的代谢、功能、黏附、迁移、增殖和分化等行为。目前，水凝胶已广泛地应用于输送细胞生长因子以促进软骨的修复与再生，其中研究较为广泛的细胞生长因子主要包括转化生长因子-β（transforming growth factor-β，TGF-β）、促骨形态发生蛋白（bone morphogenetic proteins，BMPs）和碱性成纤维生长因子（basic fibro-blast growth factor，bFGF）等。

以往细胞生长因子等激素蛋白药物的给药方式主要是口服或静脉注射[4]。由于酶解作用，大部分给药将被代谢或消耗，这不仅造成浪费，而且会对身体产生副作用。例如，为了促进局部软骨形成，传统给药方式需要大量的 TGF-β和 BMPs，这会导致一些严重的副作用，包括非靶组织的钙化、新软骨化、形成动脉粥样硬化斑块甚至肿瘤。这些对软骨或骨组织具有营养和促进作用的因子，对其他组织很可能是不利的，因此，局部、靶向给药对于水凝胶支架负载细胞生长因子是非常必要的。

虽然使用细胞生长因子能取得较好的促软骨生成效果，但这些促软骨生成因子在水凝胶中释放较快，其本身也极易失活，结果使软骨生成能力受限。除了承担运载药物的基本功能以外，组织工程用水凝胶还应起到保护和稳定细胞生长因子的作用。细胞生长因子属于一类肝素特异性结合蛋白（heparin interacting protein，HIP），它可与肝素进行特异性结合。肝素是一类分布在细胞外基质中的糖胺聚糖，可增加细胞生长因子的稳定性，防止细胞生长因子被热、极端 pH 变性及蛋白酶水解，活性可增加 10～100 倍。因此，利用肝素与细胞生长因子的结合特性可构建细胞生长因子的控制释放体系，能有效诱导种子细胞的持续生长与软骨分化。已有研究将 TGF-β、BMPs 和 bFGF 加入离子交联的肝素/海藻酸复合水凝胶中，这些细胞生长因子在海藻酸水凝胶中通过扩散和机械响应机理释放。大量研究结果证明，含有肝素的海藻酸水凝胶释放出来的细胞生长因子的生物活性要比单独海藻酸水凝胶释放的活性高，这是因为肝素与细胞生长因子的相互作用对其活性起到了稳定作用。众多体内、体外试验结果都证明了含有肝素分子的水凝胶体系具有促进移植物及周围软骨形成的功效。TGF-β 在骨和软骨内表达很高，具有诱导软骨形成能力。研究表明，添加 TGF-β 的水凝胶支架能增加软骨细胞的 DNA 合成，促进软骨细胞的增殖和基质的合成。胰岛素样生长因子（insulin-like growth factor，IGF-1）和 TGF-β双重释放也能使软骨细胞保持在增殖状态。

　　总体上，在水凝胶支架中引入细胞生长因子等诱导信号以促进和控制软骨形成十分重要。另外，力学信号和动态培养能够刺激种子细胞的软骨分化和新基质分泌，能增强工程化软骨的机械和功能化性质。因此，支架内化学诱导与外界力学信号联合使用，在利用水凝胶支架制备功能性软骨方面存在着巨大的潜力。

8.2.1　软骨组织工程中的天然和合成聚合物

1. 天然聚合物

　　关节软骨和椎间盘中的常见多糖包括透明质酸和糖胺聚糖（如硫酸软骨素）。与胶原蛋白相似，它们是形成水凝胶支架的理想聚合物，利于模拟软骨组织的天然基质环境。除了软骨组织的主要成分外，其他多糖如壳聚糖、葡聚糖、藻酸盐、琼脂糖和肝素也被用于开发关节软骨组织工程水凝胶。基于多糖的水凝胶通常通过自凝胶化、共价交联、化学缀合、酯化和聚合等方法制备。

　　透明质酸或者海藻酸制备的水凝胶力学性能相对较弱，但能更好地促进分化软骨显型和Ⅱ型胶原表达。海藻酸是最早应用于软骨组织工程的支架材料，因为海藻酸水凝胶可简便地通过二价离子（如 Ca^{2+}）交联而获得[5]。动物试验结果显示，包埋软骨细胞的海藻酸水凝胶在移植 4 周后，软骨细胞能够成活并合成与天然软骨一致的细胞外基质蛋白；然而，生成的类似软骨体在机械性能上表现较弱，压缩模量仅为天然软骨的 15%～30%。许多研究表明，透明质酸和硫酸软骨素等天然多聚糖能很好地促进软骨细胞增殖和蛋白多糖的分泌。

2. 合成聚合物

虽然天然聚合物有利于重现天然细胞外基质环境并且通常是高度生物相容的，但它们通常受到机械性质弱、通过酶消化的不受控制的降解和批次间变异的限制。因此，需要开发具有不同分子量、化学性质和组成的合成聚合物，精确控制以满足不同的机械和生物要求。这些合成聚合物通常根据其化学结构分类，包括聚（甲基丙烯酸羟乙酯）、聚乙二醇、聚（乙烯醇）、聚乙烯吡咯烷酮、聚酰亚胺、聚丙烯酸酯、聚氨酯、肽和聚（N-异丙基丙烯酰胺）。许多研究还采用天然/合成的共聚物水凝胶来实现高生物相容性、机械稳定性和固有细胞相互作用的增强。早在 1973 年，由于具有与天然软骨相似的结构和机械性质，PVA 水凝胶被认为可用于软骨组织工程中。传统方法中，PVA 通过严格的制造程序制备，如化学交联或冷冻干燥，防止在交联之前接种软骨细胞。甲基丙烯酸酯化的官能化 PVA 允许水凝胶进行光交联，这是一种无毒的方法，从而允许在交联之前进行软骨细胞接种。

已经研究了许多合成聚合物水凝胶，但是大多数缺乏促进细胞相互作用所需的生物识别基序。虽然天然聚合物为细胞相互作用提供了天然的生物学位点，但它们表现出批次之间的差异，对其化学结构和降解特征的控制有限。因此，合成生物聚合物由于其固有的生物活性和可控的可修饰官能团而在开发仿生水凝胶方面受到关注。基于合成肽的水凝胶是可以定制的生物聚合物，其包括用于增强细胞相互作用、生长和发育天然细胞黏附基序。例如，PuraMatrix™是一种商业合成肽水凝胶产品，已被用于软骨组织工程。它包含精氨酸-丙氨酸-天冬氨酸-丙氨酸的重复序列，在生理水平下自组装成纳米纤维，形成水凝胶。聚（L-谷氨酸）是基于合成肽的水凝胶的另一个实例，其包含通过酰胺键连接在一起的许多天然存在的 L-谷氨酸。其中含有丰富的羧基，允许通过简单的侧链修饰来调整聚（L-谷氨酸）的性质，如降解速率、溶胀和流变性质。

8.2.2　微凝胶在软骨组织工程中的应用

微凝胶（microgel）属于微米级的凝胶颗粒，是一种具有分子内交联结构的聚合物微粒，具有优良的加工性能和施工性能，可对涂料进行改性，增强漆膜的力学性能和耐久性。随着软骨组织工程技术的发展，一些新的构建软骨组织结构的方法被开发出来。例如，软骨组织工程结构可以采用小的凝胶结构模块来进行组装构建，通过这种"模块化"的方法，可组装构建具有特定功能和结构的较大软骨组织。微凝胶的合成方法主要包括：乳化法、光刻技术、微流体技术及微成型技术，可以制备出尺寸为几十至几百纳米的微凝胶材料。在组织工程中，主要采用乳化法制备和构建微凝胶材料。

　　乳化法是制备微凝胶最为常用的方法。乳化法最大的优势是它易于制备微凝胶，尽管通过优化工艺条件可以使凝胶中的粒度分布最小化，然而这一方法制备的微凝胶粒度分布仍然较广，且乳化过程中不能控制微凝胶的形状，只能产生球形微凝胶。

　　最早的微米级凝胶颗粒用于构建组织的例子是微胶囊材料用于细胞的包载，这种方法采用聚电解质半透膜封装细胞后植入机体，可以避免机体的免疫反应。离子交联海藻酸是广泛应用于包裹细胞的微胶囊材料[6-9]，这是因为海藻酸交联简单易行，成胶条件温和，并且降解相对缓慢，细胞在体系凝胶化之前很容易与其混合。多种 Ca^{2+} 或者 Ba^{2+} 交联的海藻酸微球和微胶囊已被开发出来用于软骨细胞的运载，同时，也有研究将活性分子和肝素引入海藻酸微球和微胶囊中用来包裹细胞。许多研究证实，离子交联海藻酸制备的微胶囊材料能成功封装软骨细胞，并且能够持续释放细胞生长因子，在体内实现了免疫隔离。然而，这种海藻酸微胶囊会随培养时间而发生纤维化，导致非渗透性包裹，从而造成细胞生长因子的损失和细胞的死亡。此外，微胶囊材料容易导致氧传输的扩散限制，从而降低处于微胶囊中心细胞的活性，由此限制了微胶囊的尺寸发展。一种限制纤维化包裹的方法是在海藻酸微胶囊表面接枝或涂层亲水性的 PEG 或透明质酸分子刷，也有研究尝试在微胶囊表面固定血色素以提高氧扩散。

　　已有多种天然高分子材料的微凝胶材料被开发出来，包括明胶、壳聚糖、透明质酸和肝素等。最近，基于肝素材料的微凝胶因具有特异性稳定细胞生长因子作用而受到关注。图 8.1 所示为一种通过酶触交联制备的肝素微凝胶三维支架材料[10]。通过化学接枝，将可酶触反应的多肽接到肝素分子的骨架上，然后采用乳化法制备出多肽-肝素微球体材料，溶胀之后微球体即会成为微凝胶材料。一定条件下，这些多肽-肝素微凝胶可进一步与多肽-壳聚糖溶液发生酶触反应和静电吸附结合作用而形成三维支架材料。初步研究表明，这种三维微凝胶支架材料可有效包埋和缓释 TGF-β 和 BMP-2 等细胞生长因子，并能长期保持这些细胞生长因子的生物活性，有望作为细胞支架用于软骨的修复。

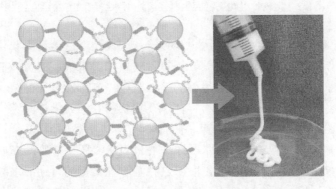

图 8.1　基于酶触交联机制的肝素微凝胶三维支架材料[10]

8.2.3　可注射水凝胶在软骨组织工程中的应用

可注射水凝胶的一个突出特点是可通过注射的方法植入所需部位，在一定条件下原位形成三维支撑体，避免了创伤性的外科手术，降低了手术难度，容易被患者所接受。为软骨组织工程应用制备可注射水凝胶的方法示意图如图 8.2 所示。此外，水凝胶尤其适合填补任意形状的缺损，其物理形态与天然透明软骨也比较接近，从临床使用的角度考虑，特别适用于软骨组织的微创修复。

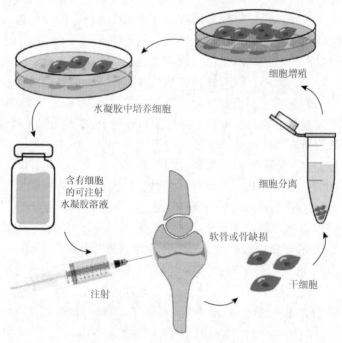

图 8.2　为软骨组织工程应用制备可注射水凝胶的方法示意图[11]

水凝胶支架要负载细胞和细胞生长因子，因此注射后溶液凝胶化的条件必须是温和的。作为软骨组织工程支架，还需考虑可注射水凝胶的机械性能。对于软骨和骨等承重组织，支架需具有足够的机械强度以支撑所修复的组织，特别是在修复的早期，需要降解速率慢的材料，以在较长的时间内维持其结构完整性和机械性能。试验研究中，通过壳聚糖、甘油磷酸酯和交联剂羟乙基纤维素的结合，开发出一种基于壳聚糖的可注射水凝胶。通过对水凝胶中包膜间充质干细胞的活性、增殖和分化能力的系统研究，表明这种基于壳聚糖的可注射水凝胶具有很大的软骨组织工程的潜力[12]；也有研究报道了一种壳聚糖、胶原蛋白和生物活性玻璃纳米颗粒合成的生物活性热胶壳聚糖基注射水凝胶。壳聚糖不溶于水，但可溶于乙酸溶液。因此，壳聚糖基注射水凝胶是从壳聚糖-乙酸溶液中获得的，这需要烦琐的清洗步骤。为了克服这些缺点，引入了水溶性壳聚糖衍生物[13]。Kamoun等[14]还制备了一种新型无毒、可注射、可生物降解的材料——N-琥珀酰壳聚糖-双醛淀粉混合水凝胶，这些水凝胶的成胶时间较短，吸水受限，减重少，水凝胶结构紧密，是软骨组织工程的理想支架。

8.2.4　软骨组织工程用水凝胶的固化方法

制备可注射水凝胶支架一般必须将凝胶的前驱物或大分子单体与活细胞复合后，在较短的时间内采用合适的物理或化学方法将其固化成三维支架。因此，固化机理直接影响整个凝胶形成过程的动力学、水凝胶支架的稳定性及细胞在凝胶内部的存活与生长。软骨组织工程用水凝胶包括物理水凝胶和化学水凝胶。物理水凝胶是由弱二次力自发形成的，根据二次力对温度、pH 或离子浓度的变化作出响应而形成的水凝胶；化学水凝胶是通过各种化学过程产生的。软骨组织工程用水凝胶的固化方法主要有离子交联、自由基聚合交联、热致相转变交联、共轭反应交联、分子自组装和特异性结合等交联手段。

1. 离子交联

离子交联是指带电荷的聚合物与带相反电荷的多价离子或聚合物作用，通过离子键合作用形成水凝胶。某些天然多糖及其衍生物是高分子聚电解质，采用离子引发交联可以形成凝胶，并且产生特殊的刺激响应性，如 pH 等。

海藻酸盐是一种天然衍生多糖，其水溶液通过与二价离子如 Ca^{2+} 的相互作用呈现出可逆凝胶化反应，这些阳离子与海藻酸链上的古洛糖醛酸单元相互作用形成离子键桥，即所谓的"蛋盒结构"。海藻酸凝胶是被最广泛用作细胞外基质类似物的支架，具有良好的生物相容性，有利于体外细胞的培养，最有希望成为一种商品化的可注射型软骨修复用生物材料。目前的研究主要集中在凝胶化动力学、均质化、机械性能和生物相互作用行为。这类凝胶材料可通过控制海藻酸和 Ca^{2+} 浓度、分子量和组成来制备具有各种性能的水凝胶材料。Ca^{2+} 直接交联海藻酸的过程非常迅速，这使得这种水凝胶材料的注射操控性较差。一种改良的方法是将 Ca^{2+} 包埋于脂质囊泡中，使其在生理条件下从囊泡热缓释，这样能一定程度上延缓凝胶的发生，从而提高注射的操控性。需要指出的是，天然海藻酸分子结构中缺少细胞作用活性位点，通常不利于细胞的黏附和增殖，因此在实际制备细胞支架中需要对其进行改性。通常，将可引起细胞特异性黏附的 RGD 短肽序列接枝到海藻酸分子中，RGD 能够与细胞膜上的受体特异性结合，可有效提高材料的细胞活性，促进软骨细胞的黏附与生长[15-17]。

2. 自由基聚合交联

自由基聚合交联是使带有不饱和或光敏性官能团的前驱物在热或者光作用下发生自由基聚合或交联形成共价键交联水凝胶[18]。自由基的产生主要通过添加热引发剂或者光引发剂，引发大分子单体上的官能团进行聚合和交联。

热引发聚合中，官能团一般是 C＝C 双键，主要采用氧化还原引发体系。氧化还原引发剂水溶性较好，活性较高，但氧化还原引发体系不可避免地引起整个水凝胶体系 pH 的变化，并且其副产物可能影响细胞的存活和生长，所以引发体系的选择至关重要。软骨组织工程中常用的有过硫酸铵/四甲基乙二胺（APS/TEMED）和过硫酸铵/抗坏血酸等，主要用于带有双键的高分子及其衍生物的交联，如聚丙烯富马酸（PPF）、聚乙二醇、壳聚糖、透明质酸和海藻酸钠等[19-24]。该凝胶体系需注意引发剂种类的选择、引发剂及副产物的生物毒性、聚合温度和 pH 变化。光引发聚合中，含光敏性官能团（如叠氮）的前驱物可在紫外光照射下直接聚合；含双键官能团的前驱物可通过加入光引发剂后在紫外光照射下聚合[19, 20]。光引发聚合速率相对较快，而且副产物较少。但需严格控制紫外光的照射强度及照射时间、光引发剂浓度及反应时的温度变化。

热引发聚合与光引发聚合相比，后者聚合速率快，对细胞影响较小，但紫外光的透过率有限，不能用于较深组织的修复，而前者无此限制。自由基交联形成的凝胶为共价键交联，凝胶结构比较稳定，强度较高，而且反应可控制性较好，易于手术中的操作，但由于需其他物质参与，并伴有化学反应，对细胞的影响较大。通过对引发体系各项参数的优化及其他操作条件的严格控制，能够降低或消除体系对细胞的影响以满足组织工程的需要。

3. 热致相转变交联

近年来，对于用作可注射型支架的热致相转变交联水凝胶的研究成果预示着该类支架具有重要的临床应用价值和较大的发展前景。热致相转变交联主要是指聚合物溶液通过温度的改变形成凝胶，当温度变化时，聚合物分子链发生物理缠结形成交联网络结构。这种水凝胶的形成不需要其他化学试剂的引发，可以液体的形式注射入体内，原位固化，并且它们的交联点温度可通过调节接近体温，大大降低了外界物质对细胞的影响，因此在应用于可注射型支架时，其具有很大的优越性。热致相转变交联水凝胶的共同特征是有亲/疏水基团的共存，疏水基团包括甲基、乙基、丙基等。

根据温度改变的方向不同，热致相转变交联水凝胶可分为降温型和升温型。降温型水凝胶主要是指在高温时为液体，当温度降到一定值时形成凝胶，典型代表为明胶和琼脂糖。二者都只能溶解在水中。随着温度的下降，在水溶液中自由卷曲的分子链重新排列形成规则的三螺旋结构（明胶）或双螺旋结构（琼脂糖）而导致成核及晶体生长。多个螺旋聚集导致分子链之间互相连接而形成交联网络，该聚集体成为凝胶网络中的物理交联点。而升温时，其结构又回到原来的自由卷曲构象。因此，该水凝胶具有可逆性。升温型水凝胶主要是指在低温时为液体，当温度升到一定值时形成凝胶，存在最低临界溶解温度（LCST）。低于 LCST 时，焓变起主导作用，分子链中的极性基团与水分子形成氢键使聚合物溶解在水中；当温度高于 LCST 时，熵变（疏水作用）起主导作用，疏水的异丙基在转变中发生脱水，导致聚合物分子在水中的沉淀，但其分子链中大量的羧基仍然能与水分子形成氢键。因此，温度高于 LCST 时，水凝胶的形成主要是由疏水作用导致分子链聚集形成交联网络。这类热致相转变交联水凝胶的体积会随温度变化而变化，在 LCST 附近体积会突然收缩或膨胀，即发生溶胶相到收缩相的体积转变。

软骨组织工程中，热致相转变交联水凝胶的典型代表为聚（N-异丙基丙烯酰胺）（PNIPAM）和泊洛沙姆（Pluronic）[25-33]。较为普遍的做法是将 PNIPAM 和 Pluronic 以共聚物或化学接枝的形式与其他生物相容性较好的高分子结合，如明胶和透明质酸等，从而得到具有良好可控注射和细胞活性的温敏型水凝胶支架。目前软骨组织工程领域的研究主要集中在 PNIPAM 共聚物上，尤其是将其作为软骨细胞和生长因子的载体的研究；而 Pluronic 对软骨细胞包载的机械性能，可通过将 Pluronic 的物理凝胶机制与化学固化结合来进行调节。

4. 共轭反应交联

近年来，基于原位共轭反应交联的可注射水凝胶成为研究热点，主要包括迈克尔加成和席夫碱反应[34-36]。此类交联过程可在温和条件下进行，且整个凝胶化过程不需要添加不利于细胞生长的化学助剂，因此其应用于组织工程具有很大的优越性。与物理交联水凝胶不同，共轭反应交联水凝胶不会发生溶液-凝胶转变，因此不会有明显的体积变化，这将有利于软骨缺损的填补。这种凝胶转变体系在注射之前是黏度相对较低的水溶液，但是在注射后会在一定的生理学条件下迅速转变成凝胶。

图 8.3 所示为一种通过席夫碱反应交联的壳聚糖-透明质酸复合水凝胶支架材料[37,38]。通过化学改性方法，将壳聚糖和透明质酸分别进行改性。壳聚糖（pK_a = 6.5）由于结构规整且分子间存在强氢键作用力，在中性条件下不溶于水，所以必须对其进行改性以改善溶解性能。采用高碘酸钠使透明质酸部分氧化得到含醛基的透明质酸，利用席夫碱反应（醛基与氨基缩合形成酰胺键），与含有大量

氨基的水溶性壳聚糖充分混合形成可原位自交联的水凝胶支架材料。该水凝胶的成胶时间、降解、溶胀和压缩模量等性能可通过选择不同壳聚糖和透明质酸的浓度和配比进行调节。另外，体外研究表明，这种三维微凝胶支架材料具有很高的细胞活性，能有效保持牛软骨细胞的活性与表型。

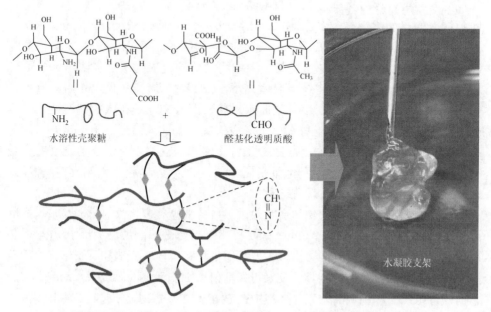

图 8.3　基于席夫碱反应交联的壳聚糖-透明质酸复合水凝胶支架材料

8.2.5　水凝胶填充多孔支架在软骨组织工程中的应用

　　如前所述，组织工程的研究集中在细胞、生物材料和组织工程化结构构建三个方面。组织工程为细胞和组织生长提供适宜的环境，随着细胞的分裂而逐渐降解和消失，从而将新的空间提供给组织和细胞，并使新生成的组织和器官具备了与细胞支架相同的几何外形。水凝胶填充多孔支架具有良好的细胞相容性、生物降解性、三维立体多孔结构和适当的机械强度。在体外研究中发现，软骨细胞属于上皮样细胞，普遍呈多边形层状生长，软骨细胞接种到具有生物友好界面的支架中时，依然保持着这种平面生长的特性。然而，实际情况是，天然的软骨细胞均匀地分散在由胶原及氨基多糖组成的网状结构中，大多数呈球形，这种生长方式与体外支架中软骨细胞的生长方式存在着很大的差异。设计和制备人造的细胞外基质，以引导植入细胞正常的增殖、分化、表达，进而产生新的组织，修复人体损伤，是软骨组织工程实施的一个重要思想。

　　迄今，有两种结构类型的支架被大量地用于工程化器官的构建，即织态结构型（所谓"硬支架"）和水凝胶型（所谓"软支架"）。前者的制备方法主要有非编织状纤维成型法、快速成型法、电纺丝法、致孔剂法、相分离法和冻干法等。其中采用最广泛的是致孔剂法，如 NaCl 晶体致孔剂法、石蜡微球致孔剂法。多孔聚合物支架的孔径大小根据其制作工艺的不同一般在 10～1000 μm 之间，支架的孔与孔之间相互连通，细胞可渗入支架内部生长，同时营养液可渗入支架内部与细胞进行物质交换，从而实现细胞的立体培养。该类支架的优点是微结构如孔径和孔隙率易于调控，机械强度好；缺点是必须通过外科手术才能使用，以合成聚合物为支架时细胞相容性较差。水凝胶是由亲水性聚合物经水溶胀形成的，细胞可渗入其中进行生长；水凝胶制成多孔状，细胞也可由微孔进入多孔水凝胶内部生长。多孔水凝胶支架的突出特点是可发生溶胶-凝胶的转变，通过注射的方法将复合有种子细胞的聚合物溶液注射到所需部位，在温度或化学调控下原位形成凝胶，从而使细胞包埋并使其生长分化，因此避免了创伤性的外科手术；缺点是机械强度较小，形状保持能力差。

8.2.6　含有生物活性物质的水凝胶

水凝胶在软骨组织再生起决定性作用的是其维持细胞活力、基质蛋白合成、生物力学性能和构建体整合到组织中的能力。因此，已经研究了许多生物活性组分（如蛋白质、多糖、生长因子、药物和酶）并将其包括在现有水凝胶中以进一步增强其水凝胶的生物活性。

作为软骨组织的主要成分的一部分，胶原蛋白和硫酸软骨素在软骨组织重建中起关键作用，但它们的应用通常受其机械不稳定性和快速酶降解的限制。它们可以作为生物活性成分掺入其他较硬的水凝胶（如壳聚糖水凝胶）中，以促进软骨生成。同样，硫酸软骨素等糖胺聚糖在维持椎间盘水合作用和生物力学性能方面也发挥着至关重要的作用。生长因子是促进细胞或组织生长和增殖的生物分子。已经在水凝胶中广泛研究了促进软骨组织发育的生长因子，所述生长因子括 TGF-β、BMP 和 PDGF-BB 等。功能化水凝胶可以设计有整合的药物递送系统，以减少患病组织的炎症并促进组织再生。例如，将负载抗坏血酸和地塞米松的微球加入可注射胶原/透明质酸/纤维蛋白复合水凝胶中，试验结果证明负载的纳米纤维可改善水凝胶中的细胞分化。另一项研究还表明，用细胞外基质微粒功能化的纤维蛋白水凝胶具有控制 TGF-β$_3$ 传递的能力，从而提供促进软骨修复的软骨诱导微环境。这些生物活性分子在水凝胶系统中的复合可以通过多种方式进行，包括直接加载、共价键合、载体系统、静电相互作用和光化学固定化。

8.3　水凝胶支架在软骨组织工程中应用的展望

软骨损伤是骨科常见的疾病，目前常用的药物、手术等治疗手段都难以促进软骨的再生修复，因此通过组织工程技术修复软骨损伤成为研究的热点。其中，组织工程软骨支架，尤其是能够根据缺损形状塑形的水凝胶支架的制备成为研究的重点。这就意味着软骨组织工程的发展对水凝胶支架材料提出了新挑战。虽然各种软骨组织工程水凝胶在细胞支架制备与改性、体外细胞培养及活性因子复合等方面取得了很大的进步，但是，细胞体外培养的环境无法完全模拟人体内部的细胞生长环境，细胞在体外培养时很容易丧失其功能性表达，不能进行正常的基质分泌、分化和增殖；另一局限性是水凝胶在被新的细胞外基质替代之前会发生快速进行性降解，因此其机械稳定性受到损害，并限制了长期治疗功效。此外，水凝胶支架材料的普遍缺点是机械强度较小，形状保持能力差。由于人体内的软骨具有特殊的力学性能，如关节软骨具有很好的弹性和韧性，可承受较大的负荷，又具有光滑的表面，使关节活动时的摩擦力极小，至今软骨组织工程仍无法再造与天然软骨具有相同力学性能的软骨组织，这是目前软骨组织工程所面临的主要问题。这些问题归根结底都是由于细胞在人为模拟环境中构建软骨的能力不足。要解决这一关键问题，必须从设计软骨细胞生长环境入手，研究促进软骨细胞正常表达功能的环境。水凝胶支架材料应具有能产生所期望的宿主反应的能力，不仅需要为细胞的生长提供支持作用，还需要具备能够诱导细胞增殖和分化的功能。水凝胶系统的稳定性仍需要不断提高，使水凝胶系统在体内 pH、温度等条件下保持基本结构形态不发生改变，并且水凝胶支架需要具有足够的机械性能维持长期的负重，且抵抗关节的长期剪切作用[39]。除了支架材料外，种子细胞、生长因子、构建方式及体内的微环境等因素对软骨修复效果也会产生重要的影响。

8.3.1　仿生化支架设计

支架结构的仿生化设计是软骨组织工程材料的发展方向之一。天然的软骨组织不是由单一的组成物构成的，而是一个由蛋白质、多糖、水、无机物及细胞等构成的复杂而有序的整体，每个组分都有对应的功能，组分与组分间又相互联系和促进。细胞对组织工程支架的特异性识别是细胞在支架中黏附并进行增殖、分化等生理活动的基础。在组织工程支架中引入能促进细胞特异性识别的分子或基团，无疑是支架诱导化的一条重要途径。

在生物体中，细胞与其胞外基质的作用往往是通过细胞膜表面跨膜受体——整合素与胞外基质中的胶原、纤维黏连蛋白、层黏连蛋白上的配体相互识别来实现的。在组织工程支架中引入细胞膜受体所能识别的生物特异性蛋白质，将促进受体-配体作用。除了常用的精氨酰-甘氨酰-天冬氨酸（RGD）肽，某些糖类基团也是诱导细胞响应的有效配体。果糖、半乳糖等含有肝细胞中脱唾液酸糖蛋白受体（asialoglycoprotein receptor）的配体——半乳糖基团，将其引入组织工程支架中可以诱导肝细胞和材料之间的作用。最近研究发现，半乳糖对软骨细胞也同样具有诱导作用。Donati 等[40-42]研究了乳糖接枝壳聚糖对软骨细胞的作用，发现乳糖中的半乳糖结构能提高材料-细胞间的相互作用，而且能够促进软骨细胞糖胺聚糖和 II 型胶原的分泌。因而，可以考虑在组织工程支架中引入糖基类细胞作用配体，增加细胞与生物材料间受体-配体作用，从而提高对细胞的诱导性。

　　除了化学结构的仿生化，组织工程支架的物理结构仿生也很重要。支架的根本作用是提供一个与体内细胞外基质相类似的细胞生长环境，这一环境的物理结构也是有层次的。近年来的研究表明，材料对于细胞的影响还与材料本身纳米尺度的结构有密切的关系，因此从纳米尺度上对支架进行设计和制备也成为组织工程支架发展的一大亮点。

8.3.2　生长因子的传递

　　细胞生长因子对于软骨组织正常功能的维持起着至关重要的作用，如何将生长因子更高效地负载到组织工程支架上也是当前关注的热点问题。虽然细胞生长因子有较好的促软骨化效果，但由于其不稳定、半衰期短，直接使用时很容易在生理环境下迅速失活，达不到预期的生理效应。应用药物控制释放技术，可以使生长因子在体内环境下保持生物活性，并能达到长期有效释放的效果。此外，组织工程和基因治疗的结合，可以使复合到支架上的基因在体内长时间释放，从而能在基因水平上调控缺损部位的细胞产生需要的生长因子。

　　细胞诱导因子在支架中的传递与输送是种子细胞定向软骨化的关键。如能掌握干细胞在支架中的成软骨条件和性能，将有助于进一步了解和掌握干细胞成软骨机制，并有望解决软骨组织工程的种子细胞问题。制备高效的细胞诱导因子载体是干细胞应用于软骨再生的热点问题。需要指出的是，某些软骨种子干细胞，如脂肪干细胞（ASCs），本身是一类对外部刺激非常敏感的细胞，目前的诱导因子传递方法和商业化基因载体的效果亟待提高，还不能满足实际使用要求，所以开发针对干细胞的稳定高效的诱导因子传递体系和基因载体是非常必要的。

8.3.3　梯度诱导水凝胶材料

　　在构建细胞/支架复合物时，如果可以对支架中的细胞进行空间上的定向迁移调控，将能更好地诱导软骨的再生与修复。近年来，对水凝胶材料进行梯度改性和功能化的研究逐渐成为一个令人关注的发展方向。通过采用一些技术方法和手段，在水凝胶内部实现化学基团（分子）或物理性能的梯度分布变化，导致材料的某些性质如生物活性、弹性模量等呈现渐变趋势，从而赋予了材料能够诱导细胞的特殊功能。研究这些梯度水凝胶材料对细胞的诱导作用机制，对构建软骨诱导化支架具有重要的启发和借鉴意义，这也为软骨组织工程的发展提供了另一个支点。

随着对水凝胶材料性质和软骨组织发展的诸多因素认识的提高，人们将可以开发更有效的技术和细胞支架材料用于构建天然软骨组织。

参 考 文 献

[1] Langer R，Vacanti J P. Tissue engineering[J]. Science，1993，260（5110）：920-926.

[2] Tan H P，Wu J D，Lao L H，et al. Gelatin/chitosan/hyaluronan scaffold integrated with PLGA microspheres for cartilage tissue engineering[J]. Acta Biomaterialia，2009，5（1）：328-337.

[3] Tan H P，Gong Y H，Lao L H，et al. Gelatin/chitosan/hyaluronan ternary complex scaffold containing basic fibroblast growth factor for cartilage tissue engineering[J]. Journal of Materials Science：Materials in Medicine，2007，18（10）：1961-1968.

[4] 薛巍，张渊明. 生物医用水凝胶[M]. 广州：暨南大学出版社，2012.

[5] Lee K Y，Mooney D J. Alginate：Properties and biomedical applications[J]. Progress in Polymer Science，2012，37（1）：106-126.

[6] Man Y，Wang P，Guo Y W，et al. Angiogenic and osteogenic potential of platelet-rich plasma and adipose-derived stem cell laden alginate microspheres[J]. Biomaterials，2012，33（34）：8802-8811.

[7] Yu J S，Du K T，Fang Q，et al. The use of human mesenchymal stem cells encapsulated in RGD modified alginate microspheres in the repair of myocardial infarction in the rat[J]. Biomaterials，2010，31（27）：7012-7020.

[8] Huang X B，Zhang X Y，Wang X G，et al. Microenvironment of alginate-based microcapsules for cell culture and tissue engineering[J]. Journal of Bioscience & Bioengineering，2012，114（1）：1-8.

[9] Wang C C，Yang K C，Lin K H，et al. A highly organized three-dimensional alginate scaffold for cartilage tissue engineering prepared by microfluidic technology[J]. Biomaterials，2011，32（29）：7118-7126.

[10] Tan H P，Fan M，Ma Y，et al. Injectable gel scaffold based on biopolymer microspheres via an enzymatic reaction[J]. Advanced Healthcare Materials，2015，3（11）：1769-1775.

[11] Liu M，Zeng X，Ma C，et al. Injectable hydrogels for cartilage and bone tissue engineering[J]. Bone Research，2017，5（2）：75-94.

[12] Naderi-Meshkin H，Andreas K，Matin M M，et al. Chitosan-based injectable hydrogel as a promising *in situ* forming scaffold for cartilage tissue engineering[J]. Cell Biology International，2013，38（1）：72-84.

[13] Moreira C D F，Carvalho S M，Mansur H S，et al. Thermogelling chitosan-collagen-bioactive glass nanoparticle hybrids as potential injectable systems for tissue engineering[J]. Materials Science & Engineering C-Materials for Biological Applications，2016，58：1207-1216.

[14] Kamoun E A. N-succinyl chitosan-dialdehyde starch hybrid hydrogels for biomedical applications[J]. Journal of Advanced Research，2016，7（1）：69-77.

[15] Donati I, Holtan S, Mørch Y A, et al. New hypothesis on the role of alternating sequences in calcium-alginate gels[J]. Biomacromolecules, 2005, 6 (2): 1031-1040.

[16] Crow B B, Nelson K D. Release of bovine serum albumin from a hydrogel-cored biodegradable polymer fiber[J]. Biopolymers, 2010, 81 (6): 419-427.

[17] Ruvinov E, Leor J, Cohen S. The effects of controlled HGF delivery from an affinity-binding alginate biomaterial on angiogenesis and blood perfusion in a hindlimb ischemia model[J]. Biomaterials, 2010, 31 (16): 4573-4582.

[18] 洪奕. 可注射性聚乳酸细胞微载体/壳聚糖水凝胶复合支架的构建[D]. 杭州: 浙江大学, 2005.

[19] Hu X H, Gao C Y. Photoinitiating polymerization to prepare biocompatible chitosan hydrogels[J]. Journal of Applied Polymer Science, 2010, 110 (2): 1059-1067.

[20] Ifkovits J L, Burdick J A. Review: Photopolymerizable and degradable biomaterials for tissue engineering applications[J]. Tissue Engineering, 2007, 13 (10): 2369.

[21] Varghese S, Hwang N S, Canver A C, et al. Chondroitin sulfate based niches for chondrogenic differentiation of mesenchymal stem cells[J]. Matrix Biology, 2008, 27 (1): 12-21.

[22] Delong S A, Gobin A S, West J L. Covalent immobilization of RGDS on hydrogel surfaces to direct cell alignment and migration[J]. Journal of Controlled Release: Official Journal of the Controlled Release Society, 2005, 109 (1-3): 139-148.

[23] Bryant S J, Anseth K S, Lee D A, et al. Crosslinking density influences the morphology of chondrocytes photoencapsulated in PEG hydrogels during the application of compressive strain[J]. Journal of Orthopaedic Research, 2004, 22 (5): 1143-1149.

[24] Garagorri N, Fermanian S, Thibault R, et al. Keratocyte behavior in three-dimensional photopolymerizable poly (ethylene glycol) hydrogels[J]. Acta Biomaterialia, 2008, 4 (5): 1139-1147.

[25] Gan T T, Zhang Y J, Guan Y. *In situ* gelation of P (NIPAM-HEMA) microgel dispersion and its applications as injectable 3D cell scaffold[J]. Biomacromolecules, 2009, 10 (6): 1410-1415.

[26] Sang B L, Dong I H, Cho S K, et al. Temperature/pH-sensitive comb-type graft hydrogels composed of chitosan and poly (*N*-isopropylacrylamide) [J]. Journal of Applied Polymer Science, 2010, 92 (4): 2612-2620.

[27] Lee J W, Jung M C, Park H D, et al. Synthesis and characterization of thermosensitive chitosan copolymer as a novel biomaterial[J]. Journal of Biomaterials Science Polymer Edition, 2004, 15 (8): 1065-1079.

[28] Wang J Y, Li C, Zhao Y P, et al. Cell adhesion and accelerated detachment on the surface of temperature-sensitive chitosan and poly (*N*-isopropylacrylamide) hydrogels[J]. Journal of Materials Science Materials in Medicine, 2009, 20 (2): 583-590.

[29] Chen J P, Cheng T H. Thermo-responsive chitosan-graft-poly (*N*-isopropylacrylamide) injectable hydrogel for cultivation of chondrocytes and meniscus cells[J]. Macromolecular Bioscience, 2010, 6 (12): 1026-1039.

[30] Cho J H, Kim S H, Park K D, et al. Chondrogenic differentiation of human mesenchymal stem cells using a thermosensitive poly (*N*-isopropylacrylamide) and water-soluble chitosan copolymer[J]. Biomaterials, 2004, 25 (26): 5743-5751.

[31] Dong I H, Sang B L, Chong M S, et al. Preparation of thermo-responsive and injectable hydrogels based on hyaluronic acid and poly (*N*-isopropylacrylamide) and their drug release behaviors[J]. Macromolecular Research, 2006, 14 (1): 87-93.

[32] Ibusuki S, Fujii Y, Iwamoto Y T. Tissue-engineered cartilage using an injectable and *in situ* gelable thermoresponsive gelatin: Fabrication and *in vitro* performance[J]. Tissue Engineering, 2003, 9 (2): 371-384.

[33] Abdi S I H, Choi J Y, Ji S L, et al. *In vivo* study of a blended hydrogel composed of pluronic F-127-alginate-hyaluronic

acid for its cell injection application[J]. Tissue Engineering & Regenerative Medicine, 2012, 9 (1): 1-9.

[34]　Balakrishnan B, Mohanty M, Umashankar P A. Evaluation of an *in situ* forming hydrogel wound dressing based on oxidized alginate and gelatin[J]. Biomaterials, 2005, 26 (32): 6335-6342.

[35]　Dahlmann J, Krause A, Möller L, et al. Fully defined *in situ* cross-linkable alginate and hyaluronic acid hydrogels for myocardial tissue engineering[J]. Biomaterials, 2013, 34 (4): 940-951.

[36]　Boontheekul T, Kong H J, Mooney D J. Controlling alginate gel degradation utilizing partial oxidation and bimodal molecular weight distribution[J]. Biomaterials, 2005, 26 (15): 2455-2465.

[37]　Tan H P, Rubin J P, Marra K G. Injectable *in situ* forming biodegradable chitosan-hyaluronic acid based hydrogels for adipose tissue regeneration[J]. Organogenesis, 2010, 6 (3): 173-180.

[38]　Tan H P, Chu C R, Payne K A, et al. Injectable *in situ* forming biodegradable chitosan-hyaluronic acid based hydrogels for cartilage tissue engineering[J]. Biomaterials, 2009, 30 (13): 2499-2506.

[39]　Park H, Choi B, Hu J, et al. Injectable chitosan hyaluronic acid hydrogels for cartilage tissue engineering[J]. Acta Biomaterialia, 2013, 9 (1): 4779-4786.

[40]　Donati I, Stredanska S, Silvestrini G, et al. The aggregation of pig articular chondrocyte and synthesis of extracellular matrix by a lactose-modified chitosan[J]. Biomaterials, 2005, 26 (9): 987-998.

[41]　Tan H P, Lao L H, Wu J D, et al. Biomimetic modification of chitosan with covalently grafted lactose and blended heparin for improvement of *in vitro* cellular interaction[J]. Polymers for Advanced Technologies, 2008, 19 (1): 15-23.

[42]　Tan H, Wu J, Huang D, et al. The design of biodegradable microcarriers forinduced cell aggregation[J]. Macromolecular Bioscience, 2010, 10 (2): 156-163.

第 9 章　新型水凝胶

人类治疗疾病、进一步提高生活质量的美好愿望对生物材料的研究提出了更高的要求。随着生物材料研究的深入，已经开发出了多种多样的人工组织或器官，部分产品已上市并用于常规的临床治疗，但是这些产品大多由硬度高、不含水的无机或有机材料组成，如金属、塑料及橡胶等。虽然这些材料的力学性能具有优势，但它们的含水量、柔软性、硬度和摩擦系数等参数与人体软组织如血管、关节软骨和肌腱之间存在显著差距。值得提出的是，人体除了牙齿和骨头以外，都是由生物软组织构成的。严格地讲，上述材料并不具有替代生物软组织的优势。因此，研究与生物软组织的结构和性能类似的高分子材料具有重要的科学意义和应用价值。

由于高分子水凝胶的三维网络结构和黏弹性与生物体内由生物大分子构成的细胞外基质极为类似，作为生物材料的高分子水凝胶已用于细胞支架[1]、药物缓释[2]、人造器官[3]和医疗器械[4]等研究和应用。近年来，高分子水凝胶因有望成为软组织修复甚至再生的生物材料而引起了人们更多的关注[5]，所以缩小高分子水凝胶与生物软组织之间的性能差距，寻求与生物软组织性能匹配的高分子水凝胶材料，最终达到以水凝胶材料替代受损的生物体软组织的目的，是目前高分子水凝胶研究的重要问题之一。但是传统高分子水凝胶材料自身存在着一些难以克服的性能缺点，要将其广泛地应用于生物材料，还有许多问题需要解决，包括提高水凝胶的机械强度、赋予水凝胶细胞亲和性、降低摩擦磨损性能，以及植入人体后与天然组织的连接问题等。近年来，研究人员将关注点集中于此，开发了多种新型水凝胶，使水凝胶在工业、生物医学领域的广泛应用方面取得了重要进展。

9.1　智能响应性高分子水凝胶

高分子水凝胶可定义为能够在水中溶胀并保持大量水分而不能被溶解的网络结构的交联聚合物。智能响应性水凝胶是一类对外界刺激能产生敏感响应的高分子水凝胶。智能响应性水凝胶是一类具有三维网络结构、膨胀性好、吸水性强、易保水、超仿生等特点的新型功能高分子材料。其合成过程中加入了具有特殊结构、基团的单体或者大分子原料，如 PNIPAM 类大分子、酸/碱基团（如羧基和氨基）、丙烯酸、聚氨类、偶氮苯（As）、聚电解质（高分子链上有可以离子化的基团）等，因此智能响应性水凝胶是能够根据环境的温度、酸度、电场、磁场等变化做出有规律的结构和体积调整，或者导致凝胶组成发生变化的新型智能生物化学水凝胶材料，具有较高的智能性和响应性。根据水凝胶对外界环境刺激的响应情况，将智能响应性水凝胶分为：温度响应性水凝胶、pH 响应性水凝胶、光响应性水凝胶、压力响应性水凝胶、电场响应性水凝胶等。

近年来，随着人们对医用水凝胶和药物缓释研究的深入，具有环境敏感性和较好生物相容性的智能响应性水凝胶成为临床上药物控释材料的首选。此外，由于仿生性质和广泛的生物医学应用，水凝胶被设想作为智能诊断应用，不仅可作为体内递送载体，还可用于细胞和组织工程的支架。因为它们与软组织结构相似，由吸收大量水的聚合物链网络组成的水凝胶可用于仿生系统。这种仿生性质由于以下发现而得到进一步加强：一些水凝胶可以可逆地经历变形并且改变它们的尺寸和形状以响应外部刺激，如温度、pH、电场、磁场和化学刺激。

9.1.1　温度响应性水凝胶

在智能响应性水凝胶中，温度响应性水凝胶是研究最多的。这些水凝胶的特点是能够经历可逆的体积相变（*VPT*），以响应其周围温度的细微变化。这些水凝胶的温度依赖性变形水凝胶归因于聚合物网络中亲水和疏水部分的临界平衡。聚（*N*-异丙基丙烯酰胺）（PNIPAM）是迄今研究最广泛的温度响应性聚合物。均聚物 PNIPAM 水凝胶在约 32℃ 的 LCST 附近经历从膨胀状态到塌陷状态的可逆转变，即当水凝胶周围坏境温度升高至 LCST 时，水凝胶网络开始收缩，网络中的溶液被排挤出来，从而导致聚合物和溶液发生相分离。

温度响应性水凝胶的一个独特方面是它允许创建具有不同亲水性水平的可调表面（如疏水性）[6]。表面的界面特性，如疏水性在通过蛋白质的吸附和构象调节细胞黏附方面发挥重要作用。细胞首先在基于 PNIPAM 的表面上生长至汇合，在 37℃ 时具有疏水性和黏附性。其在低于 LCST 的温度下，表面从疏水性转变为亲水性状态，弱化细胞-基质相互作用，其诱导融合细胞以完整细胞片的形式分离（图 9.1）。与传统方法不同，蛋白酶介导的细胞脱落保留了细胞间的黏附和间隙连接。生理相关的特征可以用作细胞贴剂以促进愈合并帮助多个受损组织再生，通过智能响应性水凝胶表面的细胞片工程提供了一种将细胞和组织工程从实验室转移到临床的创新策略。

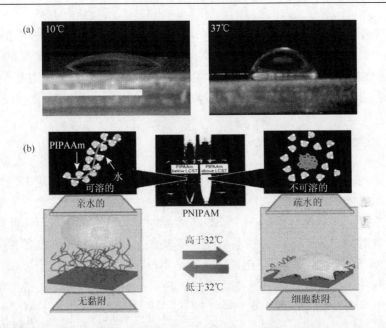

图 9.1　使用温度响应性水凝胶调节表面特性。（a）在 10℃（左图）和 37℃（右图）下 PNIPAM 基表面的温度依赖性润湿性；（b）温度响应性培养皿，温度响应性 PNIPAM 在其 32℃ 的 LCST 下表现出从疏水性到亲水性的转变

9.1.2　pH 响应性水凝胶

　　pH 响应性水凝胶是除温度响应性水凝胶以外研究最多的一类，其体积能随着介质周围 pH 的变化而发生变化。水凝胶的 pH 响应性最早由 Tanaka 等[7]在测定陈化后的聚丙烯酰胺凝胶溶胀比时发现。这种水凝胶的结构单元是弱酸性或碱性的聚合物，如聚丙烯酸或壳聚糖。pH 响应性水凝胶敏感性的原理是根据水环境的 pH，它们能够分解和结合氢离子。这些 pH 依赖性官能团经过质子化状态携带不同的电荷，因此对水凝胶的渗透压有不同的贡献。例如，当溶剂的 pH 高于聚丙烯酸水凝胶的 pK_a 时，羧酸基团被去质子化并携带负电荷，对网络内的渗透压有显著贡献。在这种状态下，水凝胶能够吸收大量的水并且极大地膨胀。另一个增加溶胀的重要因素是聚合物链上类似电荷的长程排斥。相反，当溶液的 pH 低于水凝胶的 pK_a 时，羧基被质子化，水凝胶由于网络的渗透压被收缩。由于这种质子化-去质子化是可逆的，所以通过改变周围溶液的 pH 可以容易地逆转水凝胶的溶胀/塌陷。Deng 等[8]根据动态共价化学机理，以 HO-PEO-OH 为基体分子设计了一种新型的可逆聚合物水凝胶结构，这种水凝胶不仅具有 pH 响应性，其内部可逆的、可再生的酰腙键还使其具有自愈合能力。这种水凝胶还具有一定的负荷承载性，不易破碎。这种可逆聚合物水凝胶作为智能软材料，具有潜在的应用价值。

还有研究表明这种 pH 响应性水凝胶可用于生物给药方面。Liu 等[9]将亲水性基团聚丙烯酸（PAA）和疏水性基团的聚丁基丙烯酸酯共聚合成具有互穿网络结构（IPN）的 pH 响应性水凝胶，并将褪黑素聚合在水凝胶网络中。当 pH 发生变化时，褪黑素会随着水凝胶网络的收缩而被释放出来，以达到治疗的效果。

9.1.3 电场响应性水凝胶

电场响应性水凝胶在生理相关条件下的表现为快速响应和变形，如暴露于体内流动电势产生的离子电流。一般电场响应性水凝胶由交联聚合电解质（分子链上带有可离子化基团的高分子）网络组成，结果通常表现出比其非电场响应对应物更大的溶胀比。这些水凝胶长期以来一直被认为是模拟各种生物功能（如动力学）的理想系统。在施加电场时，溶液中的移动抗衡离子可以结合到聚合物网络并且在水凝胶内有差别地积聚，使得在凝胶上产生相反的电位差。这种电极化导致凝胶内渗透压在空间上变化并导致各向异性溶胀。对于具有高纵横比的水凝胶，这种电场诱导的膨胀导致水凝胶弯曲。电场响应性水凝胶作为人造肌肉得到了广泛的研究，这是因为它们具有许多相似之处。Kim 等[10, 11]对水凝胶在电场作用下的可逆弯曲现象做了详尽的报道。他们利用自由基聚合制备了由海藻酸钠和二甲基二烯丙基氯化铵共聚形成互穿网络结构的水凝胶，并发现将 SA/PDADMAC 水凝胶放置在 HCl 电解质溶液中并施加电压时，水凝胶可以向阴极方向发生弯曲；当撤销电压时，水凝胶恢复到原来位置，具有良好的可逆弯曲行为。同时，他们还报道了聚丙烯酸/聚乙烯基磺酸水凝胶在电场刺激下的收缩和扩张的可逆行为。这种重复的可逆行为类似于天然的肌肉，因此这种电场响应性水凝胶将在人工肌肉、生物传感器等高科技领域具有良好的应用价值。

9.1.4 光响应性水凝胶

通常通过将光敏官能团结合到水凝胶网络中来制备光响应性水凝胶。纳入水凝胶网络中的功能性部分的这种光解离导致渗透压的增加（及静电排斥），并由此引起水凝胶的光诱导溶胀。这种类型的高分子主要是在凝胶网络中引入光敏基团，遇到光线如紫外光的照射时，水凝胶网络中的光敏基团发生交联、光异构化或光解离，从而导致局部温度升高或分子链构型改变，致使凝胶内部发生溶胀。偶氮苯是典型的具有光异构性能的化合物，Takashima 等[12]通过使用 α-环糊精和光活性偶氮苯衍生物之间的主客体相互作用设计了一种光响应性水凝胶。通过主客体相互作用形成的超分子结构在 365 nm 的紫外光照射下显示出可逆的宏观变形，如图 9.2 所示。超分子水凝胶由配备有 α-环糊精（CD-CUR）和偶氮苯改性的聚（丙烯酸）（PAC12Azo）的葡聚糖凝胶多糖形成。超分子水凝胶的溶胶-凝胶转变和形态可以通过适当波长的光照射来切换，其控制 α-环糊精和偶氮苯部分之间包合物的形成。此外，还可通过向水凝胶中引入发色基团来产生光敏效应。在光照的刺激下，这些发色基团的物理和化学性质（如偶极矩和几何结构）会发生变化，当发色基团吸收一定能量的光子后，就会引起某些电子从基态向激发态跃迁，引起分子构型的变化，使凝胶产生光响应。Sumaru 等[13]在 PNIPAM 侧链上接入一个螺旋结构的吡喃发色基团，交联得到光响应性共聚物水凝胶。当这种水凝胶在酸性条件下，采用蓝光照射刺激时，可以引发凝胶激烈而快速的体积收缩现象。另外，将此水凝胶覆盖在多孔渗透膜的表面制备光敏膜，用蓝光照射时，膜对稀 HCl 水溶液的渗透性增加了 2 倍。

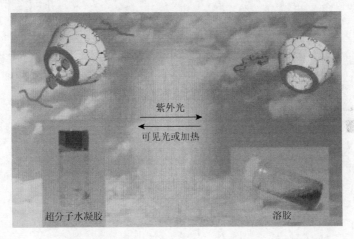

图 9.2　α-环糊精和光活性偶氮苯衍生物之间的主客体相互作用的示意图

9.2　拓扑结构水凝胶

拓扑结构水凝胶一般都具有 8 字形交联环结构，即类似于聚轮烷的结构，如图 9.3（a）所示。这种水凝胶的结构形成机理是在这些凝胶的分子结构中，一些环状分子被套在线形分子聚合物链上，并在线形分子链两端各用一个较大的基团来封端。然后，这些环状化合物可以形成移动的交叉环并且沿着高分子链自由地滑动。一个典型的例子就是通过超分子化学技术合成环糊精聚轮烷[14]；一个环糊精聚轮烷分子由 PEG 链、穿过 PEG 链的 α-环糊精环和嵌在 α-环糊精环的大的末端基构成，如图 9.3（b）所示。在环糊精聚轮烷水溶液中化学交联 α-环糊精制得环糊精聚轮烷凝胶，如图 9.3（c）所示。

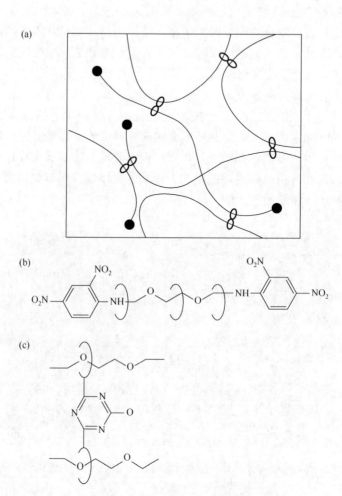

图 9.3　拓扑结构水凝胶的结构

拓扑结构水凝胶具有高吸水性和高延展性。图 9.4 显示了预制、干燥和完全溶胀平衡状态的环糊精聚轮烷凝胶的比较。水凝胶溶胀约为其原始重量的 500 倍。拓扑结构水凝胶（预制）可以延展到约为其原始长度的 20 倍。拓扑结构水凝胶另一独特的性质出现在交联密度很低时的宏观和平衡的力学行为：拓扑结构水凝胶的单轴拉伸应力-应变曲线显示在所有应变范围内的低凸性。这非常不同于普通的化学凝胶——应力-应变曲线在小应变区域表现出上凸性。

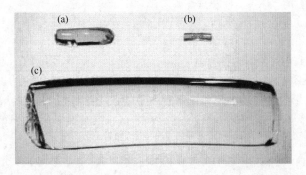

图 9.4　预制（a）、干燥（b）和完全溶胀平衡（c）状态的拓扑结构水凝胶的体积比较

　　八字结交联剂的滑动是拓扑凝胶的特殊特征，把它与普通的化学和物理凝胶区别开来。图 9.5 为拉伸条件下拓扑凝胶和普通化学凝胶的概念模型。在化学凝胶里，拉力不均衡地分散在聚合物链之间，聚合物链渐渐断开。而在拓扑凝胶中，通过八字结交联剂聚合物链的相对滑动可以补偿聚合物链之间的拉伸。这种通过滑动对拉伸的调整称为"滑轮效应"。滑动模型（滑轮效应）明显与上述提到的高水吸收能力有关。可以采用动态光散射来阐明滑动模型的动力学，在弛豫时间 Γ^{-1} 的光谱中，在普通合成和自扩散模型之间的 Γ^{-1} 范围内观察到与滑动模型一致的峰。

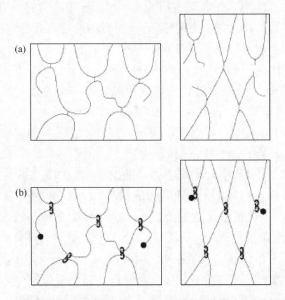

图 9.5　拉伸条件下拓扑凝胶（a）和普通化学凝胶（b）的概念模型

9.3　纳米复合水凝胶

近年来，纳米材料由于具有诸多奇特的效应而备受关注，因此，将纳米粒子与高分子水凝胶复合，可以很大程度地改善智能响应性水凝胶的力学性能及使用性能，这无疑成为近年来水凝胶研究领域的热点课题之一。相比拓扑结构和双网络结构等，纳米复合水凝胶制备技术相对简单，且机械性能可以通过改变纳米材料的填充量来调节，而且纳米粒子的形貌和种类丰富，不同的形貌对材料力学性能的提升有不同的效果。

目前，片层状纳米复合水凝胶是纳米复合水凝胶材料中研究最多的一类。将具有层状结构的纳米粒子复合到高分子网络中制备高性能水凝胶材料。日本的 Haraguchi 和 Takehisa[15]首次报道了将具有片层结构的锂藻土纳米粒子分散在溶液中，通过在 Laponite 分散液中原位自由基聚合 N-异丙基烯酰胺单体，制备了 PNIPAM/Laponite 纳米复合水凝胶。这种复合水凝胶具有卓越的力学性能，其拉伸强度约为传统水凝胶的 10 倍，断裂伸长率高达 1300%，是传统水凝胶的 50 倍，且材料的韧性高、透明性也较佳。Shi 等[16]采用氧化石墨烯对 PVA 水凝胶进行改性，研究结果表明所制备的纳米复合水凝胶表现出三维多孔网络结构，与纯 PVA 水凝胶结构相比，PVA/GO 复合水凝胶的结构更加致密，空隙分布更加均匀；PVA/GO 复合水凝胶的拉伸和断裂伸长率均呈现先升高后下降的趋势；GO 的加入不仅能提高水凝胶的压缩模量，还可以通过形成转移膜而改善 PVA/GO 水凝胶的摩擦性能。还研究了分别添加单层石墨烯（SG）和多层石墨烯（MG）对 PVA 水凝胶性能的影响，研究表明添加 SG 和 MG 均提高了 PVA 水凝胶的热稳定性、压缩强度、切线模量，SG 的强化效果优于 MG；添加 SG 和 MG 均提高了 PVA 水凝胶的拉伸强度，PVA/MG 复合水凝胶的伸长率高于纯水凝胶；随石墨烯含量的增加，PVA/SG 和 PVA/MG 复合水凝胶材料的摩擦系数呈现先下降和升高的趋势，当所添加石墨烯含量相同时，PVA/MG 复合水凝胶材料的摩擦系数低于 PVA/SG 水凝胶。

黏土板在纳米复合水凝胶中起到多功能交联剂的作用。如图 9.6 所示，一种典型的化学品结合为以 N-异丙基丙烯酰胺（NIPAM）为聚合物链，锂蒙脱石 $[Mg_{5.34}Li_{0.66}Si_8O_{20}(OH)_4]Na_{0.66}$ 为黏土板，过硫酸钾为自由基引发剂。获得良好力学性能纳米复合水凝胶的两个基本要素是：①凝胶必须通过自由基聚合黏土板和 NIPAM 单体的混合溶液制得；②必须使用可以离子吸收到黏土表面的自由基引发剂。据推断，在以上聚合条件下，自由基反应在黏土表面发生，导致 NIPAM 强力吸附到黏土表面（图 9.6）[17]。纳米复合水凝胶具有高度可延展性，纳米复合水凝胶（NIPAM/水的比例为 0.1，弹性模量约为 1.5Pa）可以弹性伸展至其原始长度的 10 倍，如图 9.7 所示。其高拉伸性主要有两点原因：①与化学凝胶相比，纳米复合水凝胶的交联密度的波动是适度的；②连接到相同黏土板的聚合物链可以共同承受力。图 9.8 显示了纳米复合水凝胶不同黏土浓度的应力-应变曲线[18]，其与聚（*N*, *N*-二甲基丙烯酰胺）制备的纳米复合水凝胶有相似的应力-应变曲线[19]。应力-应变曲线的形状与普通橡胶或化学凝胶相似。

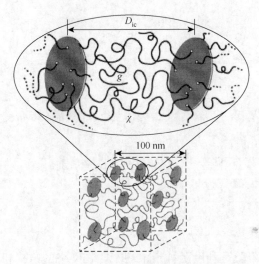

图 9.6　纳米复合水凝胶的结构模型

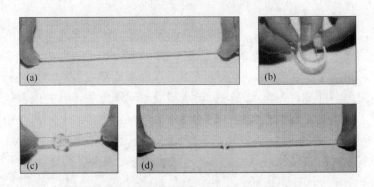

图 9.7　圆柱形纳米复合水凝胶上结的形成

　　纳米复合水凝胶的一个重要优势是制备简单，通过改性技术很容易产生新的纳米复合水凝胶结构。例如，加入大的黏土颗粒（～μm）与纳米级黏土板一起可能改善纳米复合水凝胶的强度，因为大的黏土颗粒与颗粒增强复合物中的填料颗粒起到相似的作用，或者通过在涂覆黏土的基底上合成双网络水凝胶使纳米复合水凝胶和基底之间形成强强联合。

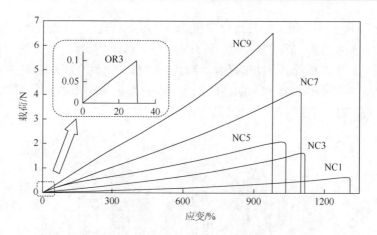

图 9.8　含不同浓度黏土的纳米复合水凝胶的应力-应变曲线

9.4　双网络结构水凝胶

9.4.1　增韧机理

双网络结构水凝胶是利用两种亲水性聚合物网络的结构和交联密度不同（一种为硬而脆的聚电解质，另一种为软而韧的中性聚合物），将其结合在一起而得到具有较高机械强度的水凝胶。

目前，人们对双网络结构水凝胶进行了深入研究。日本北海道大学的龚剑萍教授首先发展了双网络结构水凝胶，只需两个步骤：第一步形成一个高度交联的刚性凝胶，第二步在第一个凝胶的网络中形成一个低交联的网络。这种水凝胶表现出极高的力学强度，为含水且柔顺的水凝胶材料作为关节软骨或其他组织的置换物开辟了新纪元。石雁[20]采用冷冻-解冻法使 PVA 在 PAAm 网络中形成物理交联，制备出 PVA/PAAm IPN 水凝胶。研究发现随 AAm 含量的增加，PVA/PAAm IPN 水凝胶的多孔结构变得致密，且空隙分布更加均匀，结晶度明显下降；亲水 AAm 基团加入 PVA 网络中，大大降低了其摩擦系数，这与水凝胶吸水能力的增强有关，水凝胶-天然软骨摩擦体系表现出最低的摩擦系数（约 0.016），达到了人体天然软骨的要求。PVA/PAAm IPN 水凝胶有作为合成关节软骨修复材料使用的潜能。还有研究对单轴压缩下最优条件制备的 PAMPS 凝胶和 PAMPS/PAAm 双网络水凝胶的行为进行了比较，如图 9.9 所示。图 9.10 所示为 PAMPS/PAAm、PAMPS、PAAm 水凝胶的应力-应变曲线。双网络结构水凝胶能承受达 17.2 MPa 的应力，垂直应变约为 92%。

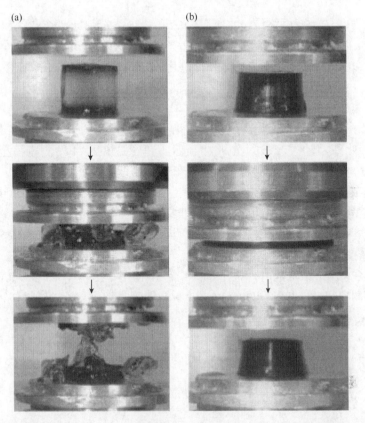

图 9.9 PAMPS 水凝胶（a）和 PAMPS/PAAm 双网络水凝胶（b）的压缩过程对比[21]

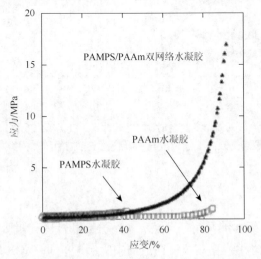

图 9.10 PAMPS/PAAm 双网络水凝胶、PAMPS 水凝胶和 PAAm 水凝胶的应力-应变曲线[21]

需要强调的是双网络结构水凝胶仅在第二个网络疏松交联或者甚至不交联时才表现出高力学强度。当第一个网络的交联度保持在 4 mol%，第二个网络的交联度在 0~1.0 mol%范围内变化时，结果显示不管第二个网络的交联密度如何变化，所有 PAMPS/PAAM 双网络结构水凝胶均显示出相似的弹性模量 0.3 MPa、含水量 90wt%、第二个网络与第一个网络的摩尔比为 20。但是，研究发现了双网络结构水凝胶力学强度的动态变化，如图 9.11 所示。最高断裂强度和应变在未交联试样中获得。此外，动态光散射分析[22]显示除"凝胶模型"（快速模型）之外，$\Gamma^{-1} = 10^{-1} \sim 10^{3}$ ms 的，低速模型存在于低交联密度第二个网络中 [图 9.11 （a）]，这一低速模型与双网络水凝胶强度增强有关 [图 9.11 （b）]。交联密度上低速模型与凝胶模型的面积比的变化与力学强度非常相似。因此，提出 PAMPS/PAAm 双网络水凝胶非均匀结构模型[22]。如图 9.12 所示，PAMPS 网络（第一个组分）是刚性的、不均匀的，这是由于特定的自由基聚合机制使得大的"孔洞"存在。当 PAAm 链在 PAMPS 网络中形成时，某一些贯穿到 PAMPS 网络中，部分与 PAMPS 网络缠结。孔洞中线形或松散交联的 PAAM 有效地吸收裂纹周围的弹性能，通过黏性耗散和 PAAM 链的大变形，阻止裂纹生长至宏观水平。

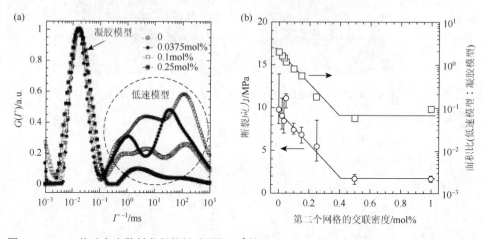

图 9.11　（a）从动态光散射获得的松弛时间 Γ^{-1} 的分布；（b）第二个网络 PAAm 交联密度对断裂应力及中低速模型与"凝胶模型"的面积比的影响

9.4.2　生物应用

正常的软骨组织对涉及超低摩擦、负荷分布和冲击能量吸收的正常关节功能有很大的贡献。软骨组织偶尔在运动活动中受伤，并且经常由于老化而变得退化。软骨组织的部分或完全丧失导致膝关节未来的问题，如骨关节病。当正常软骨组

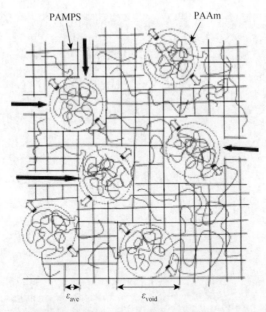

图 9.12　阻止 PAMPA/PAAm 双网络水凝胶中裂纹扩展的结构模型和机制

织受损时，用目前可用的治疗处理来再生这些组织是极其困难的。因此，重要的是开发正常软骨组织的替代物作为潜在的治疗选择。用于人造软骨的潜在材料需要是黏弹性的、坚固的、耐重复应力、低摩擦、耐磨损、耐生物降解和在活体内再生的。本节讨论 DN 水凝胶作为潜在软骨材料的适用性。

Yasuda 等[23]在植入皮下组织后评价 PAMPS/PDMAAm DN 水凝胶的生物降解性和生物反应。从皮下组织小心地收获植入的凝胶样品，避免样品的损伤。在植入后 6 周，PAMPS/PDMAAm DN 水凝胶的极限应力和切线模量为 3.10 MPa 和 0.20 MPa，分别显著增加到 5.40 MPa 和 0.37 MPa，植入后的水含量显着降低（91 wt%～94 wt%）。人膝关节软骨总模量平均为 0.71 MPa，该 DN 水凝胶的极限压缩应力高于上述天然软骨的极限压缩应力。PAMPS/PDMAAm 的切线模量与上述天然软骨的切线模量相当。植入试验表明，PAMPS/PDMAAm DN 水凝胶在 1 周时引起轻度炎症，并且炎症程度在 4 周和 6 周时显著降低至与阴性对照相同的程度，如图 9.13 所示。

PAMPS/PDMAAm 双网络水凝胶不仅具有可接受的作为人工软骨的机械性能，而且具有由 Yasuda 等[24]发现的体内透明软骨的再生能力。在白色日本兔子手术中产生了软骨缺损（直径 4.3 mm），将 PAMPS/PDMAAm 双网络水凝胶植入具有 2 mm 深空间的缺陷中。与不含 DN 水凝胶的骨软骨缺损相比，组织学观察植入后 2 周，DN 水凝胶上出现了富含 PG 的 safranin-O 染色的软骨样组织，缺陷在 4 周后完全充满再生的透明软骨植入（图 9.14）。在宏观上，在植入 4 周后观察到透明组织，

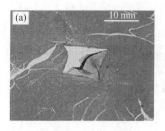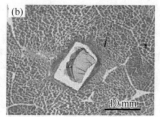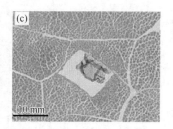

图 9.13　PAMPS/PDMAAm DN 水凝胶在 1 周（a）、4 周（b）和 6 周（c）的组织学观察

其在 DN 水凝胶上由透明软骨再生（图 9.15）。这些结果表明 PAMPS/PDMAAm DN 水凝胶在体内可诱导透明软骨的自发再生，并且对人类软骨缺陷的新的补救有巨大的应用潜力。

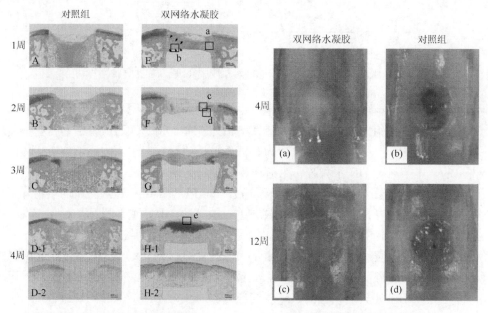

图 9.14　植入双网络水凝胶的组织　　　　　图 9.15　植入 4 周后的组织

9.4.3　水母双网络水凝胶

　　Wang 等[25]通过将合成水凝胶引入生物水凝胶中制造了一种新型的双网络水凝胶。考虑到双网络原理，该水凝胶直接从动物体水母（JF）水凝胶获得。将 JF 凝胶置于具有或不具有交联剂 *N, N'*-亚甲基双丙烯酰胺（MBAA）的单体水溶液中，然后用 ^{60}Co-γ 射线照射样品，得到具有非常高机械强度的新型双网络水凝胶。云母双网络（JF DN）水凝胶结合了 JF 水凝胶发达的结构和由辐射法产生的合成

凝胶的独特微观结构，形成了两个网络之间的强相互作用。JF/PAAm 双网络水凝胶的制备工艺和 JF 水凝胶、JF/PAAmDN 水凝胶的微观结构如图 9.16（a）所示。

即使水含量高达 99%，JF 水凝胶仍具有相当高的压缩和拉伸强度。当冷冻干燥时，JF 水凝胶具有层状多孔结构，并且其孔壁由具有许多连接到层的纤维纳米结构层组成。当材料吸水溶胀时，JF 水凝胶光学上是混浊的，所以推测可能仍然存在类似的结构。JF/PAAm 和 PAAm 水凝胶的拉伸应力-应变曲线如图 9.16（b）所示。JF/PAAm 水凝胶具有比 JF 水凝胶和相应的 PAAm 水凝胶高几至几十倍的拉伸和压缩模量、断裂应力、断裂应变，表明在凝胶中的两个网络之间必然存在相当大的相互作用，即在凝胶的两种组分之间形成了桥接。

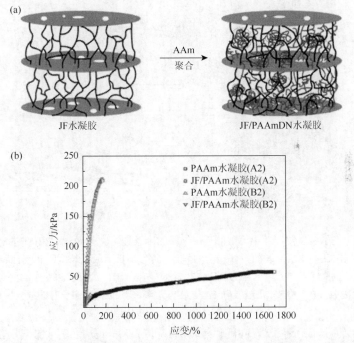

图 9.16　（a）JF/PAAmDN 水凝胶的制备工艺和 JF 水凝胶、JF/PAAmDN 水凝胶的微观结构；（b）JF/PAAm 和 PAAm 水凝胶的拉伸应力-应变曲线

9.4.4　液晶双网络凝胶

自组装液晶结构，即各向异性双网络（A-DN）水凝胶，通过形成双网络结构，其韧性得到显著改善。A-DN 凝胶以良好取向的各向异性结构化 PBDT 水凝胶为模板，以 PAAm 聚合物为第二网络，PAAm 单体预先扩散到 PBDT 聚集体的各向异性模板中，形成各向异性的缠结结构[26]。考虑到这点，图 9.17（a）表示了 A-DN 水凝胶的可能的有序结构。

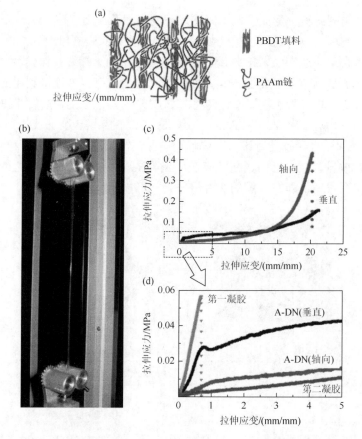

图 9.17　（a）在 A-DN 水凝胶中可能的有序结构的示意图，含有 1 wt% PBDT 的 A-DN 凝胶具有高延展性；（b）A-DN 水凝胶的拉伸能力的照片，其可延长至原始长度的 22 倍以上；（c）A-DN 水凝胶在轴向和垂直方向的拉伸应力-应变曲线；（d）在 A-DN 水凝胶和相应的两个单独的单网络水凝胶（PBDT SN 水凝胶和 PAAm SN 水凝胶）的初始伸长时的放大曲线[27]

　　沿着平行于 Ca^{2+} 扩散方向的轴向单轴拉伸性能与垂直方向拉伸性能之间存在较大差异，证明了 A-DN 水凝胶的各向异性机械性能 [图 9.17（c）]。轴向的伸长率显示出良好的 J 曲线，断裂时的伸长应力远高于垂直方向的伸长应力。同时，垂直方向（0.036 MPa）的弹性模量（应力-应变曲线的初始斜率）高于轴向（0.009 MPa）的弹性模量。不管凝胶被拉伸的方向如何，凝胶显示出非凡的可延伸性，其可以达到原始长度的 22 倍，如图 9.17（b）所示。两个方向的伸长率在断裂前是可逆的，为了阐明第一凝胶（PBDT SN 水凝胶）和第二凝胶（PAAm SN 水凝胶）单一网络的效果，比较了在不同方向的两种类型的单独的 SN 水凝胶和 A-DN 水凝胶，结果示于图 9.17（d）。在垂直方向上拉伸的 PBDT SN 水凝胶具有约 0.081 MPa 的最高弹性模量。然而，它在小的拉伸应变（70%）下断裂，这表明物理交联的 PBDT 水凝胶是脆性的并且缺乏弹性。这应归功于各向异性自组装 PBDT 分子的堆积结构。同时，PAAm SN 水凝胶比 A-DN 水凝胶软，并且大的延伸是不可逆的，可能是由于松散的交联。这些结果表明，虽然 PBDT 的量显著低于 PAAm（1∶99）的量，但由于其良好取向的各向异性结构，A-DN 水凝胶的机械强度显著提高。A-DN 水凝胶在垂直方向上的高初始弹性模量可能是 PBDT 填料中断的结果。随后，第二柔性 PAAm 链的解缠效应导致大的应变。相反，A-DN 水凝胶在轴向方向可以通过各向异性缠结 PAAm 链释放在初始伸长时的弹性模量，PAAm 链的单体扩散到第一 PBDT 结构的各向异性模板中。这表明凝胶与完美的宏观各向异性相比仍然有很大差距。

9.5　自愈性水凝胶

目前，进行传统静脉药物注射时，药物进入人体血液循环系统后，需要经过心脏、肺、动脉等途径达到病灶，这一过程造成大量药物流失，给药效率较低。同时，高浓度注射药物时，药物的副作用不可忽视。此外，频繁给药也给患者增加了身体和经济上的负担。

活体系统的另一个独特特征是它们在受到损伤时能够愈合。尽管在该领域取得了许多进展，但由于存在水和不可逆交联，实现永久交联水凝胶的自愈仍然是一个挑战。清华大学危岩课题组以壳聚糖（主要来源为虾壳、蟹壳等）为主要原料，通过简单材料合成，制备出具有自愈能力的水凝胶（图 9.18）。将自愈性水凝胶作为药物载体，注射到病灶部位，注射过程中破碎的水凝胶迅速实现自修复，将药物"固定"在预期部位，再缓慢释放，达到治疗目的，期望解决传统静脉给药方法上的不足。Zhang 等[28]将水、维生素 B₆、木瓜蛋白酶、溶菌酶等分别与自愈合的壳聚糖水凝胶结合，试图找到壳聚糖水凝胶在不同生物刺激下的响

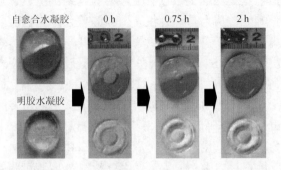

图 9.18　自愈壳聚糖基水凝胶（上：中间打出的孔洞在 2 h 后自愈）与无自愈的明胶（下）对比试验[29]

应规律，结果发现在加入维生素 B$_6$ 和木瓜蛋白酶的条件下，水凝胶内的药物释放速度明显快于加入水或溶菌酶的对照组。在记录蛋白释放数据时，研究人员惊喜地发现溶菌酶不仅能够可控释放，而且释放前后酶的活性几乎不变，这证明了这种水凝胶不仅能作为小分子药物的释放载体，也能作为蛋白质等生物大分子药物的释放载体。

　　Yang 等[30]在室温、pH = 7.0 的温和条件下将细胞、成胶元素混合，不到 1 min，包含着细胞的水凝胶就迅速形成了。在激光共聚焦显微镜下观察三维水凝胶中的细胞存活情况，杨斌发现只有极少量的细胞死亡。试验开始后 24 h 和 72 h 的观察结果显示，细胞在水凝胶内存活良好，死亡细胞数量没有明显增加。试验结果表明这种水凝胶的生物相容性良好，有可能成为细胞治疗的新载体。Zhang 等[31]在壳聚糖溶液中加入生物相容性良好的四氧化三铁纳米颗粒，再加上功能化的聚乙二醇。研究表明这种磁性水凝胶宛如一只"软体章鱼"！在外部磁场的驱动下，它能够通过改变自身形状，移动通过狭窄的空隙，由此制备出同时具有磁性和自愈性的水凝胶（图 9.19）。

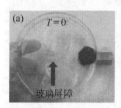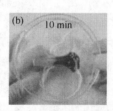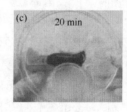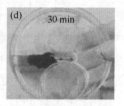

图 9.19　磁性壳聚糖基自愈性水凝胶挤过狭窄通道，证明了其自愈性与磁性的协同作用

9.6　可降解水凝胶

　　PVA 水凝胶具有类似天然关节软骨三维多孔网络结构、含水量高及摩擦系数接近天然关节软骨等，被认为是一种很有潜力的软骨修复材料。但当其作为关节软骨修复材料使用时，由于自身缺乏生物活性，其与周围天然软骨的连接强度一直是一个急需解决的难题。Spiller 等[32]在 PVA 水凝胶中加入聚乳酸与聚乙醇酸的共聚物（PLGA）微球，同时以二氯甲烷作为制孔剂，获得了多孔并含有 PLGA 微球的 PVA 水凝胶，种植小牛软骨细胞培养 4 周后，PLGA 降解，在水凝胶内部再生了成熟软骨组织，此半降解混合水凝胶或许可以解决 PVA 水凝胶与天然软骨的连接性问题。杨庆等[33]采用人体可吸收纤维与氧化海藻酸钠、明胶为基体，将人体可吸收纤维分散在基体中，制备出氧化海藻酸钠/明胶可降解水凝胶，用作创伤敷料，这种可降解水凝胶与人体相容性好，降解速率高，具有止血功能并可加快伤口愈合。

9.7　高强水凝胶

　　水凝胶的力学性能严重限制了其应用范围[34]。大多数水凝胶不能表现出高拉伸性。例如，当把藻酸盐水凝胶拉伸到其原始长度的 1.2 倍时，其会断裂。一些合成弹性水凝胶已经实现了 10～20 倍的拉伸，但在试样存在缺口时这些值会显著降低。与约 1000 J/m^2 的软骨[35]和约 10000 J/m^2 的天然橡胶相比，大部分水凝胶易碎，其断裂能约为 10 J/m$^{2[36]}$。现在许多科学家都在致力于合成改良力学性能的水凝胶，已经有合成凝胶达到了 100～1000 J/m^2 的断裂能[37, 38]。Sun 等[39]报道了聚合物形成离子和共价交联网络的合成水凝胶。利用离子交联的藻酸盐和共价交联的聚丙烯酰胺，如图 9.20 所示，尽管这种凝胶包含约 90%的水，但是它们可以拉伸至超过其原始长度 20 倍，且断裂能为 9000 J/m^2。甚至对于有缺口的试样，也

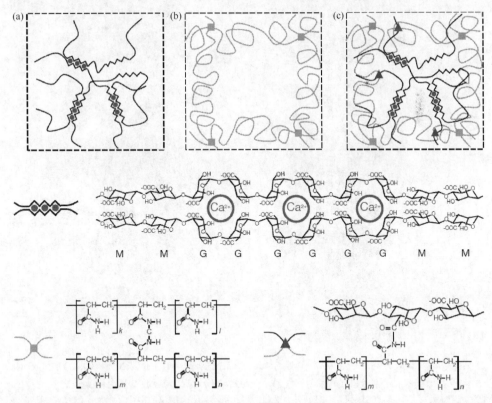

图 9.20　三种水凝胶类型的原理图。（a）在藻酸盐凝胶中，不同聚合物链上的 G blocks 形成穿过 Ca^{2+}的离子交联；（b）在聚丙烯酰胺凝胶中，聚合物链通过 MBAA 形成共价交联；（c）在藻酸盐-聚丙烯酰胺混合凝胶中，两种类型的聚合物网络缠绕，并在聚丙烯酰胺链的氨基和藻酸盐链的羧基之间加入共价交联

能拉伸至 17 倍。他们把水凝胶的这种韧性归因于两种机制的协同作用：通过共价交联网络的裂纹桥接，以及离子交联网络解开的滞后。此外，共价交联网络保持着最初状态的记忆能力，直到卸载后也不会产生大的变形。解开的离子交联引起内部损坏，通过重新交联愈合。这种凝胶可能作为探索变形和能量损耗机制的模型系统，并拓展水凝胶应用的范围。

　　将凝胶粘入两块聚苯乙烯夹具中，采用 500 N 载荷单元的拉伸设备，在空气中室温下进行力学测试。在加载和卸载时，拉伸速率均保持在 2 min⁻¹。拉伸藻酸盐-聚丙烯酰胺混合凝胶至超过其原始长度的 20 倍而没有断裂[图 9.21（a）和（b）]。

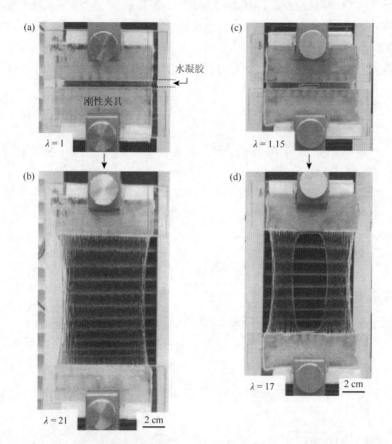

图 9.21　混合凝胶是高弹性且缺口不敏感的。（a）粘在刚性夹具上的未变形带状凝胶，（b）在拉伸设备上凝胶被拉伸到其原始长度的 21 倍，拉伸率 λ 定义为凝胶变形时两夹具之间的距离除以凝胶未变形时的距离，（c）用刀片在凝胶上切一个缺口，拉伸至 1.15 倍使得能被清楚地看见缺口，（d）含缺口的凝胶拉伸到其原始长度的 17 倍。藻酸盐/聚丙烯酰胺比为 1∶8，共价交联剂 MBAA 的重量为固定在丙烯酰胺重量的 0.0006，离子交联剂 CaSO₄ 的重量为固定在藻酸盐的 0.1328

混合凝胶也对缺口极不敏感。当我们在凝胶表面切一个缺口［图 9.21（c）］，然后将它拉伸至 17 倍时，缺口明显不尖并保持稳定［图 9.21（d）］。在施加拉伸的临界点，破裂始于缺口的前方，然后迅速穿过整个试样。金属球掉入被圆形夹具固定的凝胶膜上，显示出大的、可恢复的变形。击中膜后，球大大地拉伸薄膜然后被反弹回。膜保持完整、震动，在震动衰减后恢复到其原来的扁平状。但是球有较大的动力学能，在大变形后膜还是破裂了。

当无缺口的混合凝胶遭受小的拉伸时，混合凝胶的模量接近藻酸盐和聚丙烯酰胺凝胶的总和。因此，在混合凝胶中，藻酸盐和聚丙烯酰胺链均承受载荷。此外，采用荧光藻酸盐和原子力显微镜测量局部弹性模量可以看出，藻酸盐均匀地分布在混合凝胶中。两个区域的载荷分配可能通过聚合物缠结和通过聚丙烯酰胺链的氨基和藻酸盐链的羧基之间形成可能的共价交联而获得。加大拉伸，藻酸盐网络逐渐解开[40]，而聚丙烯酰胺网络则保持完整，因此混合凝胶表现出明显的磁滞和很小的永久变形。因为只有离子交联被破坏，而藻酸盐链自身保持完整，离子交联可以再形成，引起内部损伤的愈合。

考虑到其制备原料——藻酸盐和聚丙烯酰胺凝胶断裂能为 $10 \sim 250 \, \text{J/m}^2$，混合凝胶能够具有如此高的断裂能是很有指导意义的。依据 Lake-Thomas 模型[37]，由单一共价交联网络组成的水凝胶有相对低的断裂能是可以理解的。当凝胶含缺口并被拉伸时，变形不均匀；缺口径直方向的网络比其他各处拉伸更厉害。由于缺口变为连续破裂，只需要破坏缺口径直方向的链。一旦链断裂，存储在整个链中的能量被耗损。在离子交联的藻酸盐中，通过解开离子交联和将链拉出发生断裂[41]。在一对 G 嵌段解开后，高应力转向邻对的 G 嵌段并导致它们被解开。要使藻酸盐凝胶中的缺口转为连续破裂，只需要解开穿过裂纹平面的藻酸盐链，而网络其他地方则保持完整。在聚丙烯酰胺和藻酸盐凝胶中，源自局部损伤的断裂导致断裂能较小。

混合凝胶的韧性可通过一个增韧陶瓷[42]和共价交联双网络凝胶[43, 44]中已经有较为完善研究的模型来理解。当拉伸含缺口混合凝胶时，聚丙烯酰胺网络桥接裂缝和稳定变形，使藻酸盐网络能在凝胶大范围区域解开。藻酸盐网络的解开反过来降低缺口前聚丙烯酰胺网络的应力浓度。模型强调了两种增韧机制的协同作用：裂纹桥接和背景磁滞。

水凝胶的断裂能可以通过结合弱的和强的交联而得到提高。相对高强、高韧和强韧的可恢复性的结合，交联合成的简单方法，使得这些材料成为未来研究的理想选择。在许多应用中，水凝胶的使用通常受其力学性能严重限制。例如，水凝胶用于细胞包埋时，其弱力学稳定性常会导致无意的细胞释放和死亡[45]，低韧性限制隐形眼镜的耐用性[46]。高强韧性、拉伸性和可恢复性将改善这些应用的性能，也将为这一类材料的应用开辟新领域。

参 考 文 献

[1]　Gilbert P M, Havenstrite K L, Magnusson K E, et al. Substrate elasticity regulates skeletal muscle stem cell self-renewal in culture[J]. Science, 2010, 329 (5995): 1078-1081.

[2]　Zhang Y, Tao L, Li S, et al. Synthesis of multiresponsive and dynamic chitosan-based hydrogels for controlled release of bioactive molecules[J]. Biomacromolecules, 2011, 12 (8): 2894-2901.

[3]　Mao L, Hu Y, Piao Y, et al. Structure and character of artificial muscle model constructed from fibrous hydrogel[J]. Current Applied Physics, 2005, 5 (5): 426-428.

[4]　Pogue B W, Patterson M S. Review of tissue simulating phantoms for optical spectroscopy, imaging and dosimetry[J]. Journal of Biomedical Optics, 2006, 11 (4): 041102.

[5]　Benoit D S, Schwartz M P, Durney A R, et al. Small functional groups for controlled differentiation of hydrogel-encapsulated human mesenchymal stem cells[J]. Nature Materials, 2008, 7 (10): 816-823.

[6]　Silva R M P D, Mano J F, Reis R L. Smart thermoresponsive coatings and surfaces for tissue engineering: switching cell-material boundaries[J]. Trends in Biotechnology, 2007, 25 (12): 577-583.

[7]　Tanaka T, Sun S T, Nishio I, et al. Phase transitions in ionic gels[J]. Ferroelectrics, 1980, 30 (1): 97.

[8]　Deng G, Tang C, Li F, et al. Covalent cross-linked polymer gels with reversible sol-gel transition and self-healing properties[J]. Macromolecules, 2010, 43 (3): 1191-1194.

[9]　Liu Y Y, Fan X D, Wei B R, et al. PH-responsive amphiphilic hydrogel networks with IPN structure: A strategy for controlled drug release[J]. International Journal of Pharmaceutics, 2006, 308 (1): 205-209.

[10]　Kim S J, Yoon S G, Lee S M, et al. Characteristics of electrical responsive alginate/poly (diallyldimethylammonium chloride) IPN hydrogel in HCl solutions[J]. Sensors and Actuators B (Chemical), 2003, 96 (1-2): 1-5.

[11]　Kim S J, Kim H I, Park S J, et al. Shape change characteristics of polymer hydrogel based on polyacrylic acid/poly (vinyl sulfonic acid) in electric fields[J]. Sensors & Actuators A Physical, 2004, 115 (1): 146-150.

[12]　Tamesue S, Takashima Y, Yamaguchi H, et al. Photoswitchable supramolecular hydrogels formed by cyclodextrins and azobenzene polymers[J]. Angewandte Chemie, 2010, 122 (41): 7623-7626.

[13]　Sumaru K, Ohi K, Takagi T, et al. Photoresponsive properties of poly (N-isopropylacrylamide) hydrogel partly modified with spirobenzopyran[J]. Langmuir, 2006, 22 (9): 4353-4356.

[14]　Okumura Y, Ito K. The polyrotaxane gel: A topological gel by figure of eight cross-links[J]. Advanced Materials, 2001, 13 (7): 485-487.

[15]　Haraguchi K, Takehisa T. Nanocomposite hydrogels: A unique organic-Inorganic network structure with extraordinary mechanical, optical, and swelling/de-swelling properties[J]. Advanced Materials, 2002, 14 (16): 1120-1124.

[16]　Shi Y, Xiong D S, Li J, et al. In situ reduction of graphene oxide nanosheets in poly (vinyl alcohol) hydrogel by γ-ray irradiation and its influence on mechanical and tribological properties[J]. Journal of Physical Chemistry C, 2016, 120 (34).

[17]　Haraguchi K, Takehisa T. Nanocomposite hydrogels: A unique organic-inorganic network structure with extraordinary mechanical, optical, and swelling/de-swelling properties[J]. Advanced Materials, 2002, 14 (16): 1120-1124.

[18]　Haraguchi K, Takehisa T, Fan S, et al. Effects of clay content on the properties of nanocomposite hydrogels composed of poly (N-isopropylacrylamide) and clay[J]. Macromolecules, 2002, 35 (27): 10162-10171.

[19] Haraguchi K，Farnworth R，Ohbayashi A. Compositional effects on mechanical properties of nanocomposite hydrogels composed of poly（*N, N*-dimethylacrylamide）and clay[J]. Macromolecules，2003，36（15）：5732-5741.

[20] 石雁. PVA 基水凝胶仿生关节软骨材料增强改性研究[D]. 南京：南京理工大学，2017.

[21] Gong J P，Katsuyama Y，Kurokawa T，et al. Double network hydrogels with extremely high mechanical strength[J]. Advanced Materials，2003，15（14）：1155-1158.

[22] Na Y H，Kurokawa T，Katsuyama Y，et al. Structural characteristics of double network gels with extremely high mechanical strength[J]. Macromolecules，2004，37（14）：5370-5374.

[23] Yasuda K，Gong J P，Katsuyama Y，et al. Biomechanical properties of high-toughness double network hydrogels[J]. Biomaterials，2005，26（21）：4468-4475.

[24] Yasuda K，Kitamura N，Gong J P，et al. A novel double-network hydrogel induces spontaneous articular cartilage regeneration *in vivo* in a large osteochondral defect biomechanical properties of high-toughness double network hydrogels[J]. Macromolecular Bioscience，2010，9（4）：307-316.

[25] Wang X，Wang H，Brown H R. Jellyfish gel and its hybrid hydrogels with high mechanical strength[J]. Soft Matter，2010，7（1）：211-219.

[26] Dobashi T，Furusawa K，Kita E，et al. DNA liquid-crystalline gel as adsorbent of carcinogenic agent[J]. Langmuir the ACS Journal of Surfaces & Colloids，2007，23（3）：1303.

[27] Yang W，Furukawa H，Gong J P. Highly extensible double-network gels with self-assembing anisotropic structure[J]. Advanced Materials，2008，20（23）：4499-4503.

[28] Zhang Y，Tao L，Li S，et al. Synthesis of multiresponsive and dynamic chitosan-based hydrogels for controlled release of bioactive molecules[J]. Biomacromolecules，2011，12（8）：2894-2901.

[29] Zhang Y，Tao L，Li S，et al. Synthesis of multiresponsive and dynamic chitosan-based hydrogels for controlled release of bioactive molecules[J]. Biomacromolecules，2011，12（8）：2894-2901.

[30] Yang B，Zhang Y，Zhang X，et al. Facilely prepared inexpensive and biocompatible self-healing hydrogel：A new injectable cell therapy carrier[J]. Polymer Chemistry，2012，3（12）：3235-3238.

[31] Zhang Y，Yang B，Zhang X，et al. A magnetic self-healing hydrogel[J]. Chemical Communications，2012，48（74）：9305-9307.

[32] Spiller K L，Holloway J L，Gribb M E，et al. Design of semi-degradable hydrogels based on poly（vinyl alcohol）and poly（lactic-co-glycolic acid）for cartilage tissue engineering[J]. Journal of Tissue Engineering & Regenerative Medicine，2011，5（8）：636-647.

[33] 杨庆，张铎，郏志清，等. 一种氧化海藻酸钠/明胶可降解水凝胶及其制备方法[P]：CN102417734A，2012.

[34] Calvert P. Hydrogels for soft machines[J]. Advanced Materials，2009，21（7）：743-756.

[35] Simha N K，Carlson C S，Lewis J L. Evaluation of fracture toughness of cartilage by micropenetration[J]. J Mater Sci Mater Med，2004，15（5）：631-639.

[36] Lake G J，Thomas A G. The strength of hghly elastic materials[J]. Proceedings of the Royal Society of London，1967，300（1460）：108-119.

[37] Seitz M E，Martina D，Baumberger T，et al. Fracture and large strain behavior of self-assembled triblock copolymer gels[J]. Soft Matter，2009，5（2）：447-456.

[38] Haque M A，Kurokawa T，Kamita G，et al. Lamellar bilayers as reversible sacrificial bonds to toughen hydrogel：Hysteresis，self-recovery，fatigue resistance，and crack blunting[J]. Macromolecules，2011，44（22）：8916-8924.

[39] Sun J Y，Zhao X，Illeperuma W R K，et al. Highly stretchable and tough hydrogels[J]. Nature，2012，489（7414）：133-136.

[40]　Kong H J，Wong E，Mooney D J. Independent control of rigidity and toughness of polymeric hydrogels[J]. Macromolecules，2003，36（12）：4582-4588.

[41]　Baumberger T，Ronsin O. From thermally activated to viscosity controlled fracture of biopolymer hydrogels[J]. Journal of Chemical Physics，2009，130（6）：061102.

[42]　Evans A G. Perspective on the development of high-toughness ceramics[J]. Journal of the American Ceramic Society，1990，73：187-206.

[43]　Brown H R. A model of the fracture of double network gels[J]. Macromolecules，2007，40（10）：3815-3818.

[44]　Tanaka Y. A local damage model for anomalous high toughness of double-network gels[J]. Europhysics Letters，2007，78（5）：417-429.

[45]　Hernández R M，Orive G，Murua A，et al. Microcapsules and microcarriers for *in situ* cell delivery[J]. Advanced Drug Delivery Reviews，2010，62（7）：711-730.

[46]　Maldonado-Codina C，Efron N. Impact of manufacturing technology and material composition on the mechanical properties of hydrogel contact lenses[J]. Ophthalmic and Physiological Optics，2010，24（6）：551-561.